毒物
研究室

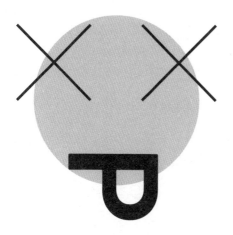

CATEGORY　　　　　STUDY ROOM

HOWDUNIT

A type of detective story in which the focus is not on who committed the crime, but how they have done so.

犯罪手法系列

2

PROJECT NAME　　　A Guide for Writers

BOOK OF POISONS

毒物研究室

RN, BSN, MA, LNC **Serita Stevens**
AND **Anne Louise Bannon**

席瑞塔・史蒂文斯、安妮・班農——著
葉品岑——譯

麥田

目　錄
CONTENTS

前言：閱讀指南

Introduction: A Guide To Understanding This Book

> 萬物皆毒物，因為一切物質皆具毒性。毒物之為毒，只因劑量足。
> ——帕拉塞爾蘇斯（Paracelsus, 1493-1541）

下毒是嚴肅的工作。毒殺在過去是謀殺的上選手段，不過其風行程度因毒物在現代病理學家的檢驗下無所遁形而稍打折扣，且世上幾乎沒有檢驗不出來的毒物。不過，病理學家首先必須知道自己想要篩檢的毒物為何。事實上，理想的毒物少之又少——無臭、無味、無色、發作時間迅速又不留痕跡。符合其中一項、兩項甚至三項標準的毒物儘管不在少數，但多數藥物都有專屬的內建辨識線索。

毒物定義

　　毒物是什麼？《韋氏大學字典》（*Webster's New Collegiate Dictionary*）定義毒物為「透過其化學作用通常會導致死傷或損害生物的一種物質」，或者「抑制另一物質活動，或抑制反應、處理過程的一種物質」。任何物質劑量夠大皆具有毒性。本書探討的重心放在足以致命的劑量。

　　如果小說中包含了涉及毒物的死亡案件，作者必須尊重讀者的思維能力——這就是筆者撰寫本書的原因。有些作家因為筆下的世界和現實過於雷同而使故事失去部分可信度，接著又以不正確的事實陳述徹底粉粹之。毒物是偵探小說自古以來的元素之一，然而，經常有作家讓受害者吞了某物後癱倒在地，瞬間一命嗚呼，可是在真實世界，

該毒物至少要二十分鐘才會生效。另一個常見錯誤是受害者的症狀不可能因書中所述的特定物質而起。許多讀者不清楚其中的差別，但知情者卻會因為這些錯誤而壞了閱讀興致。

直到本書初版問世之前，一般作家對毒物的正確資訊仍沒有充分掌握。一戰期間，阿嘉莎‧克莉絲蒂（Agatha Christie）在醫院藥房工作，這個經驗是她的優勢。其他作家多半只尋求他們有把握的問題，然後根據自身僅有的資訊進行判斷，或奮力啃讀醫學術語寫成的材料，試圖看懂那些技術性專門用語。

本書以淺顯易懂的文字寫成。所有醫學詞彙可見於文末的術語表。症狀、類型、施用方法及反應可於附錄交互查詢；假使作家需要一種能讓受害者的皮膚變成黃色的毒物，可以翻到按症狀排序之處，找尋能夠改變一個人身體顏色的毒物。

致命毒物

本書主要討論的是急性中毒，而非慢性中毒。慢性中毒是反派角色逐漸增加施用某特定毒物，最終奪走受害者性命的情況。由於這個過程可長達數年，且不一定會致人於死，因此本書專注於更有把握的手段；不過在少數案例中，慢性中毒能產生有助於作家構思情節的其他症狀。

本書描述的絕大多數毒物具立即致命性，或可於短時間內發揮作用。另有部分毒素需要多一點時間醞釀。等待發作的期間，凶手必須避免受害者尋求醫療協助。

味道也是毒殺他人時會遇到的問題。多數毒物具有苦味，若安排受害者服用這類毒物，應設法掩蓋其苦味。在真實生活中，將巴比妥類藥物（barbiturate）[1] 悄悄投進調酒裡的老把戲，唯有當受害者有豪飲習慣，或者對於該飲品的味道一無所悉才說得通。誠然，並非所有毒

物嘗起來都是苦澀的，但最有資格描述這些味道的人，已經無法開口訴說真相了。因此，除非另做說明，否則最好假設毒物有不好的味道。

　　書中描述的症狀和中毒等級因人而異，因為每個人的健康狀態、體重和抵抗力不盡相同。好比酒精的作用反應在酗酒成性的人身上，不如滴酒不沾的人來得快；同樣劑量的毒物可能奪走一位心臟功能不佳的老太太的性命，卻只讓她身體健康的女兒感到胃痛。寫作時，最好盡可能避免創造例外情況，除非那是故事的精髓所在。為符合本指南的主旨，書中所假定的被害人皆為健康狀態良好，體重一百五十磅（約六十八公斤）左右。

翻閱本書

　　基本上，本書絕大多數的毒素皆依名稱按照順序登場，並提供下列各項資訊：包括名稱（以及同一物質的其他名稱，或者效果大致相同的類似物質，視不同情況而定）、毒性（物質的有毒程度以下方「毒性分級表」為依據）、形態（氣態、液態、粉末等等）、影響和症狀、毒性發作時間、解毒和治療、解說（上述各標題之外的有趣資訊，例如用途、可從何處取得），以及案例（與該毒物有關的故事或真實事件，如果有的話）。

　　部分章節的結構有不同變化。譬如醫療章節，因為許多藥物同屬多個分類，且作用雷同或擁有多個名稱，將每種藥物逐條單獨列舉介紹便顯得多餘。本書選擇在敘述中註記同一藥物分類中的各種不同藥物。至於其他章節，像是植物可能在世界各地有各種不同名稱，但其實都是同一種植物或屬於同樣的家族。

1　譯注：或稱巴比妥鹽，是一類作用於中樞神經系統的鎮靜劑，非指某特定藥品。勿與巴比妥類藥物第一個商品化的巴比妥（Barbital）搞混，其商品名為佛羅拿（Veronal），又名巴比通（Barbitone）。

　　書裡的毒物是依據相對毒性分級，最高程度（6）為劇毒，極少量便足以致死，最低程度（1）為除非大量使用，否則不具實際毒性。明確劑量非本書所關切的主題，在此就不提供更詳細具體的分級系統。書中包含少部分的（1）或（2）級毒物，它們對偵探小說作家的劇情推進可能不太有幫助。

毒性分級表

毒性	150磅人類可能致死口服劑量	
6 劇毒	少於5mg/kg	一口（少於7滴）
5 極毒	5-50 mg/kg	介於7滴和一茶匙
4 非常毒	50-500 mg/kg	介於一茶匙和一盎司
3 中等毒	0.5-5 gm/kg	介於一盎司和一品脫或一磅
2 微毒	5-15 gm/kg	介於一品脫和一夸脫
1 幾乎無毒	大於15 gm/kg	超過一夸脫或2.2磅

備註：mg/kg和gm/kg這兩種單位容易混淆。它們分別代表基本物質之於每公斤（kg）主體物質的毫克（mg）或公克（gm）數──在上述分級表中，即受害者每公斤體重需要多少毫克或公克的毒物才足以致死。

醫學治療的變革

　　筆者想要指出，隨著時間推演，有些事物有可能、也確實已和本書初版問世前的情況不同。最值得注意的是中毒治療的領域。事實上，本書撰寫期間，中毒的急救治療方法正在經歷變革。直至約莫五年前，中毒治療仍首重藉由催吐或洗胃來清空任何進入胃裡的毒素，醫學上稱作「洗胃法」（〔gastric lavage〕腐蝕性物質除外。因為洗胃會在導出受害者體內物質時加重腐蝕傷害）。家有幼童的父母被鼓勵在家中常備吐根糖漿（〔syrup of ipecac〕又稱吐根酊）以防萬一。

　　如今，美國兒科學會（American Pediatrics Association）建議父母無論

如何不要在家中擺放吐根。而在急診部門，洗胃法已經愈來愈少派上用場。賓州匹茲堡毒物中心（Pittsburgh Poison Center）毒理學家、急診科醫生賈維‧阿克塔爾（Jawaid Ahktar）說得直白：「洗胃顯然無效。」PubMed（www.pubmed.gov）[2]上有無數質疑洗胃效果的期刊研究，其中一篇發表於《北美內科臨床》（Medical Clinics of North America）二〇〇五年十一月號的文章甚至質疑活性炭（activated charcoal）的功效。活性炭是一種無味的細緻粉末，據說有吸附或結合許多物質的作用，有時會用於治療。

有趣的是，在筆者參考的眾多書籍中，洗胃法仍被列為治療的手段之一。阿克塔爾醫生推斷這些書籍稍微落後實務操作，而且有些醫生也還在使用老方法。然而，作家應謹記洗胃反應了一個較為過時的醫療照護標準，倘若故事背景設定在十餘年前，這項醫學知識就能有所發揮。當你發現書中某毒物的治療方法包括洗胃時，請記得這項治療方式是為了幫助你更準確地創作背景設定在二十一世紀之前的作品。目前的醫療照護標準強調支持性治療（supportive treatment），或者照顧中毒後所反應的症狀本身。

結論

本書不可能包辦一切毒物。受限於篇幅，勢必得割捨部分毒物。許多毒物的致命所需劑量極大，連帶被用於殺人的機率極低。某些毒物的毒性則是被外界過分誇大。譬如催淚瓦斯就不在本書的討論範圍內，因為它的殺傷力最嚴重僅造成二度灼傷。許多家中常見的化學物質主要對幼童有較大影響，對成年人則不構成威脅。

記住，本書除了提供毒物的相關資訊，也可以幫助作家發想故

2　由美國國家生技資訊中心（隸屬美國國家醫學圖書館）製作，生物醫學相關文獻的書目索引摘要資料庫。

事。有毒化學物在現實生活中不容輕忽，但選對毒物絕對足以推動一個好故事的情節發展——弄清楚事實豈不是一大樂事！

1 | 令人聞風喪膽的一門技藝

A SHORT HISTORY OF THE DREADED ART

> 我最愛老派方法，淺顯易懂的
> 毒藥，吾人皆為血肉之軀。
> ——歐里庇得斯 [1]（Euripides, 480-406 B.C.）

毒物的最初發現來自嘗試及誤用。在植物界採集食物的過程中，早期人類很快便發現某些植物會致人於死。眾人對這群精通毒物知識的人既敬畏又害怕，他們有些成為地位崇高的部落巫師，有些則被活活燒死。

古埃及、古中國、古印度和古希臘人擅長以毒藥取人性命，這門高超藝術的證據最早見諸於西元前的羅馬編年史，且和貪婪、背叛以及權力爭奪密不可分。為找尋完美的自殺毒物，埃及豔后克麗歐佩特拉（Cleopatra）在囚犯和奴隸身上進行實驗。她對結果始終不滿。雖然天仙子（henbane，學名：*Hyoscyamus niger*，又名莨菪）或顛茄（belladonna，學名：*Atropa belladonna*）的作用迅速，卻令人痛不欲生；而提煉出番木鱉鹼（strychnine）的馬錢子（學名：*Strychnos nuxvomica*）則會引發抽搐，以致死後面容扭曲。她最終選擇任憑毒蛇（一種小型非洲眼鏡蛇）咬自己，其毒液帶來平靜且迅速的死亡。相傳西元前二世紀，希臘國王米特里達梯六世（Mithradates VI）為增強對毒物的免疫力，習慣性地少量服用各種已知毒物。不過，此一說法的真實性備受質疑，因為許多

1　編注：希臘三大悲劇大師之一。

毒物即使劑量再低都能致人於死。

　　毒物被用在嚴厲的審問中、塗抹在箭頭上，或被文藝復興時代的教皇與君主當作處決工具，這種種經驗知識為現代藥物學奠定基礎。毛地黃（digitalis）、烏巴苷（ouabain）和阿托品（atropine）等藥物的出現，都是源自當初為殺害動物及人類的植物調製科學調查。

　　十五至十七世紀家喻戶曉的毒物砒霜（〔arsenic〕即砷）是當時許多毒物的基底，像是波吉亞家族常用的坎特雷拉（cantarella），還有梅迪奇家族的凱薩琳（Catherine de Medici）使用的托法娜仙液（aqua toffana，又名拿坡里仙液〔aquetta di Napoli〕）。托法娜仙液混合砒霜和芫菁（〔cantharides，學名：Lytta vesicatoria〕亦即乾燥後的甲蟲「斑蝥」，被當作抗刺激藥物和發皰膏）製成，據稱發明者為義大利伯爵夫人托法娜。只要在水或酒中摻入四至六滴仙液，不出幾個小時便使人魂斷西天。同一時期其他常見毒物在森林和草原皆唾手可得，包括毒芹屬植物、毛地黃屬植物、天仙子，以及杏仁樹的氰化氫。由於毒物無所不在，多數王室都會僱用專人嘗膳。即使如此，他們保護主子的效率實在有待加強。

毒物的關鍵元素

　　十五世紀的義大利因著一個下毒者王朝——波吉亞家族——而聞名於世。其中最聲名狼籍的，莫過於切薩雷・波吉亞（Cesare Borgia）和他的父親羅德里哥（〔Rodrigo〕後來的教皇亞歷山大六世）。儘管如此，這整個家族都是下毒能手。任何惹惱波吉亞家族的人，多會受邀參加晚宴派對，即使未在晚宴上氣絕，返家後也會重病不起。此時期的食物使用大量香料調味，不太可能察覺其中是否有不尋常的味道，因此很容易毫不知情便吃下毒物。有時，下毒是為了傳達警告訊息或者移除某個絆腳石；其他時候，下毒純粹是為了實驗新的毒物組合。

　　梅迪奇家族的凱薩琳是義大利公主，嫁給法蘭西的奧爾良公爵亨利（〔Henry of Orleans〕即後來的國王亨利二世）。凱薩琳結婚時，帶了一整隊侍從前往法蘭西王國，包括香水師和占星師──這兩種職業經常被用來掩護毒物製作。

　　凱薩琳一到法蘭西之後，神祕的疾病和死亡事件便隨之而來。馳名當時的毒物是砒霜以及另一種凱薩琳最愛的毒物。不久，「義大利人」這個字眼在法國遂成為「投毒者」的同義詞。

　　法國王儲、亨利的哥哥弗朗索瓦（François）是遭到凱薩琳痛下毒手的首名受害者，他的死促使她的丈夫成為王位繼承人。弗朗索瓦在一場競爭激烈的網球賽後要求喝水，他的義大利人斟酒人旋即奉上，然王儲喝下後頃刻間便過世。斟酒人經嚴刑拷打後招認在水中投毒。下一名受害者是洛林的主教（Cardinal of Lorraine），亦是梅迪奇家族的宿敵。他因為碰觸遭人下毒的錢，導致毒物（很可能是尼古丁，當時歐洲人方在新大陸發現其存在）滲透毛細孔身亡。

　　凱薩林最喜愛的投毒者是「佛羅倫斯人」芮尼（Rene "the Florentine"），其名號是從自他最初學習投毒技藝的城市而來。據傳，他將一副塗抹蟾蜍毒液的手套賣給政敵納瓦拉的胡安娜（Jeanne of Navarre），並成功殺害對方。這項毒物來自餵食蟾蜍和其他動物砒霜後，在牠們斷氣之際，以蒸餾法粹取其體內所分泌出的汁液；如此一來，毒物不僅含有砒霜，還有腐爛分解作用的副產品硫化氫。

　　在十七世紀初期，聲名狼藉的投毒者安東尼奧・埃西里（Antonio Exili）遊走於歐洲各國宮廷，從梵蒂岡到瑞典和法國，再到波羅的海等國家。他的服務受到某些人的歡迎，其他人則是聞之色變。埃西里吹噓能夠提供任何形式的死亡，諸如夕戲拖棚、一命嗚呼、痛不欲生或是安然沉睡。法國女巫凱瑟琳・蒙瓦森（Catherine Monvoisin）則是以「勒瓦森」（La Voisin）的稱號而為人所知，她是知名毒殺醜聞的要角之一，此事件致使路易十四（Louis XIV）的政權蒙羞。蟾蜍骨、鼴鼠

齒、芫菁、鐵屑、人血和皮屑是勒瓦森調製愛情藥粉的主要材料。勒瓦森的顧客包括蘇瓦松伯爵夫人（comtesse de Soissons）奧林匹亞·曼奇尼（Olympe Mancini），她企圖謀害國王的情婦露易絲·德·拉瓦利埃爾（Louise de La Vallière）；而另一個情婦、蒙提斯斑侯爵夫人（marquise de Montespan）弗朗索瓦茲·阿泰納伊斯（Françoise-Athénaïs）為博取國王青睞而主持惡魔崇拜，也是求助於她的顧客之一。勒瓦森後來遭控使用巫術，被當眾活活燒死。

毒殺醜聞開啟了一場對謀殺嫌犯歇斯底里的追捕，期間有不少地位顯赫的人遭受牽連，且因下毒和巫術被判刑。布林維里爾侯爵夫人（marquise de Brinvilliers）瑪莉瑪德蓮·瑪格莉特·德奧貝（Marie-Madeleine-Marguerite d'Aubray）和她的情人陸軍上尉戈丁·德·聖克魯斯（Godin de Sainte-Croix）聯手陰謀毒殺父親和兄長，以繼承遺產，一六七六年審判後，群情激憤不已。另有謠言指出，德奧貝到醫院探病時曾毒殺窮人。她犯案後逃亡，最終在列日（Liège）落網，並於刑求後認罪，獲判死刑。七月十七日，她在飽受水刑（連續喝下十六品脫的水）折磨後被斬首，屍體綁在立樁上焚燒。

故事光譜另一端的主角是瑞士藥劑師克里斯多福·格拉瑟（Christopher Glaser），他以調製解毒劑而略有名氣。受到眾多王室寵愛的格拉瑟專長為解蟲蛇之毒，解毒劑成份包含鴉片及其他藥物的混合物，能夠緩解中毒症狀。不過功效難以證實，畢竟絕大多數遭下毒者發現事有蹊蹺時都已經太遲了。牛奶是另一種格拉瑟推崇的解毒劑，王室成員因而大量飲用，唯恐有人在他們的食物裡偷偷下毒。

不幸的是，聖克魯斯利用殺人比救人能獲取更多利益這點，引誘格拉瑟加入他惡毒的謀殺事業。東窗事發後，格拉瑟當下便自我了斷。聖克魯斯則是在尋找嗅聞便足以致命的劇毒時身亡。他顯然得償所願，只可惜無法傳承下去。

關於十五至十七世紀的諸多毒物知識失落在歷史中，毒物本身卻

依舊存在。

　　弗里德里希・賽特納（Friedrich Serturner）從鴉片中分離出嗎啡，為毒物研究的非正式開端。至於正式的毒物研究，則始於十九世紀時，克洛德・貝爾納（Claude Bernard）針對箭毒（curare）效果所進行的研究，一種南美洲印第安人塗抹在箭頭上的植物性毒物。

　　工業革命期間，兩名科學家——馬修・奧菲拉（Matthew J.B. Orfila）及其研究團隊成員弗朗索瓦—文森・拉斯帕伊（Francois-Vincent Raspail）——的發現尤其重要。奧菲拉被視為現代毒理學奠定者，他不但研究毒物，更針對毒物及其作用進行編目。奧菲拉於一八一四年出版《毒理學概論》（*Traité des poisons*）[2]，其後羅伯特・克里斯提森（Robert Christison）於一八二九年出版《毒物概論》（*Treatise on Poisons*）。

　　英國化學家詹姆斯・馬許（James Marsh）於一八三六年左右發明一種可檢驗出極少量砒霜的新技術。這項技術極為敏銳，甚至能夠測得十五分之一毫克的最低劑量。他的實驗結果詳細記錄在一八三八年的《愛丁堡哲學期刊》（*The Edinburgh Philosophical Journal*）中。

　　一八三九年，已有多次砒霜中毒案作證經驗的奧菲拉博士在舉世聞名的拉法基案中，運用馬許的技術檢驗生物樣本中是否含有砒霜。奧菲拉告訴法官，即使是法庭座椅扶手上的塗料含微量砒霜，也有可能測得出來。其專業證詞迫使拉法基夫人遭到定罪。

　　拉法基夫人原名瑪莉・卡佩爾（Marie Cappelle），是法國王室的遠親。她和查爾斯・拉法基（Charles LaFarge）婚姻不睦。儘管如此，當她的丈夫於一八三九年病重時，瑪莉仍肩負起照護責任。然而即使有她的悉心照料——或者正因為她的照顧——查爾斯的病情仍每況愈下，最終撒手人寰。一名僕人宣稱曾目睹瑪莉將白色粉末摻進查爾斯

2　編注：完整書名為《Traité des poisons tirés des règnes minéral, végétal et animal, ou toxicologie générale, considérée sous les rapports de la physiologie, de la pathologie et de la médecine légale》。

的飲品中，瑪莉於是被控謀殺親夫。她堅稱家中的砒霜是老鼠藥，但奧菲拉發現拉法基體內有大量的毒物殘留。瑪莉・拉法基最後被判終身監禁，於一八五二年寫下自己的故事後離世。

一八三〇年以前，化學分析已可檢測出多數礦物化合物，對有機毒物卻仍無濟於事。一八五一年，比利時化學家尚・斯塔（Jean Servais Stas）調查一宗尼古丁謀殺案時，首次發現生物鹼（alkaloid）毒物萃取技術，並且率先從屍體組織中分離出尼古丁。

隨著檢驗方法以及毒物知識的增長，以下毒做為犯罪手法的頻次大幅下滑。而對中毒患者醫療照護的日漸改善，亦扼止了以投毒為手段的人。基於上述兩個原因，投毒致死不再是可靠的選擇。

自二十世紀初起，工業出現長足進展，有愈來愈多化學物質可用於投毒。許多最初萃取自植物的毒物如今可透過合成複製，並創造出不同的症狀和毒性程度。

合成毒物的出現為毒理學家增添麻煩，他們原以為掌控砷、氰化物（cyanide）與番木鱉鹼就等於掌握了毒物。二戰後，服用巴比妥類藥物逐漸普及，自殺人數也相應增加。到了一九五四年，服用巴比妥類藥物自殺的人數已是一九三八年的十二倍。在一九五〇年代，無論他們接受治療的速度快慢，巴比妥類藥物過量的致死率約為百分之十五到二十五。今日，倘若病患即時送醫，其致死率更是低得不值一提。

在一份一九九七年的全球性調查中，中毒致死是一至十四歲年齡區間死因排行榜的第一名；十五至二十三歲年齡區間的第三名，二十四至四十四歲年齡區間的第五名，四十五至六十四歲的第六名，以及六十五歲以上的第七名。

國家毒物控制中心交換所（National Clearinghouse for Poison Control Centers）指出，在美國，內服藥最常被用來下毒，其次是外用藥、清潔液和其他家務產品、殺蟲劑或植物毒以及葉菜類，殺人犯和自殺者最少使用的是瓦斯和廢氣。一九九八年的《美國統計摘要》（Statistical

Abstract of the United States)[3]顯示，一氧化碳和瓦斯在中毒死因榜上依舊敬陪末座。

數個世紀以來，人們對解毒劑的興趣遠不如用毒物殺生，無論是控制害蟲或謀財害命。由此，亦衍生出許多關於治療的迷信觀念。其中一個迷思是牛奶為萬用解毒劑。在許多情況下，牛奶充其量扮演稀釋的角色，並沒有任何解毒功能。鹽水是另一種常見的急救措施，近來被證實具有危險性。在企圖稀釋並吸收胃裡毒物的同時，大量氯化鈉有可能引發致命心臟病，特別是已經相當虛弱的受害者。

在沒有醫療人員監督的情況下，不應施打任何解毒劑，許多研究顯示，解毒劑的殺傷力遠比毒物本身更強。具危險性的解毒劑甚至是毒殺陰謀安排的環節之一。由於這些資訊對一般人而言大多相對陌生，企圖擺脫仍小姑獨處的阿姨的殺人凶手，大可宣稱她所做的，是她所能想到的最完善的急救方法。

奧菲拉和其他人在尋找萬用解毒劑的過程中，終於了解奇蹟般的化學物質乃海市蜃樓。解毒劑的使用取決於毒藥的類型和程度、實際施用方式，以及攝入毒物到接受治療的時間間隔。在諸多案例中，由於一種毒物會因不同的服用者而產生症狀上的差異，唯一能應對的，便是針對發作的症狀加以治療。

毒理學並非一成不變的科學。解毒和治療方法日新月異，整個世界的毒物知識網絡也將隨之擴張。

3　編注：美國社會、政治和經濟機構的標準統計摘要，亦為其他統計刊物和資源的範本。

2 ｜ 刑事毒理學家的一天

A DAY IN THE LIFE OF
A CRIMINAL TOXICOLOGIST

《CSI犯罪現場》反覆出現的笑料——DNA鑑定結果幾分鐘內便出爐；然而在現實中至少要等上一個星期，甚至數個月。人們買單，是因為《CSI犯罪現場：邁阿密》、《CSI犯罪現場：紐約》的編劇（通常）只有一個小時可以講述故事。典型的一小時戲劇類電視影集，時間可任意拉長縮短，讓事件加速進行、壓縮，好讓故事在指定的時段內完整呈現。

不過《CSI犯罪現場》影集擁有大批忠實觀眾的原因之一，是劇情中的科學部分絕大多數是正確的。影集中的各式機器皆來自為全國乃至世界各地刑事鑑定實驗室製造設備的公司。可惜《CSI犯罪現場》、《法網遊龍》（*Law and Orders*）、《重返犯罪現場》（*NCIS*）的世界以及相近主題的最新影集終究是虛構的。

若想見識真實世界如何辦案，現在就跟著我一起參觀洛杉磯郡法醫辦公室的毒理學實驗室吧。請注意，本書撰寫時（二〇〇六年春天），洛杉磯郡法醫辦公室正在籌備資金建造新大樓，因此等到你們翻閱此書時，在我眼中那有點邋遢、一九六〇年代風格的辦公室或許已成為歷史。

然而「復古」——無論有意與否——是公家機關建築物常見的風格。事實上，相較於我們在電視上看到的一切，櫃檯接待區的牆壁和地毯經年累月使用的痕跡真實多了。實際上，除了奇怪的味道和招牌，不過是個與無數郡立辦公室並無二致的地方。情境燈光照明？這裡不來那一套。辦公室裡淨是蒼白的日光燈。

　　在大廳稍作等待後，一名工作人員會帶你到樓上的毒理部。他人很和善，只是看似若有所思，而他的確正在想事情，不過並非如你所臆測的，正思考著某個案子裡橫然冒出的神祕新物質，他只是遇到平凡無奇的電腦問題。你被帶到三間辦公室共用的侷促前廳，坐在一臺影印機旁。當然了，這裡依舊和其他普通辦公室沒什麼不同——除了其中一張椅背後掛著一件黑色風衣，黃色字母由左至右寫著「CORO-NER」（驗屍官）。這件夾克外套看起來很眼熟，正是新聞畫面中從犯罪現場拖出屍體的那些人會穿的。

　　丹尼爾・安德森（Daniel Anderson）是犯罪學家，負責管理毒理學實驗室。洛杉磯還有另外兩間毒理實驗室，而這處實驗室專事死後毒理篩檢，其他兩間則專注於活人所製造出的證據。他的實驗室一年處理將近六千件毒理學案件。令人意想不到的是，這些分析當中，很大一部分不是為了調查受害者死因。

　　「分析是為了回答後續問題。」安德森說。

　　舉例來說，一名警官「涉及一宗槍擊案」。受害者胸口的槍傷說明他死於槍擊。但是，當督察單位介入調查且極欲釐清該名警官是否出於自我防衛時，一旦受害者血液分析顯示他服用苯環利定（〔PCP〕即中樞神經迷幻劑），調查結果將截然不同。

　　再舉一個例子，當造成多人死亡的肇事駕駛本身也喪命，調查員需要知道該名駕駛的血中酒精濃度，才能釐清是酒駕，抑或犯下其他致命過失。

　　當命案涉及實際中毒情況時，十之八九是出於服藥過量、自殺或意外。蓄意下毒的情況並不常見。事實上，安德森只記得曾處理過一次毒殺案，而且已是多年前的事了：一名婦人讓丈夫喝下有毒的夾竹桃茶，然後將防凍劑乙二醇（ethylene glycol）摻進他的運動飲料裡，完全不留一絲活命的機會。

　　毒理部的實驗室由好幾個房間組成，就在一排獨立辦公室旁邊。

其中一間擺滿各式各樣顯微鏡。另一間則放了一臺冰箱，以及一座存放幾部一般廚房常見的基本款果汁機的櫃子。正對冰箱的檯子上可見一只托盤，上頭滿是玻璃樣本罐和杯口附蓋的紙杯，上面全貼有標籤。樣本罐顯然裝有不同屍體的血液樣本。紙杯裡的液體和奶昔沒有兩樣，但你絕不會想喝。

安德森進一步說明，毒理篩檢只能針對液體，像是血液。可是基於諸多原因，並非所有血液樣本皆適合檢測。有時可疑物質無法自血液中驗出，因為樣本不夠新鮮或該物質本身的特性使然。其他原因則包括血液樣本遭到污染、血液採樣不足，或犯罪現場死亡人數太多，以致無法辨識血液屬於哪一具特定屍體。所以安德森會檢驗肝臟。這些肝臟用果汁機打成液態，變成黏稠、帶點灰的褐色「奶昔」。

毒素檢驗是相當耗時的篩除過程，有賴氣相層析儀（gas chromatograph, GC）與質譜儀（mass spectrometer, MS）等兩種基本設備。當然，它們是複雜儀器，但兩者外觀近似蛋殼色麵包機：大型箱狀物、略小於一般厚紙板資料盒，上方則為控制區。控制區中有個放置樣本的托盤，如同你在電視上看到的實驗室畫面一樣，可放置許多內含樣本且貼有標籤的小藥瓶以待分析。安德森輕彈開質譜儀的前蓋，你可以看到內部如髮絲般的細玻璃管柱。細玻璃管柱盤繞，無法判斷究竟有多長；樣本被氣化後通過管柱，儀器由此「閱讀」樣本，確認當中是否含有假定存在的化學物。

出人意料的是，能夠顯示人體內含有毒物的解剖變化少之又少，遑論透過解剖指認單一特定毒物。舉例來說，在疑似古柯鹼吸食過量的案例中，負責驗屍的病理學家可能會看到受害者的心臟肌肉損傷。除了古柯鹼，造成心臟損傷的原因很多。光是對心臟有傷害的藥物就已數不清，更別提各式各樣的細菌。

毒素篩檢的難處在於進行篩檢的人必須知道自己在找什麼，因為驗屍僅能提供籠統線索。解讀也相當重要。誠如安德森所言，每個人

都能操作機器。解讀結果才是專業所在。在一個樣本中取得微量砷毒的陽性結果，並不一定代表此人必然是砷中毒，因為毒理學家知道，每個人體內都含有微量的砷。毒理學家需要知道樣本的乾淨程度：樣本來自醫院，或者自犯罪現場採樣而來？取自醫院的血液樣本可能可以得到相當乾淨的萃取樣品。若樣本來自現場，其萃取樣品的乾淨程度任誰也說不準。

此外，無法分離出某特定毒素則是一大挫折。「你不會知道是誰搞砸的，」安德森說。

可能是刑案現場的警察，也可能是參與驗屍的某個技術人員或病理學家。安德森坦承，有時在實驗室就連他自己也會捅婁子。另一個可能性是，該物質——如某種重金屬——不是質譜儀設定中所能檢驗出的物質。

說到底，世界上的物質何其多，沒有人有辦法檢驗出一切存在的物質。機器只能告訴你目標檢驗元素是否存在，而非鑑定出樣本內含有何種物質。如果檢驗結果顯示x、y或z不存在，並不代表樣本裡沒有q或v——此結果僅說明該樣本不含x、y、z。

這讓我們看見另一個天大的迷思：科學可以證明一切。很抱歉，事實不然。有時你可以明確證實某人死於過量的可待因酮（Percocet和OxyContin〔奧施康定〕的學名藥），有時你無法確定。或許檢驗顯示受害者體內有可待因酮，然劑量不足以致命，酒精濃度也不具決定性。又或者樣本不夠乾淨，質譜儀分析結果判斷出事有蹊蹺，但其他儀器並未查出異狀。

整個過程通常需時數星期，而非影集裡的幾分鐘。如此耗時的部分原因則來自日積月累的工作量。在二〇〇二年，也就是本書寫作期間可取得的最近年份數據，洛杉磯郡法醫辦公室一共接下九千四百七十起案件，多於那一年該郡所報告的一萬八千六百六十五名死因可疑的人數的一半。其中，安德森的辦公室分析了近三分之二的受理案

件。這意謂著一年三百六十五天中，平均每天處理超過十四起。假如今天是星期四，而你仍在分析星期一的案子，星期二、三進來的案子便開始堆積起來。而更有可能的情況是，你還在和數起上星期四進來的案子纏鬥，連同一些上星期五之後的案子，日復一日。一名調查員一次僅處理一起案件實際上是不可能的事，起碼不會發生在較具規模的司法管轄區。通常會有數名犯罪學家，每人分別負責不同種類的證物且同時應付多起案件，在每個分析階段皆是如此。

請容我再次強調，這是一個步驟繁複的過程。首先，樣本必須經過處理，才能進行檢驗。結果出爐後仍有賴專業解讀，甚至可能需要進行更多檢驗。接著是書面報告。所有程序都不是眨眼間便能完成，在一旁觀看更是毫無樂趣可言，這也是為何我們在電視或電影裡從未看過這些情節。

前犯罪學家迪凡（Devine）指出，《CSI犯罪現場》的編劇將打擊犯罪的科學變得引人入勝。因此，當他們壓縮時間，佯裝沒完沒了的文書工作不存在，並在實驗室裝設情境照明──只能說，電視就是電視，如果你在撰寫電視或電影劇本，就大膽嘗試吧。若你寫的是小說，你有更多的時間足以善用，因此故事內容愈貼近現實愈好。也有可能並非如此。但起碼，從今以後，當你的故事受到質疑，你大可自信滿滿地的說，你是為了故事的完整度而決定精簡或省略無趣的細節，絕非因為你對那些細節的了解太過匱乏。

3 經典毒物──砷、氰化物、番木鱉鹼
THE CLASSIC POISONS: ARSENIC, CYANIDE, AND STRYCHNINE

> 瑪莎：親愛的，若是一加侖接骨木莓酒，我會放一茶匙砒霜、
> 半茶匙番木鱉鹼，然後再加入微量的氰化物。
> ──約瑟夫・凱叟林（Joseph Kesselring），
> 《毒藥和老婦》（*Arsenic and Old Lace*）

砷（俗稱砒霜）、氰化物（俗稱山埃）和番木鱉鹼集中在本章介紹主要在於廣為人知，而非它們之間有任何關聯。砷是金屬，劑量夠高時會傷害消化系統；氰化物干擾身體細胞吸收氧氣；番木鱉鹼則是一種中樞神經興奮劑。

砷 | Arsenic

▶ **別名與其他**：白砷（white Arsenic）、灰砷（gray Arsenic）、金屬砷（metallic arsenic）、三氧化二砷（arsenic trioxide）、氧化亞砷（arsenous oxide）、（三）氫化砷（arsenic trihydride）

▶ **毒性**：5

▶ **形態**：砷在自然界的原始狀態為灰色金屬。最常見的是白色粉末狀的三氧化二砷。

▶ **影響和症狀**：雖然不完全確定，然多數專家相信，砷會干擾體內重要的酵素（enzymes）運作。

　　急性砷中毒最為人所知的症狀是劇烈胃痛。事實上，在醫學能夠診斷砷中毒之前，維多利亞時代的醫生通常稱之為「胃熱病」（gastric fever）。其他症狀包括食道灼熱、嘔血以及水便。受害者皮膚摸起來濕冷，血壓降低，頭暈虛弱。再者併發抽搐、陷入昏迷，通常因循環衰竭致死。

在未立即死亡的案例中，受害者出現黃疸症狀，變得心緒不寧，同時感到頭痛、陣陣暈眩，並且腹痛和腹瀉。受害者偶爾會感到四肢麻痺。因為砷是一種元素，無法自行分解，會殘留在受害者的毛髮、指甲和尿液之中。

砷屬於脂溶性，且無法透過腎臟排出而儲存在體內組織。長期攝取低劑量的砷未必致死。然而，體重暴跌將使致命劑量傾注至血液中。在立即死亡的案例中，病理學家只會看到死者的胃發炎紅腫，且消化道可能有一些砷殘留。由於動脈的紅血球細胞被破壞，以致皮膚略呈黃色。

若中毒七天後才死亡，砷會出現在肝臟和腎臟中。倘使受害者勉強撐過各種立即性的胃部症狀，併發症可能在攝入砷毒後的一天至兩星期內無預警爆發，包括各種心臟功能失調（一至六天內）、幻覺（二至六天內）以及貧血（一天至兩星期內）。倖存者可能經歷的症狀包括貧血和心臟問題，且將持續很長一段時間（有時甚至長達數年）。

慢性砷中毒造成許多症狀，其嚴重性取決於毒物的濃度，以及接觸毒物的時間長短。受害者的四肢可能產生灼熱疼痛、身體各處失去知覺、局部腫脹與皮膚過敏、出疹脫皮、掉髮、肝硬化、黃疸、噁心、嘔吐、抽筋、體重下降、視覺受損，還有心臟衰竭。

▶ **毒性發作時間**：最快在攝入毒物後三十分鐘開始出現症狀。急性中毒的情況下，受害者可能在幾小時或二十四小時內死亡。

▶ **解毒和治療**：急性砷中毒時，首要的急救措施是使用活性炭，即便一份研究指出，活性炭對於砷這類金屬的解毒功效並非百分百。除了支持療法（supportive care），如維持呼吸暢通、提供流質營養以對抗嘔吐與腹瀉，受害者可能被施以二到三天份的二巰丙醇（dimercaprol）或

二巰基丁二酸（succimer），這些螯合劑（chelating agent）會結合血液和組織中的金屬，通常經由尿液將金屬迅速排出體外。醫生也會同時治療脫水、休克、肺水腫、尿閉症（尿液缺乏或排尿不完全），以及肝功能損傷。在腎臟受損的案例中，受害者在完成螯合治療後，必須利用腎臟透析機幫助排除二巰丙醇和砷。即使患者順利克服初期中毒症狀，器官和循環系統受到的損害可能必須耗時數月方能痊癒。

▶ 解說：砷在工業方面用途廣泛，包括製造半透明或不透明玻璃、陶瓷、琺瑯、顏料、壁紙和滅鼠劑，也運用在織品印刷、鞣製皮革和製作動物標本。它曾是容易取得的毒素之一；然而，過去幾年來，砷的使用限制在美國相形嚴格，或許因為它在環境中殘留的時間很長，而且具高度致癌性。諷刺的是，美國食品藥物管理局（FDA）近年通過一種被稱作「靜脈注射式三氧化二砷」的新藥Trisenox，做為癌症治療的化療藥物。

綜觀歷史，砷成為凶手最受青睞的毒物在於太多常見的家庭用品裡都含有砷。進藥房買滅鼠劑的舉動全然不會啟人疑竇。

所有人類的身體組織內都含有微量砷元素。在一百零三種自然形成的元素裡，砷在最常見的元素中名列第二十名。

在他殺或自殺案例中，砷中毒大多經由吞食。也可能是因為吸入粉塵或砷氣，然毒氣和粉塵所造成的症狀不盡相同。吸入砷毒通常肇因於暴露在工業環境中。而砷中毒所造成胃部不適的主要症狀，和一些被診斷為「腸胃炎」（gastroenteritis）的胃病所引發的症狀相同。

人體對砷能夠產生抗藥性：歷史上曾出過一些每日定期服用砷的食砷者。十八世紀英格蘭地獄之火俱樂部（Hellfire Club）的眾多試驗之一，便是觀察一個人至多可食用多少砷和其他毒物仍不致中毒。有鑑於砷為致癌物質，若能得知該俱樂部最後有多少成員出現腫瘤，是相當值得關注的事。

知名案例

　　砷的使用在歷史上可見諸多案例。以拿破崙（Napoleon Bonaparte）的毛髮樣本所進行的現代鑑識檢驗發現，他的體內含有超乎尋常的砷含量。拿破崙的確相信有人對他下毒，當時亦有類似謠言證實這個結果。然而，砷是那個時代壁紙染劑的常見原料，吸入壁紙所釋放出的砷物質或許足以解釋拿破崙的樣本。

　　其他著名案件包括四十歲護理師瑪莉・柯頓（Mary Ann Cotton）所涉入的案件。直至一八七二年，她已結婚五次，被認定是英國最惡名昭彰的屠夫。她被指控奪取十五條人命，不過二十年內，她身邊的人總計有二十一人身亡。死者包括她每一個親生孩子、五任丈夫與前妻生的小孩，以及幾名左鄰右舍。孩子們死前都患有「胃熱病」，外界因為醫生拒絕開立死亡證明而生疑。而被挖掘出的每具遺體都出現砷反應。柯頓辯稱，是家中含砷的綠色碎花壁紙導致孩子們意外中毒而死。然而她購買軟皂和砷的事實──她聲稱是用來清潔床架和殺臭蟲──被認定罪證確鑿。瑪莉・柯頓最終罪名成立，被判處死刑。

　　我們最喜愛的文學案例是桃樂絲・謝爾絲（Dorothy Sayers）的《強力毒藥》（Strong Poison）。凶手在受害者準備享用的歐姆蛋裡悄悄摻入白色的砷。該書突出之處在於，將砷毒耐受性融入破案關鍵。

氰化物｜Cyanide

▶ 別名與其他：氰化鉀（potassium cyanide），氰化鈉（sodium cyanide），氰化氫（hydrogen cyanide）是最常見的氰化物形態。普魯士酸（prussic acid）便是氰化氫或氫氰酸（hydrocyanic acid）。

▶ 毒性：6

▶ 形態：氰化鉀和氰化鈉為白色固體，帶有些微苦杏仁氣味。氰化氫是氣體。不同形態的氰化物可透過吞食、吸入或經由皮膚吸收。氰

化物通常是被酸刺激從主體化合物中釋放出來,如胃裡的鹽酸 (hydrochloric acid)。而植物種子內的氰化物唯有經過咀嚼才會釋放。

▶ **影響和症狀**:氰化物會阻斷體內紅血球細胞吸收氧氣。氰化物作用被稱為「化學性窒息」。

嗅聞氰化物毒氣會導致立即性昏迷、抽搐,並在一至十五分鐘內死亡。攝食致命劑量的氰化物,可能需時二十分鐘或更久才會見效,尤其在飽食狀態下所需的時間更長。受害者若經由皮膚吸收、吸入或吞食方式攝取近乎致命劑量的氰化物,出現的症狀則包括呼吸困難、暈眩、臉部泛紅、頭痛、噁心、嘔吐、脈搏加速,以及因血壓下降而昏厥。倘若劑量足以致命,中毒者會在抽搐發生後四小時內死亡,除非是硝普鈉 (sodium nitroprusside) 中毒,則中毒至死亡最長可能遲至十二小時。

受害者的血液呈現櫻桃紅。

▶ **毒性發作時間**:最快一到十五分鐘,端看劑量多寡。氣態氰化物幾乎足以瞬間致死。

▶ **解毒和治療**:受害者若要活命,務必在攝入毒物後三十分鐘內接受治療。多數患者只需要積極支持療法而別無他法。檢驗確認氰化物中毒並不困難,可惜完成確認時往往已錯過有效治療時間。

若確診為氰化物中毒,將施打亞硝酸戊酯(〔amyl nitrite〕一種血管舒張劑;能擴張血管,進而降低血壓)。即使不確定病患是否為氰化物中毒,仍可注射硫代硫酸鈉 (sodium thiosulfate),藉以中和氰化物的作用。

使用所有氰化物解毒劑務必謹慎小心,因其本身即具有毒性。正因如此,倘若情節設定為一名蓄意謀殺的醫生企圖轉移嫌疑,氰化物解毒劑便是利器。他大可先對被害者下毒,然後再透過治療達到目的。

撐過四個小時的受害者有機會復原,不過可能仍會受後遺症困擾好一段時間,譬如頭痛或其他中樞神經系統的毛病。

▶解說：氫氰酸、氰化鈉以及氫化鉀（氰化氫的鈉鹽和鉀鹽）具有多種工業用途。氰化物存在於自然界各式各樣的種子和果核之中，亦包括李屬植物，如桃子、杏桃、蘋果、野莓、李子或突果叢（jetberry bush）。其他植物則含氰苷（cyanogenic glycoside），達到作用的時間較長，但仍具備類似效果。（更多資訊詳見〈第五章：有毒植物〉）

氰化氫氣體用途很廣，可做為燻蒸劑、除蟲劑、滅鼠劑、電鍍液和金屬拋光，甚至用於執行死刑的毒氣室。由於在高濃度的情況下作用迅速，而被稱為「一吸」斃命的毒氣之一，也難怪有人擔心它可能成為生化恐怖攻擊的武器。若欲達到效果，必須在密閉空間釋放，否則氣體會在對人體造成重大傷害前逸散；無論如何，有鑑於生物恐攻的潛在可能性，各大醫院紛紛開始儲備氰化物解毒劑。

氰化物帶有明顯的苦杏仁氣味，但不是每個人都聞得出來。聞得到苦杏仁氣味的能力是一種遺傳特性——可做為小說中的重要線索。

氰化氫中毒也可能發生在建築物起火時，經由物質燃燒釋放出該氣體。塑膠和人造纖維燃燒時都會產生氰化物毒氣。在吸入濃煙的案例中，氰化氫毒氣以及一氧化碳中毒是兩大死因。

生氰植物包括桃花心木（mahogany）、聖誕莓（Christmasberry）、桂櫻（cherry laurel）、野櫻（chokecherry）、歐洲酸櫻桃（pin cherry）、野黑櫻（wild black cherry）、亞麻（flax）、新墨西哥亞麻（yellow pine-flax）、絨毛草（velvet grass）、石茅（Johnsongrass）、蘇丹草（Sudangrass）、箭草（arrowgrass），以及小箭草（small arrowgrass）等。大量（多數都需要相當大的量才足以使人中毒）食用和咀嚼這些植物會引起氰化物中毒。（詳見p.97的接骨木果）

知名案例

一八九二年，麗茲・波登（Lizzie Borden）於麻州秋河市（Fall River）以斧頭砍殺父親和繼母而留下惡名。鮮少人知的是，她也被懷疑在肢解兩名被害人之前，已先用普魯士酸毒殺他們。警方在糖罐裡發現少量的毒物殘留。

另一樁氰化物毒殺事件的主角是紐約市工廠工人羅蘭・莫里尼克斯（Roland B. Molineux），他是知名的尼克巴克運動員俱樂部（Knicker-bocker Athletic Club）會員。莫里尼克斯欲追求一名年輕貌美的女性，可惜對方心怡的是俱樂部中名叫亨利・巴內特（Henry Barnet）的年輕男子。一八九八年，巴內特離奇死亡，謠傳他服用了連同某封信一起寄來的毒藥。不久後，這名年輕女性決定嫁給莫里尼克斯。

一段時間過去，某日莫里尼克斯和舉重運動員哈利・柯尼許（Harry Cornish）在俱樂部發生口角，並在爭執中敗下陣來。事發隔週，柯尼許收到裝有一瓶頭痛藥「溴塞爾澤」（Bromo Seltzer）的信件。而當他的房東太太因頭痛感到不舒服時，柯尼許便給了她幾顆藥。她先是抱怨藥丸有點苦，接著抽搐起來，隨後就死了。原來那瓶溴塞爾澤裡含有氰化汞。經調查後發現，莫里尼克斯曾為工廠購買一批氰化汞。莫里尼克斯獲判有罪，卻在一九〇二年上訴後，宣判謀殺罪名不成立。

據信俄國沙皇時代的「瘋狂僧侶」（Mad Monk）拉斯普丁（Rasputin）曾於一九一六年食用含致命劑量氰化物的糕點。企圖毒殺拉斯普丁的人難以相信他竟然躲過死劫，於是以槍射殺，並將鼻息尚存的他扔進聖彼得堡涅瓦河裡。後來有人推測，由於拉斯普丁胃酸不足，才未產生致命反應。

二次大戰期間，納粹毒氣室亦使用氰化氫。而在美國，有幾個州在以注射毒藥執行死刑的手段普及之前，也是以同一種毒氣做為指定行刑方式處決罪犯。

間諜故事中充斥祕密氰化物膠囊，以便落網後自殺用。二十世紀初，英國木匠理查・布林克利（Richard Brinkley）利用普魯士酸，陰謀奪取英格蘭富勒姆（Fulham）寡婦喬安娜・布魯姆（Johanna Maria

Louisa Blume）的財產。他告訴七十七歲的老布魯姆太太，自己正在蒐集海岸團體旅行遊客的簽名，並要求她簽在一份文件上。唯獨該文件是布林克利代表老太太所寫的一份新遺囑，且根據遺囑內容，布林克利將獲得她的全部財產。他接著以相同的詭計取得亨利·赫德（Henry Heard）和雷吉諾·帕克（Reginald Parker）兩名「見證人」的簽名。

兩天後，布魯姆太太過世──不確定是否為自然死亡──布林克利旋即提出這份遺囑。布魯姆的孫女當下對文件上的簽名表示質疑，而布林克利為確保詭計不被拆穿，於是決定剷除兩名證人。拜訪帕克時，布林克利先將一瓶黑啤酒留在餐桌上，隨後與帕克去看他想賣掉的狗。不幸的是，帕克的房東貝克夫婦和他們的女兒發現留在餐桌上的黑啤酒，便忍不住嚐了一口。貝克先生和貝克太太倒地不起，而女兒倖存了下來。後來證實黑啤酒裡摻有少量的普魯士酸。布林克利受到審判、定罪，並在一九〇七年八月十三日於旺茲沃思監獄（Wands-worth Prison）遭絞刑處決。

一九八三年，芝加哥多位民眾因為服用摻有氰化物的止痛藥泰諾（Tylenol）強效膠囊而死亡。在泰諾公司的協助下，芝加哥警方證實膠囊遭人動了手腳。凶手始終未落網，但泰諾和其他止痛藥製造商自此不再生產膠囊。如今提供個人使用的產品幾乎都有防護包裝設計。

阿嘉莎·克莉絲蒂筆下的受害者經常死於毒殺，而氰化物是她最愛的毒物之一。像是《無盡的夜》（Endless Night）中，有兩起偽裝成騎馬意外的氰化物中毒。第二名受害者在中毒後的第一時間被發現時，現場仍飄散著苦杏仁氣味，也因此揭露這是一起謀殺事件。《一個都不留》（Ten Little Indians）中的愛蜜莉·布倫特（Emily Brent）因為喝下摻有水合氯醛（chloral hydrate）[1]的咖啡後昏迷不醒，繼而被注射氰化

1　編注：又名水合三氯乙醛，主要用作安眠藥，或解除焦慮的鎮定劑。

物。《黑麥奇案》（*A Pocket Full of Rye*）的氰化物藏在茶裡。《魂縈舊恨》（*Remembered Death*）的凶手則是讓受害者喝下摻有氰化物的香檳，以製造自殺假象。

在以撒・艾西莫夫（Isaac Asimov）的《死亡的喘息》（*A Whiff of Death*）中，凶手使用的是氰化鉀毒氣。受害者是惹人厭的化學系學生，案發時獨自待在實驗室裡。凶手預先混合化學藥劑，他知道這名學生會檢查實驗狀況，且不會尋求協助。儘管實驗室不是密閉的，實驗所產生的毒蒸氣也會透過特別設計的金屬遮罩與風扇吸收，當該名學生在傾身檢查化學程序時，便吸入毒氣而亡。

在《猝死》（*Sudden Death*）中，威廉・金茨勒（William X. Kienzle）是以二甲基亞碸（〔DMSO〕一種會使皮膚毛孔擴張的化學物質）和氰化物的混合物加進洗髮精中讓討厭的美式足球員死去。

番木鱉鹼│ Strychnine

▶ **別名與其他**：狗扣子（dog botton，即馬錢子鹼）、鼠絕（mouse-nots）、剋鼴鼠（mole death）

▶ **毒性**：6

▶ **形態**：番木鱉鹼為無色、結晶的粉狀物，帶有苦味。通常為口服，但仍可透過皮膚或眼睛接觸而中毒。也可能以粉塵的形態吸入。番木鱉鹼存在於某些天然種子和植物中，尤其是俗稱狗扣子的馬錢子（學名：*Strychnos nux-vomica*），生長在印度和其他熱帶地區，像是夏威夷。馬錢子的果實形狀和顏色都像橘子，盛產於三月。纍纍果實誘發人們的食欲，儘管略帶苦味。灰色、五分錢銅板大小的種子，看起來像是有絨毛的鈕扣。馬錢子整株都含有番木鱉鹼，但種子的濃度含量最高。馬錢子的花有類似咖哩粉的氣味，具潛在中毒危害，易導致孩童誤食，或添加到食物做為調味料。

▶ **影響和症狀**：番木鱉鹼會侵害中樞神經系統，造成過度反射作用，

全身肌肉同時收縮。中毒的受害者會窒息，或因劇烈抽搐筋疲力竭而亡。

　　初期症狀為受害者頸部和臉部變得僵硬，接著手腳痙攣。痙攣的程度益發嚴重，直至受害者呈現角弓反張（頭腳著地，身體向後反折如弓狀）。不同於其他癲癇發作（seizure），受害者在痛苦痙攣下意識清醒。有時亦出現發燒症狀。死亡後立即屍僵（rigor mortis）[2]——屍體維持抽搐姿勢，眼睛瞪大，面部扭曲。

　　番木鱉鹼中毒的症狀和破傷風（tetanus）幾乎相同。

▶ **毒性發作時間**：約十至二十分鐘，飽食的狀態下會更久一點。

▶ **解毒和治療**：受害者若於症狀出現前尋求治療，可使用活性炭。如果抽搐不嚴重，可用地西泮（diazepam）或其他巴比妥類鎮靜劑治療，並搭配嗎啡止痛。不過，用藥必須謹慎，這兩種藥物皆會抑制呼吸系統。若痙攣情況嚴重，患者有必要全身麻醉，同時進行插管及使用人工呼吸器。一旦發生痙攣，受害者不能受到任何聲音或光線的刺激，否則會加重症狀。

▶ **解說**：雖說番木鱉鹼並非作用最迅速的毒物，但絕對是最駭人的。番木鱉鹼中毒的最後煎熬階段，受害者身軀反弓、痛苦不堪地反覆抽搐，其戲劇張力或許說明了它在文學和電影受歡迎的原因。然而，番木鱉鹼在真實生活的殺人案件中，不如在創作上常見。

　　番木鱉鹼造成抽搐的紀錄最早見於一八一八年，後來被研發為醫療用的興奮劑。某些古董藥櫃可能有以番木鱉鹼為基底的藥片。如今，番木鱉鹼已不再具有任何醫療用途，主要用來毒殺老鼠等囓齒類動物，不過偶爾被用來戒斷海洛因（heroin）、古柯鹼（cocaine，又稱可卡因）和其他街頭毒品。

　　劑量不足以導致急性中毒時，並不會出現任何症狀。據傳南美傳

2　編注：屍體的組織和關節變僵硬的現象一般多在死亡後三至六小時發生。

教士會食用微量番木鱉鹼清除腸道寄生蟲。

知名案例

在諸多惡名昭彰的案件之中，有起案例與一名芝加哥醫生對懷疑丈夫不忠的女士所提供不當協助有關。一切始於一八八一年七月十四日，史考特先生（Mr. Scott）因番木鱉鹼中毒身亡。史考特太太繼而被捕。未想史考特太太轉為污點證人，指控是托馬斯‧克林姆醫生（Dr. Thomas Neill Cream）提供的毒物。最後克林姆獲判有罪，被判處終生監禁，於喬利埃特州立監獄（Joliet State Prison）服刑。

一九二四年，一名自負、四十五歲的法國男子尚─皮耶‧瓦奎爾（Jean-Pierre Vaquier）以摻有少量番木鱉鹼的「溴鹽」（bromo-salts）毒殺情人的丈夫。瓦奎爾和情婦瑪麗‧瓊斯（Mary Jones）密謀如何殺害她的丈夫後，便隨她前往倫敦，並至藥房購買二十公克的氯化汞和十二公克的番木鱉鹼。他聲稱是無線電實驗所用，隨後在藥劑師受規範需記錄銷售的毒物冊上留下簽名。

瓦奎爾在情人和她的丈夫下榻飯店的一場派對上，留意到男方喝多了。當瓊斯先生需要溴奎爾澤止痛時，瓦奎爾給了他一瓶致命毒藥。「我的老天，這可真苦！」瓊斯先生說完這句話沒多久，便死於痛苦之中。驗屍後發現他的體內有番木鱉鹼的蹤跡。瑪麗和瓦奎爾試圖清洗玻璃瓶毀滅證據，然瓶內仍殘留微量毒物。最後在藥劑師的指認下，瓦奎爾於一九二四年八月被處以絞刑。

同一時期，加州的艾娃‧拉布蘭（Eva Rablen）則是對失聰的丈夫卡羅（Carroll）下毒。喜歡玩樂、擅長舞蹈的艾娃是當地派對的常客，而聽不到音樂又不會跳舞的卡羅總是不情願地陪妻子出席。四月的某天晚上，他再也受不了一直在旁看著妻子和其他人跳舞，便決定留在車子裡等待。

　　午夜時，步出會場的艾娃為丈夫帶了咖啡和一些茶點。不消片刻，只見卡羅全身痛苦地扭動了起來，派對上的幾夥人聽見他的哀號聲趕來救助。由於卡羅死前曾抱怨咖啡有種苦味，艾娃被控為詐領保險金痛下毒手。在警方地毯式搜索會場下，找到一瓶上頭貼有當地藥房地址和艾娃名字標籤的番木鱉鹼，而咖啡杯上殘留的微量毒物，以及死者的胃內容物證實了這是一起謀殺。艾娃俯首認罪，被判終生監禁。

　　阿嘉莎・克莉絲蒂的第一部小說《斯泰爾斯莊園奇案》（The Mysterious Affair at Styles）當中的主角，正是被番木鱉鹼所毒殺。凶手將毒藥摻進莊園女主人的熱可可飲裡，試圖掩蓋苦味。她的另一部小說《謎樣的鬼豔先生》（The Mysterious Mr. Quinn）裡的艾波頓先生，也是為番木鱉鹼所害。

4

居家毒物
HOUSEHOLD POISONS

家中恬靜安適，葛莉（Geri）走向浴室，準備開始打掃。再過幾個小時才需要去幼兒園接金（Kim）回家。她站在浴缸旁，低頭瞅著女兒留下的爛攤子，而後取出氨水，用力刷洗了起來。沒有用。或許得用漂白水。一陣刺鼻味當下襲擊而來，她感到頭暈。一切如此出乎意料，葛莉陷進馬桶座，全然無法理解發生了什麼事。幾個小時後，丈夫發現她時，她仍然不省人事。
——改編自一九七三年伊利諾州芝加哥西北紀念醫院（Northwestern Memorial Hospital）急診室病歷

就目前所知，一般人家中皆可見許多化學物品，令人震驚的是，當中少數具有致命的危險性。然而，由於其嚴重的破壞性，甚至足以奪取幼童性命，這些潛在毒物應謹慎存放。

在一九七〇年代早期的居家用品中，致命產品遠比今日更為普遍，因此設定在當時或更早前的小說角色總有管道取得更強效的清潔劑和毒物。

現在和過去諸多不同處之一是家中的瓦斯種類；從一九二〇年代用至六〇年代的一般家用煤氣，比起今日使用的天然氣危險更甚。因此，把受害者的腦袋置於爐灶——如女詩人雪維亞・普拉絲（Sylvia Plath）——會造成身體不適，但不至於致死。然而，只要是瓦斯，最終皆能使人窒息，因為它們會取代氧氣。聰明的作家會用合理的方法安排受害者受困於密閉空間之中，不過死亡速度大概要比數十年前更

慢一些。更厲害的作家會轉而利用天然氣的可燃性及具爆炸性的特性，創造符合需要的騷動。

許多居家毒物也有工業用途。一氧化碳在毒物手冊中經常被列為工業危害物，這點毋庸置疑。只是它更為人所知的是家中危險來源之一，因此我們將它歸類在本章。酚（Phenol，又名石炭酸）是另一種具工業用途而多數家中皆能找到的毒素，只是或許並非以我們預期的形態出現而已。

多數人可從家中取得硼酸（boric acid），無論是稀釋後用於治療眼睛受傷的抗菌劑或是老牌子的洗衣粉、清潔劑，如騾隊牌硼砂（20 Mule Team Borax）。其他洗衣精和去漬劑裡亦含有硼酸。硼酸還被普遍當作螞蟻藥，不過我們將其列在醫療毒物章節中，因為它在該領域的用途廣泛。

居家毒物所涵蓋的物品多且廣，以下將這些毒物按字母順序介紹。

鹼性腐蝕劑和無機鹽
Alkaline Corrosives and Inorganic Salts

▶ 別名與其他：鹼的種類繁多，此處著重討論氫氧化鉀（potassium hydroxide）、氫氧化鈉（〔sodium hydroxide〕一般稱為鹼液〔lye〕）、磷酸鈉（sodium phosphates）和碳酸鈉（sodium carbonate）。

▶ 毒性：6

▶ 形態：由於皮膚滲透痛苦而緩慢，多因攝食致死。

氫氧化鉀存在於液態角質層去除劑和一些小型電池裡。在其他小型電池、水族產品以及排水管清潔劑裡，亦常可見其蹤跡：例如結合數種強鹼的通樂（Drano）。磷酸鈉能增加清潔劑或擦潔劑的效用。染料去漬劑所含的碳酸鈉可去除染色，也用於洗碗精裡。

昔日的家具拋光劑含有鹼，如今則否。

▶ 影響和症狀：這些化學物質會和體內的蛋白質、脂肪作用，將堅實、

健康的組織轉為軟弱、衰敗（壞死）的組織——和鹼液及脂肪酸轉變為肥皂的過程沒有不同。

攝入後會立即引發劇痛，接著腹瀉、嘔吐，此時受害者虛脫，甚至死亡。倘若受害者未在最初發作時喪命，他的症狀會在攝入毒物後二十四小時內逐漸好轉，此時嘔吐可能帶血。只是中毒後二至四天內，會引發更多狀況，萬一胃或食道因腐蝕穿孔，加上負責治療的醫生沒有及早發現，則會引起腹腔內膜嚴重感染的腹膜炎。患者會感到胃部突發、撞擊般的疼痛，腹部僵硬如木板，血壓遽降，頭暈、頭痛、視覺模糊，及至昏厥。想保住患者性命，唯有仰賴迅速、積極的治療，雖然無法保證必定能起死回生。

受害者若死亡，通常發生在中毒後第三天，且過程痛苦。成串壞死的組織將隨著嘔吐而排出體外。屍體解剖後，會看到鹼所經之處留下的膠性、壞死面積。

即使受害者倖存下來，幾星期或幾個月後仍會因食道狹窄而難以吞嚥。

▶ **毒性發作時間**：立即發作。一旦發生，通常數天後致死。

▶ **解毒和治療**：不可催吐，否則會造成更多傷害。醫生會盡速將特殊儀器插入受害者喉嚨檢查傷害程度。可能會給予出現發燒或其他穿孔症狀的患者施以抗生素，有時甚至需要開刀以修復受損組織。

▶ **解說**：強鹼具有強烈的腐蝕性，所以難以做為自殺之用，因為只消一口，就會造成口腔和食道達三度灼傷。然而，有些人習慣在下班後喝杯馬丁尼，總是不假思索地將手中的調酒倒進嘴裡。由於破壞組織所需的毒物劑量極低，受害者的食道和胃將迅速被一大口的毒物穿孔，最後終歸一死。

氫氧化鈉、氫氧化鉀、磷酸鈉和碳酸鈉皆為腐蝕性化學物質，可見於諸多清潔用品中。一般認為，酸是主要的腐蝕劑，而鹼做為與酸相對立的化學物質，其破壞性不相上下。一如常見的多種弱酸如維他

命C等，對人體完全無害，人們日常生活中也有許多常用的弱鹼，如碗盤清潔劑、洗髮精等。

電池中也含鹼，即使是小如手表電池，一旦吞食，便足以對食道及上消化道造成嚴重傷害。儘管這個分類囊括多種化學物質，然它們之所以一起討論，在於其作用與治療方式相同。

通樂瓶身標籤上的使用說明寫道，「切勿與氨水、馬桶清潔劑、家庭清潔劑或其他水管清潔劑混合使用。混合物會釋放有毒氣體，甚或導致排水管劇烈噴發。」（若寫進小說裡，豈不是一幕精采的畫面？）同樣地，將鹼液或任何水管清潔劑倒入排水管後，絕對不能再倒入熱水，因為鹼液與水反應會釋放大量熱能。此外，也可能釋出腐蝕性蒸氣——或許這是困住筆下受害者的好陷阱。

酸和鹼是對立的化學物質，兩者可互相中和，只要其中一方的pH值（或濃度）和另一方勢均力敵。肥皂便是依此原理製成，通常是少量的鹼液與相對多量的脂肪酸（脂肪和蛋白質為弱酸性）混合。由於人體由蛋白質和脂肪組成，當強鹼接觸到人體組織時，其化學反應就和製作肥皂完全相同。兩種物質在名為皂化的過程中形成甘油。因此，儘管肥皂中含有鹼液，當你用肥皂洗臉之際，它已不再具腐蝕性。

知名案例

在電影《謀害老媽》（*Throw Momma From the Train*）中，歐文‧立福特（Owen Lift，由丹尼‧德維托〔Danny DeVito〕飾演）企圖謀殺母親安‧蘭西（Anne Ramsey），於是將鹼液摻進她的汽水中，不過卻臨陣退縮，索性打翻杯子。不過，即使蘭西喝下那杯飲料大概也不會出什麼大事，因為蘇打水的酸性理當會中和部分鹼液。

氨 │ Ammonia

▶ **別名與其他**：氫氧化銨（Ammonium hydroxide）

▶ **毒性**：4.5

▶ **形態**：氨是吸入性氣體。氫氧化銨、家用氨則是攝入式溶液。

▶ **影響和症狀**：無論是氣體或液體，都會透過腐蝕作用破壞細胞，並對黏膜造成強烈刺激。

　　一旦吞食，將引起咳嗽、嘔吐以及口腔、胸腔和腹腔等劇痛並如遭電擊般癱倒。胃和食道隨後可能穿孔，增加腹部疼痛，導致發燒和全身僵硬。十二至二十四小時後，肺會開始發炎、體液滯留。倘若經口鼻吸入高濃度氨，受害者嘴唇和眼瞼會腫脹；或出現暫時性失明、焦躁不安、胸悶、皮膚變紅、脈搏急促且虛弱。若經攝食中毒，解剖的結果會和鹼中毒情況相同；經吸入中毒，則有肺水腫、疼痛及肺炎現象。

▶ **毒性發作時間**：立即。

▶ **解毒和治療**：做為臨時治療措施，可以水稀釋氨。不建議使用活性炭，因為活性炭非但不會吸收氨，還會妨礙醫生使用內視鏡檢查食道和胃的傷害。

▶ **解說**：氨本為一種常溫氣體。它具備某些工業用途，包括做為冷凍劑和肥料。無味、強鹼性的氨具有獨特氣味。家庭清潔劑是居家常見的氨中毒來源，所幸清潔劑的氨濃度往往低於百分之十，因此除幼童外，鮮少對人體造成嚴重傷害。

　　氨和強烈的氧化劑、鈣、金、汞、銀或漂白水結合，會變成含劇毒的氣體。必須嚴防混合氨與含氯漂白劑，因為兩種物質混合後會產生氯氣，使人失去意識，並引發氯氣中毒的其他症狀（參見氯，p.51），尤其是處於空間狹小且通風不良的場所時。受害者需暴露在有害氣體中超過一個小時，身體才會出現嚴重影響。由於致命時間較長，這種不致斃命的施毒時效可做為「別再追查真相」的警告，或轉移焦點的

手法。

知名案例

一九七二年，一名憂鬱的男子將自己反鎖在空氣循環不佳的浴室內，他混合氨水和漂白劑，企圖自殺。他很快便失去意識，卻被及時救出，並未因而對身體造成任何永久性的傷害。

細菌性食物中毒 │ Bacterial food poisoning

▶ **別名與其他**：細菌性食物中毒有很多種，最為人所知的是沙門氏菌（salmonella）、大腸桿菌（e. coli）以及李氏菌（listeria）。

▶ **毒性**：可高可低，取決於細菌寄生的食物、細菌數量以及受害者的體質。

▶ **形態**：細菌。李氏菌最常出現在牛奶和軟質乳酪中；大腸桿菌和沙門氏菌則是在水、肉品和受污染的蔬菜中。

▶ **影響和症狀**：細菌侵入並感染胃腸。腸胃炎或胃部不適是基本症狀，患者還會感到噁心、嘔吐、抽筋以及腹瀉。發燒也很常見。

▶ **毒性發作時間**：不一定。儘管不同種類的細菌潛伏期不一，李氏菌潛伏期介於九至三十二小時之間。大腸桿菌的潛伏期取決於菌株，症狀可能潛伏十二小時至八天。沙門氏菌通常在食用受污染食品後，十二至三十六小時內開始發作。

▶ **解毒和治療**：多數療法以補充體液為重點，因為脫水可能對生命引起高度威脅。醫生有時會給予舒緩嘔吐和腹瀉的藥物，不過此法具爭議性，因為停止腹瀉症狀等同於讓病菌停留在腸道更久的時間。由於李氏菌對胎兒有害，醫生對吃下李氏菌污染食物的孕婦會採取更為積極的治療，即使僅出現輕微症狀。

▶ **解說**：食物中毒近年來在媒體上可見大量報導。儘管部分菌株無疑

具有致命性，食物中毒的死亡案例卻相對罕見，也不容易發生。在百分比不高的致死率中，多數死者為孩童和體弱多病者。如果你筆下的壞蛋企圖殺害的對象是高齡且體弱的姑媽姨婆等，或是妨礙他繼承財產的幼童、因器官移植或化療而免疫系統不良的人，細菌性食物中毒是很好的選擇。

然而，就算目標對象的健康狀態不佳，靠食物中毒謀殺他人也只是大好大壞的魯莽計畫。雞肉是產生沙門氏菌的確定來源，即使在室溫下放置一整天，並且僅烹煮至半熟，也不一定會對任何人造成傷害。但不建議使用這種手段：食用以上述方法處理過的雞肉（或任何肉類），感染沙門氏菌的風險確實極高，不過沒有高到百分之百，所以會降低故事的可信度。反之，若你需要讓壞人感到沮喪氣餒，食物中毒是很適當的劇情轉折。

食物中毒的另一個問題在於感染李氏菌、沙門氏菌，甚至是大腸桿菌，大部分的人會出現嚴重胃部不適的症狀，也許上吐下瀉一整晚，但會在一到兩天後恢復正常。這也是食物中毒對長者和幼童特別危險的原因，他們相對難以從驚嚇和持續上吐下瀉所導致的脫水狀態中恢復。此外，由於食物中毒多為病菌感染，免疫抑制（immunosuppressed）的人比常人的風險更高，因為他們的免疫系統無法挺身和細菌作戰。

即便如此，食物中毒死亡相對罕見。李氏菌是這類毒素最具致命性的類型，在美國，其致死率有向上攀升的態勢，但仍然相當少見；二○○五年，每一百萬人中，僅三起中毒案例。

知名案例

一九八四年，拉及尼希教（Rajneeshee cult）以細菌污染奧勒岡州達爾斯鎮（Dalles），企圖讓居民因生病而無法出門投票。教徒將細菌散布在個人玻璃杯、門把、鹽罐、尿斗沖水閥、當地超市的產品，以

及十家餐廳的自助沙拉吧。衛生部門以一年的時間查出這七百五十一起沙門氏菌（非致命）案例全來自經多次繁殖的同一菌株。拉及尼希教的成員甚至早已將死老鼠和未經處理的污水以及沙門氏菌，投到達爾斯的供水系統。

一九九三年，太平洋西北地區爆發大腸桿菌疫情；二〇〇六年，連鎖店喬氏超市（Trader Joe's）和全食超市（Whole Food Markets）召回好幾批據信遭李氏菌污染的酪梨醬和莎莎醬。

一九九三年，有六百名顧客在吃下速食餐廳「盒中傑克」（Jack in the Box）未煮熟的漢堡後，感染大腸桿菌。其中有四人死亡，全是孩童——致死率不到百分之一。雖然此話不能安慰那些孩子的家人，但這數字的確證明食物中毒的死亡率相對較低。

肉毒桿菌 | Botulism

▶ 學名：肉毒梭胞桿菌（*Clostridium botulinum*）

▶ 毒性：6

▶ 形態：肉毒桿菌通常隨腐壞食物被人吞下肚。它屬於厭氧性孢子，意謂著它是在沒有氧氣的環境生長，因此油封包裝的食物容易滋生肉毒桿菌。肉毒桿菌的孢子是無法用肉眼分辨的。

▶ 影響和症狀：肉毒桿菌會阻擋神經脈衝（nerve impulse）傳達腦部，引發肌肉癱瘓。它也會侵襲身體其他器官，尤其是器官的自律神經系統。主要症狀包括複視、肌肉麻痺、噁心以及嘔吐，潛伏期介於十二至二十四小時。解剖後會發現所有器官充血且出血，尤其中樞神經系統。肝臟和腎臟功能退化。屍體看起來彷彿受害者生前已重病多時。

▶ 毒性發作時間：根據其來源和受害者而有所不同。在攝入受污染食物後，最快兩小時，慢至八天開始發作。

▶ 解毒和治療：肉毒桿菌抗毒素（botulin antitoxins）能夠包覆患者體內正在循環擴散的任何毒素，阻止病情進一步惡化；然而，使用肉毒桿

菌抗毒素在患者對馬血清製劑過敏的情況下是禁忌。患者可能需要使用人工呼吸器來紓解困難吸氧問題。若無特殊情況，治療通常著重在補充水份以對抗脫水。

▶ 解說：肉毒桿菌是家庭製罐裝食品的禍根，近半數的肉毒桿菌中毒者死於此。未經充分加熱，再以不正確方式製罐保存的弱酸性食物，像是肉類、魚類和部分蔬菜等，便是常見的無味無臭的肉毒毒素來源。檢查容器是否發霉、出現裂縫或膨罐是判斷肉毒桿菌存在與否的指標。只是即使未見上述跡象，也不代表肉毒桿菌不存在，美國農業部（USDA）《家庭罐裝食品製作全指南》（*Complete Guide to Home Canning*）強烈建議任何家庭自製罐頭食物至少要煮沸十分鐘（高海拔地區需時更久），除非你非常確定罐裝過程毫無瑕疵，且一切設備皆如期運作。

　　嬰孩會經由蜂蜜攝入肉毒桿菌，即使是加工處理過的亦然，因此不建議兩歲以下的幼兒食用。有些成年人仍對蜂蜜所含的肉毒桿菌敏感，不過非常罕見。（如果蜜蜂為夾竹桃或杜鵑花授粉，其蜂蜜可能導致成年人喪命）（詳見〈第五章：有毒植物〉，p.77）

　　由於現今少有人在家中自製罐裝食品，肉毒桿菌致死的案例實際上已非常罕見。

　　醫生起初利用肉毒桿菌導致肌肉癱瘓的特性來治療眼瞼抽搐，並以名為A型肉毒桿菌毒素（botulinum toxin type A）的細菌製作而成的藥物，治療腋下多汗的患者。但當整形外科醫生發現肉毒亦能撫平皺紋，保妥適（〔Botox〕該藥物的商品名）突然大受歡迎，乃至成為今日最常見的醫美療程之一。

知名案例

　　在艾里莎·克雷格（〔Alisa Craig〕即夏洛特·麥克勞〔Charlotte Mac-Leod〕）的《一品脫謀殺案》（*A Pint of Murder*）中，用來謀殺受害者的

正是一罐處理不當的罐裝食品。

　　莎拉・申克曼（Sarah Shankman）的小說《吊死所有騙子》（*Then Hang All the Liars*）裡，也有一罐未妥善處理的蘑菇罐頭。由於同批製作的其他罐頭爆炸，凶手於是推知罐頭內含肉毒桿菌。

溴酸鹽 | Bromate

▶ **別名與其他**：此處聚焦在溴酸鉀（potassium bromate）

▶ **毒性**：5

▶ **形態**：通常以百分之三的濃度存在稀釋液中。唯有口服才能發揮毒性。

▶ **影響和症狀**：攝食後，溴酸鹽會腐蝕組織。引起包括嘔吐、虛脫、腹瀉、腹痛以及少尿或閉尿等症狀。患者也會嗜睡、耳聾、昏迷、血壓下降及脈搏加速。發作晚期，皮膚可能出現微小刺痛的紅斑。死後紅斑不會消退，屍檢可見腎臟受損。

▶ **毒性發作時間**：五至二十分鐘內。

▶ **解毒和治療**：攝入溴酸鹽一小時內可投予碳酸氫鈉（sodium bicarbonate），減少氫溴酸（hydrogen bromate）形成。硫代硫酸鈉也被做為靜脈注射的解毒劑。若在小說中置入使用溴酸鹽的情節，且時間落在二十世紀初期至中葉之前，請安排以碳酸氫鈉洗胃，此為典型的治療流程。

▶ **解說**：現在一般家庭對溴酸鹽非常陌生，過去它主要是做為風行於一九四〇年代的冷燙的中和劑。而在販售護髮產品的店家都能找到的家用燙髮工具組，其中部分材料或許仍含有溴酸鹽。

　　部分麵包防腐劑亦含溴酸鹽，不過是濃度極低的稀釋狀態。若將場景設定在防腐劑製造廠附近，或許可為故事增添幾分騷動。

　　溴酸鹽在胃中形成較大的毒性，因為胃裡原有的鹽酸會將溴酸鉀轉變為具刺激性的氫溴酸。

一氧化碳 | Carbon Monoxide

▸ **毒性**：5

▸ **形態**：無色無味的氣體，經吸入致毒。

▸ **影響和症狀**：不同於和紅血球細胞結合、在抵達目的地後脫離細胞的氧原子，一氧化碳分子一旦與紅血球細胞結合便緊抓不放。萬一一定數量的紅血球細胞無法為組織供氧，身體就會窒息。

一氧化碳之所以危險在於受害者通常不會察覺呼吸困難。多數倖存者表示，他們以為自己是得了嚴重流感病毒。某些人甚至形容一氧化碳中毒的過程猶如快睡著的感覺。

隨著血液一氧化碳濃度增高，症狀也一步步出現。受害者首先感到輕微頭痛，呼吸短促。若持續吸入一氧化碳將使頭痛加劇，導致噁心、易怒、呼吸困難、胸痛、意識混亂、判斷力受損，以及用力時感到暈眩。氣體濃度增加，加上持續暴露在一氧化碳中，將引起呼吸衰竭、意識喪失，最終導致死亡。即使受害者倖存，因腦損傷所產生的各式症狀仍持續影響；從記憶和專注的問題，到情緒失調，乃至成為永久性植物人。懷孕婦女或許能夠撐過一氧化碳中毒，但流產的機率極高。

解剖會看到全身各處都有顯微性出血和壞死組織，同時腦部、肝臟、腎臟、脾臟充血並腫脹。皮膚通常呈鮮豔櫻桃紅，但也有例外。

▸ **毒性發作時間**：取決於氣體濃度與和受害者的活動程度。高濃度一氧化碳可在一小時內致人於死。

▸ **解毒和治療**：首先，必須將受害者帶離充滿一氧化碳的環境，然後給予純氧直至血紅細胞的含氧量充足。在嚴重的情況下，可能要使用治療潛水夫病的高壓氣艙，氣艙的空氣壓力可以增加血液吸收氧氣的效率。

▸ **解說**：一氧化碳經常縮寫為CO，意指一個碳原子結合一個氧原子。

這安靜、無臭的殺手是含碳物質燃燒不完全的結果。儘管一氧化

碳相對稀少，排氣不良的液化石油氣暖爐卻可在數分鐘內將一處小空間變得危險——一氧化碳偵測器因而在一九九〇年代中期風靡一時。汽油引擎排出的廢氣約含有百分之三至七的一氧化碳；香菸煙霧則含有百分之四左右。

　　我們呼吸時多少會吸入一氧化碳，每次吸入體內，為身體供氧的血紅細胞數量就會減少，連帶導致剩下的血紅細胞更難釋放它們所攜的氧氣。一天抽二十根香菸的人體內血紅細胞至少有百分之六充滿一氧化碳。

　　一氧化碳在鄰里間為常見的致命武器，尤其是貧困地區，因為居民在家以燒碳的方式取暖，卻缺乏良好的通風環境。

知名案例

　　經濟大蕭條時代的電影明星塞爾瑪‧托德（Thelma Todd）死於車內一氧化碳中毒，她的車停在車庫裡，但未熄火。她為什麼在車庫裡，當時的新聞報導眾說紛紜，引發諸多臆測，至今仍是一個謎。

　　哈利‧凱莫曼（Harry Kemelman）在他的作品《星期六拉比肚子餓》（*Saturday the Rabbi Went Hungry*）中，描述凶手擊昏酗酒成性的科學家後，把他留在引擎未熄火的車庫裡。

　　羅賓‧庫克（Robin Cook）在《昏迷》（*Coma*），則是安排在手術期間，利用輸氧管將一氧化碳輸入患者體內的橋段。

陽離子清潔劑 | Cationic Detergents

▶ 別名與其他：氯化本索寧（benzethonium chloride）、氯化卞二甲烴銨（benzalkonium chloride）、氯化甲苯索寧（methylbenzethonium chloride），以及氯化十六烷基吡啶（cetylpyridinium chloride）是幾個陽離子清潔劑的代表。

▶ **毒性**：4

▶ **形態**：陽離子清潔劑可以是溶液或膏狀。氯化本索寧和氯化卞二甲烴銨都是抗菌劑。陽離子清潔劑大多經吞食中毒，但毒物經過長時間加熱後，可透過皮膚吸收。

▶ **影響和症狀**：無論攝入或透過皮膚吸收，症狀皆同。體內細胞會立刻吸收清潔劑，接著干擾細胞功能運作。陽離子清潔劑也會破壞黏膜。

　　出現噁心、嘔吐、食道腐蝕性傷害、虛脫、血壓降低、抽搐、昏迷，最後死亡。

　　屍檢看不出任何陽離子清潔劑的特徵。

▶ **毒性發作時間**：第一個症狀出現需時十分鐘到一個小時。死亡發生在一至四小時內。

▶ **解毒和治療**：首先，確保呼吸道暢通，並在治療抽搐時維持呼吸。陽離子清潔劑中毒者的食道往往受損，因此不建議洗胃和催吐。採取活性炭治療。在皮膚接觸的案例中，一般的肥皂即為有效的解毒劑，可處理尚未被吸收到體內的陽離子清潔劑；然而，一旦經人體吸收，就沒有解毒劑可用。

▶ **解說**：陽離子清潔劑最常被製成洗碗精和衣物柔軟精。其他主要用途包括用於皮膚、手術器械、烹飪設備、病房用品，以及布尿布的抗菌消毒劑。

　　許多陽離子清潔劑為溶液，代表它們通常已稀釋到不具致命性的劑量。然而，長者、體弱多病者或嬰幼兒同樣容易受到這類化合物的傷害。反派角色或許可在尿布公司或其他清潔公司工作，因此有管道取得用來消毒的高濃度清潔劑。

氯 | Chlorine

▶ **別名與其他**：次氯酸鹽 (hypochlorite)

▶ **毒性**：氣態，5；其他形態，3或更低

▶ 形態：氯氣為黃綠色，帶有強烈刺鼻的味道。漂白水和泳池清潔劑則是略呈黃色的透明液體。

▶ 影響和症狀：氯的氣體和液體都具腐蝕性。經口鼻吸入會立刻引起咳嗽，眼睛、鼻子和喉嚨感到灼熱。劑量更強的情況下，呼吸道腫脹會導致氣道狹窄，咳嗽加劇。有些人會開始發出喘鳴聲。萬一吞下泳池清潔劑或工業用漂白水，也就是濃度百分之二十的溶液，口腔和喉嚨的灼傷會更為嚴重，造成吞嚥困難、流口水和劇痛。患者也有食道和胃穿孔的可能性。氣體和溶液都會引發噁心及嘔吐。

▶ 毒性發作時間：立即。

▶ 解毒和治療：以支持療法為主。經口鼻吸入時，患者首先應被帶離危險源，然後給予加濕氧氣；若出現喘鳴症狀，可使用支氣管擴張劑，像是沙丁胺醇（albuterol）。如經攝食，以內視鏡檢查食道和胃的傷口，可能需要照攝X光找出氣室，那是穿孔的徵兆。

▶ 解說：一般人看到氯便聯想到泳池消毒劑，而且會把金髮變綠。氯漂白劑也是常見的清潔劑和洗衣添加物。其實兩者都是次氯酸鹽，一種含有比空氣重的黃綠色氯氣的水基溶液。家用漂白水通常含有百分之三至五的氯；萬一吞食，至多造成口腔和喉嚨輕微灼傷。泳池氯錠和工業用漂白水為濃度百分之二十的溶液，危險性更高，且所造成的傷害更嚴重。氯氣雖具致命性，但大多只存在工業環境中。之所以列在本篇介紹，是因為泳池清潔劑和漂白水比較容易取得。

由於氯為腐蝕性物質，設計某人飲用劑量足以致死的工業用漂白水並不容易，除非你創造出某種情境，使小說中的受害者無法獲得醫療救助。另一個選項是將高潮迭起的劇終大追逐場景設定在泳池用品店，讓膽試過人的女主角朝壞蛋臉上丟擲泳池氯錠以製造逃生機會。被氯灼傷會起疹子，如此一來還能留下可辨識的印記。

知名案例

氯氣是一戰早期使用的毒氣之一。雖然它和多數毒氣一樣，導致部分敵軍死亡，但仍被視為效率不彰，因為調製濃度足以致死的氯氣有其難度，而且只要戴毒氣面罩便能有效保護士兵。然而，如同更為人所知的芥子氣，氯氣也確實造成許多永久性傷害。

乙二醇 | Ethylene glycol

▸ **別名與其他**：乙二醇做為防凍劑

▸ **毒性**：3 或 4

▸ **形態**：一種清澈、無臭的液體（防凍劑的鮮豔綠色來自染劑）。

▸ **影響和症狀**：乙二醇代謝成草酸（即乙二酸）與其他類似的酸，藉此破壞體內的新陳代謝。草酸接著與體內的鈣結合，形成草酸鈣結晶（calcium oxalate crystal），沉積在腎臟，引發腎功能衰竭。

急性攝食後的前幾個小時，受害者會呈現酒醉的樣子。有些人會嘔吐。四至十二小時後，包括過度換氣等呼吸問題出現；患者可能抽搐，但相當罕見。在這個階段，患者會因為心臟症狀或呼吸問題而死亡。在攝食後三十六至七十二小時之間，隨著腎臟受損情況愈來愈嚴重，腎臟開始衰竭，若未加以治療，將導致死亡。

▸ **毒性發作時間**：症狀可於三十分鐘內出現。

▸ **解毒和治療**：活性炭對治療乙二醇中毒無實際效果。應採支持性治療，且一旦出現腎臟問題，必須為患者進行血液透析。在急性中毒的情況下，投予解毒劑甲比唑（fomepizole），它能和乙二醇起化學反應並中和之，防止乙二醇代謝成有毒的草酸。萬一沒有甲比唑，或者受害者體內的乙二醇過量，醫生可改用乙醇（ethanol），亦即啤酒、葡萄酒和烈酒裡所含酒精的別稱。由於乙醇和乙二醇發生的化學反應和甲比唑類似，能避免乙二醇在體內變成有毒物質，因此若在小說中安排

丈夫企圖用乙二醇毒殺酗酒妻子，他的詭計是不會得逞的。

▶ **解說**：寵物飼主常被告誡要避免將防凍劑殘留在車道。因為防凍劑的主要原料乙二醇帶有會吸引動物和幼童的甜味。它是相對容易掩飾且便於取得的少數毒素之一。由於初期症狀類似酒醉，延遲就醫並不會令人起疑。酒精成癮者無法取得一般乙醇產品（真酒）時，偶爾會喝乙二醇代替。

知名案例

在〈第二章〉中提過，幾年前在南加州曾發生一起案例，一名婦人先以夾竹桃毒殺丈夫，再將乙二醇加進丈夫的運動飲料裡。

鐵｜Iron

▶ **毒性**：4

▶ **形態**：鐵本身為黑色金屬，氧化（生鏽）後成為一般人熟知的棕紅色鐵鏽，最具毒性的形態是做為維生素補給品。經攝食而引發中毒。

▶ **影響和症狀**：鐵最初會引起腐蝕作用，接著攻擊細胞。初步症狀包括嘔吐、腹瀉，且通常帶血，因腸胃道已受到腐蝕，會感到腹痛。也可能出現輕微嗜睡症狀。中毒的幾個小時內，嘔吐和腹瀉症狀反覆出現，同時患者可能陷入昏迷、癲癇發作、肝功能衰竭以及死亡。即使患者倖存，腸胃道組織的腐蝕性傷害將導致阻塞長達六星期。

▶ **毒性發作時間**：五至二十分鐘。

▶ **解毒和治療**：投予排鐵劑除鐵能（deferoxamine）──一種可與鐵結合並將鐵從體內移除的螯合劑，並採取積極支持性治療；若患者的腎臟功能停擺，則切勿使用排鐵劑。活性炭結合鐵的效果不彰，除非合理懷疑體內含其他毒物，否則不會用於治療鐵中毒。全腸道灌洗（whole bowel irrigation）也是將含鐵藥片從結腸清出的方法。

▶ **解說**：鐵是一種常見的營養補給品；若沒有足夠的鐵質，人體無法生產足夠的血紅細胞。然而，鐵也是幼童最常見的中毒來源之一，某份資料甚至將鐵列為幼童中毒死亡案例的首要因素。兒童維生素含有近十八毫克的鐵質，遠低於致命劑量。不過，孩童若吞下整罐維生素就會有麻煩。

選擇鐵做為故事裡的武器，其難處在於找到具說服力的方法隱藏維生素，更何況大量攝食會立即引發嘔吐。不過，如果你筆下的人物企圖自殺，含鐵藥片也絕非難以取得。

異丙醇 | Isopropanol

▶ **種類**：異丙醇（isopropyl alcohol）、外用酒精（rubbing alcohol）

▶ **毒性**：3

▶ **形態**：常溫下多為液態，異丙醇容易揮發為氣體。可能以吞食、蒸氣形態吸入，或經由皮膚吸收。

▶ **影響和症狀**：異丙醇會抑制中樞神經系統，導致昏迷。異丙醇中毒引發的症狀類似酩酊大醉，或許更為嚴重許多：持續且嚴重噁心、嘔吐、腹痛、呼吸不順、咯血、貧尿及過度出汗。迅速陷入昏迷。屍檢結果可見氣管、支氣管出血，以及肺炎、胸腔腫脹出血。

▶ **毒性發作時間**：十至三十分鐘。一如飲酒，胃中若有食物則延緩發作時機。

▶ **解毒和治療**：採支持性治療，可使用活性炭。若未見好轉，有必要進行血液透析。

▶ **解說**：異丙醇為無色、具強烈氣味的一種液體，一般家庭中常被當作外用酒精和窗戶清潔劑。這個乙醇（葡萄酒、啤酒和其他烈酒裡的酒精）的兄弟檔，其抑制中樞神經系統的能力比乙醇強二至三倍，明顯更具致命性。無法取得乙醇的酗酒者有時會嘗試以外用酒精替代。

異丙醇中毒的後遺症影響時間，會比一般酒精飲品長二至四倍。

　　醫生過去會以擦拭酒精海綿藉此緩和高燒，只是後來發現，雖然能夠退燒，但有時也會造成患者昏迷。不過，跟不上現代醫療常識的老奶奶可能會因為不知情而意外為之——又或者她其實很清楚，仍執意這麼做。

　　由於異丙醇的中毒症狀和酒醉極為類似，壞蛋若要設下殺人陷阱，把毒物加進烈酒是很好的方式，尤其是旁人毫無理由懷疑受害者精神恍惚並非乙醇所致。

萘 | Naphthalene

▶ **別名與其他**：樟腦丸（mothballs）、樟腦片（moth flakes）

▶ **毒性**：4（以下所述特殊情況例外）

▶ **形態**：白色結晶固體，萘中毒通常經由攝食。

▶ **影響和症狀**：萘會聚合血紅細胞，然後逼出血紅蛋白，破壞血紅細胞，並導致腎功能受損。症狀有噁心、嘔吐、頭痛、腹瀉、寡尿、血尿、貧血、發燒、黃疸，以及排尿疼痛。若中毒情況嚴重，可能陷入昏迷並引發抽搐。

▶ **毒性發作時間**：快速，五至二十分鐘，端看毒物是經口鼻吸入或直接攝食。

▶ **解毒和治療**：過去會替中毒者洗胃，並施以碳酸氫鈉。不過，現在強調支持性治療，醫生較傾向用甲基藍（methylene blue）對抗血球細胞聚集。一旦出現嚴重貧血症狀，應立即輸血。

▶ **解說**：萘在今日主要用於工業領域，有諸多用途。不過，基於過去曾是普遍的居家用品之一，因而將其收錄在此篇。

　　有些人有遺傳性葡萄糖－六－磷酸鹽去氫酵素缺乏症（deficiency of glucose-6-phosphate dehydrogenase，俗稱蠶豆症），更容易受萘中毒影響。此種缺乏症極為罕見，通常發生在有地中海族裔的居民身上。此缺乏症也致使這個族群對阿斯匹靈異常敏感，因此除非來自領養家庭，且

從未服用阿斯匹靈，他們通常很清楚自己有這方面的缺乏症。這會是個不錯的劇情線索，或轉移注意力的絕佳工具。

石油餾出物 ┃ Petroleum Distillates

▶ **別名與其他**：煤油、油漆稀釋劑、汽油、石腦油 (naphtha，亦作輕油)、溶劑餾出物

▶ **毒性**：4

▶ **形態**：所有石油餾出物皆為液體。或許在某些案例中，可見吸入其廢氣而中毒，但攝食仍相對常見。也可能透過注射，例如當油漆工的手部不小心擋到噴漆槍。

▶ **影響和症狀**：石油餾出物可溶解脂肪。不過，想藉由石油餾出物減重之前，請記得它們同時會改變神經運作，導致憂鬱、昏迷和不定時抽搐。

攝入和體內滯留大量汽油 (確實有可能，但不常見) 的結果是虛弱無力、暈眩、呼吸緩慢微弱、失去意識，還有抽搐。輕微劑量則導致噁心、嘔吐，同時咳嗽和吐血。胸腔刺激經常演變成肺水腫及支氣管肺炎。

儘管通常不具致命性，然注射會造成嚴重疤痕和組織發炎、壞死的永久性損傷——若你筆下的壞蛋想傷害某人但不至於致命，這是個派得上用場的手段。

▶ **毒性發作時間**：五至二十分鐘。

▶ **解毒和治療**：一般給予基本支持性治療。呼吸減緩時，必須提供氧氣。

▶ **解說**：煤油、汽油和油漆稀釋劑是最常見的三種石油餾出物。石油凝膠 (petroleum jelly) [1] 也從石油蒸餾而來，通常被認為是無毒的化合

1　譯注：最常見的石油凝膠商品為凡士林 (vaseline)，凡士林甚至普及到成為石油凝膠的代名詞。

物。雖然有些人幸運自高劑量石油餾出物中毒事件中獲救，然而非常低的劑量也可能致人於死，只是可能性不高。

攝食或吸入石油餾出物會引發輕微心臟病發作，也會使皮膚變紅、變硬。

在加油站使用自助加油服務的人會看到警告標語指出，汽油對身體有害或具致命殺傷力，而且若經吞食或吸入其廢氣，無論時間長短，皆可能導致胎兒缺陷。陷害某人吞食汽油的情況不太可能發生，畢竟它帶有強烈的氣味，而有害的廢氣則有可能灌進密閉空間中，使受害者失去意識。

知名案例

在麥克李歐德的《宮殿守衛》(*The Palace Guard*) 中，一名美術館守衛在喝下私人酒瓶裡被調包成油漆稀釋劑後，被人發現陳屍於館內。

據說，南美洲的游擊隊的施虐手段之一，是朝被害者的腳注射汽油。

酚 | Phenol

▶ **別名與其他**：石炭酸（carbolic acid、phenic acid、phenyl acid）、苯酚（phenyl hydroxide、hydroxybenzene、oxybenzene）

▶ **毒性**：5

▶ **形態**：白色、結晶體物質，一旦含有雜質會轉為粉紅或紅色，嗅起來有強烈的味道，氣味獨特、芳香、刺鼻，可溶於水。除了下述說明中所提到的居家用途，酚亦用於生產肥料、油漆、去漆劑、織品、藥物和香水。無論經口鼻吸入噴霧或蒸氣，皮膚吸收噴霧、蒸氣或液體，攝食或者接觸皮膚、眼睛，皆具有相同的致命性。酚的穿透性強，且身體各處表面都能輕易吸收。

▶ **影響和症狀**：酚是一種腐蝕劑。濃度高時，接觸眼睛可引發嚴重角

膜受損或失明。在低劑量的蒸氣下，一旦接觸到皮膚，可能引起灼傷，並形成白斑。

　　若攝食足量的酚（多數居家產品的酚都經過大量稀釋），受害者會出現嘔吐和腹瀉症狀。由於具有腐蝕性，灼傷將損及消化道；人體一旦吸收酚，可能會引發癲癇發作、昏迷、低血壓、心律不整，以及呼吸中止。

▶ **毒性發作時間**：三十分鐘至數小時。

▶ **解毒和治療**：眼睛一旦接觸到酚，應以清水或生理食鹽水反覆沖洗。若經口鼻吸入，必須將受害者帶離毒氣來源，並給予氧氣。攝入的情況建議施予活性炭；然而，有一說法認為，若醫生欲使用內視鏡檢查腸胃道受損狀況，應暫緩以活性炭解毒。

▶ **解說**：在由毒性較低的物質取代之前，酚用於殺菌劑和局部麻醉劑，是家庭常見的另一種毒素。即使到今日，它在外用藥膏Campho-Phenique的成分中仍約占百分之四‧七，且仍用於各式各樣的喉嚨痛藥物中，包括Chloraseptic口含錠和噴劑。其脫皮效果亦為美容用途所善用。

　　二硝基酚（dinitrophenol）過去曾做為醫療減重的新陳代謝刺激物。

　　酚可用來製作雜酚油（礦物雜酚油或木酚油）；酚的衍生物可用來製作消毒劑、抗菌劑、腐蝕劑、殺菌劑、表面麻醉劑以及防腐劑。

知名案例

　　過去，尿布和育嬰衣物在最後消毒時，使用的是一種含有五氯[苯]酚（pentachlorophenol）的防霉劑，直到發現此藥劑造成嬰兒發燒和「出汗症候群」（sweating syndrome）方停用。位於芝加哥的一家日托中心，更曾造成兩名嬰孩死亡以及至少九名嬰孩嚴重中毒的憾事。

過錳酸鉀 │ Potassium Permanganate

▶ **毒性**：5

▶ **形態**：一種可溶於水的紫紅色晶體化合物。可以充當浴鹽送給目標受害者。

　　過錳酸鉀大多經口服，但也可透過黏膜吸收，通常是陰道黏膜。事實上，大部分的陰道塞劑是以石油凝膠為基底所調製的藥物；因此，如果你預設的受害者正使用其中一種陰道塞劑，凶手大可偷梁換柱，將藥物調換成毒物。

▶ **影響和症狀**：過錳酸鉀以等同於鹼的腐蝕作用破壞黏膜細胞。過錳酸鉀中毒的主要症狀是腐蝕。吞服會引起棕色斑點、口腔和喉嚨腫脹、咳嗽、喉頭腫脹、黏膜組織衰敗、脈搏減緩，還有伴隨休克而來的血壓驟低。外用塗抹過錳酸鉀於陰道或尿道會造成劇烈灼傷、出血，以及血管塌陷。陰道壁有穿孔的可能，而後引發伴隨高燒的腹膜炎和腹痛。屍檢結果可見壞死組織、出血，以及與過錳酸鉀接觸之處的黏膜遭腐蝕。

▶ **毒性發作時間**：五至十分鐘以內。

▶ **解毒和治療**：急救處理的第一步是以清水沖洗傷處。毒物如經口服進入體內，醫生也會使用喉鏡檢查以判斷受損程度，任何穿孔皆必須透過手術修復。

▶ **解說**：過錳酸鉀用於魚缸，也被醫院當作抗菌劑與氧化劑。一般取得的過錳酸鉀已是濃度極低的稀釋狀態，但即使濃度不高仍會造成腐蝕性灼傷。據傳在陰道內塞入過錳酸鉀會引起流產，只是所需的劑量同時足以奪走受害者性命。

松節油 │ Turpentine

▶ **毒性**：5

▶ **形態**：誠如所有揮發性油類，松節油是在常溫下容易蒸發的一種液

體。吸入或吞食皆有可能。具有獨特氣味。

▶ **影響和症狀**：松節油會刺激皮膚和任何接觸到的組織。在局部接觸的情況下，將立即引起皮膚泛紅。若出現咳嗽、胸痛及呼吸抑制等初期症狀，代表毒物已進到肺部。吞食會引發腹腔灼傷、噁心、嘔吐、腹瀉、排尿疼痛、血尿、失去意識、呼吸微弱，以及抽搐。患者脈搏虛弱且急速。吸入松節油蒸氣則會引發暈眩、呼吸急淺、心跳加速、支氣管過敏，以及失去意識或抽搐。另外，可能引起腎功能衰竭，並造成肺水腫。即使受害者獲救，支氣管肺炎可能會使病情更加惡化。

屍檢結果可見腎臟受損，肺部、大腦和胃黏膜嚴重充血腫脹。

▶ **毒性發作時間**：以刺激性毒氣而言，毒性作用僅需幾秒鐘的時間；若為攝入，則為數分鐘。

▶ **解毒和治療**：應避免嘔吐，因為嘔吐物一旦回流，可能進到肺部，引發肺炎和其他問題。有時需要使用人工呼吸器。若經由皮膚接觸，必須用肥皂和水徹底搓洗接觸部位。

▶ **解說**：許多家庭都存有少量松節油。易揮發的松節油裡混合了烴、醚、酒精、酯和酮。由於對環境會造成危害，如今多數地方已禁止使用。這個古老的去漆劑本為天然產物，為松柏科植物樹脂的萃取物。它同時做為皮膚刺激劑等多種醫療用途。誠如其他刺激劑，松節油鮮少致命，因為服用或吸入足以致命的劑量實在太過痛苦，即使死意堅決亦然。

各種居家有毒物質

一般家庭中還有其他可能的致命毒物，取決於進入患者體內的劑量多寡及其身體健康狀況。鹽巴、麩胺酸鈉 (monosodium glutamate, MSG，即味精)、小蘇打 (baking soda，即碳酸氫鈉)、鉀、鈣、過氧化氫 (hydrogen peroxide)、輕瀉劑 (laxatives，或稱通便劑)、驅蟲劑，甚至葡萄

酒、水和乳酪在特定情況下都可能奪人性命。

看似無害的鹽對於高血壓和其他心臟毛病的患者是一大問題，有腎臟或肝臟疾病的人也需多加注意。有心臟問題的人不太可能全然不知鹽分過量對自身健康的影響，一旦攝取過量，將導致心臟病發作。

味精過去相當常見，尤其中式料理最為普遍。現今罕有添加味精的食品，部分原因在於其高鈉含量，也因為許多人食用後容易出現頭痛、血壓增加和其他心臟症狀。某些較傳統的中式餐館至今仍使用味精。你可以安排對味精極其敏感的角色，然後讓臨時起意的壞蛋乘機出手。要注意還有哪些人知道這個資訊，否則你可能不經意間太早暴露壞傢伙的身分。

攝取過量水分或其他液體也有危險性。有時因為熱中健康而飲用極大量的水，最終導致鈉缺乏，死於心臟病發。低鈉血症會引發頭昏、暈眩、視覺模糊、失去平衡感、大量出汗、心悸、呼吸困難和心臟衰竭。

食用相當份量的碳酸氫鈉（小蘇打）將導致心臟病患者喪命，只是你必須巧妙構思，在受害者吞下足以致死的碳酸氫鈉的同時，不讓讀者覺得牽強。若混入無菌水注射至體內，碳酸氫鈉的致命劑量則更低，不過仍需容量不小的注射器。儘管醫院使用碳酸氫鈉救治呼吸性酸中毒（〔respiratory acidosis〕當肺部無法排除體內製造的二氧化碳時所出現的情況）的患者，服用過量會形成鹼中毒（血液和組織的鹼性增加），而鹼中毒也可能致命。

過量的鉀（即高血鉀症〔hyperkalemia〕），可能來自服用過多維生素，造成心臟膨脹且變得鬆弛，同時降低心跳速率。其他症狀包括噁心、腹瀉、肌肉疲軟，還有手、腳、舌頭以及臉部失去知覺。大量的鉀削弱心臟功能，造成心率異常，心跳停止。

鉀不足（即低血鉀症〔hypokalemia〕）引發呼吸性鹼中毒（〔respiratory alkalosis〕即血中二氧化碳過低），最終導致心臟衰竭。醫生經常開立鉀給服用利尿劑的患者，以平衡喪失的水分。K-Lyte是含鉀鹽品牌藥物

之一，為橘子口味的發泡錠。鉀有時製成膠囊或藥丸，或橘子、櫻桃口味的口服液。香蕉是常見的鉀攝取來源。誠如所有藥物，長者和身體虛弱的人一旦受服用過量，影響至為嚴重。看不見的鉀經常引發瞬間致命的心臟問題。鉀缺乏和鈉過量反應在身體上的症狀是一樣的。

鈣是另一個確保心臟和身體正常運作的關鍵元素。鈣過量的作用和鉀過量完全相反，會引起心臟痙攣性收縮。鈣不足，心臟和身體肌肉則變得鬆弛，反而類似鉀過量。鈣缺乏（即低血鈣症〔hypocalemia〕）的症狀包括手指刺痛、肌肉抽筋、反射亢進、抽搐、手部及喉部痙攣。因此鈣片可用來治療夜間腿部抽筋和鎮靜神經。

家中的藥箱裡大多有過氧化氫（hydrogen peroxide，俗稱雙氧水），這是一種抗菌劑，具弱酸性。接觸往往會造成灼傷，並將皮膚漂白。腐蝕性強的過氧化氫為無色、不穩定的液體，帶有苦味。接觸高濃度溶液會導致灼傷起水泡，以及嚴重的眼部傷害（黛安・大衛森〔Diane Mott Davidson〕在《巧克力命案》〔Dying for Chocolate〕中，便以此做為殺人手段，讓受害者因眼睛受傷而發生車禍），而吸入過氧化氫可能引發舉凡支氣管炎至肺水腫等與肺部相關的問題。然而，今日多數家中所能找的過氧化氫，是濃度極低的百分之三稀釋溶劑。

對於服用單胺氧化酶抑制劑（monoamine oxidase inhibitor, MAO inhibitor）這類抗憂鬱藥的人來說，葡萄酒和乳酪很可能危及性命。由於醫生大多會告誡患者，他們所服用的藥物和某些食物可能相互作用，你筆下的壞蛋必須靠智慧取勝，找到突破點。或者，將被害者設定為容易健忘或因某些因素一時迷糊。

輕瀉劑和重瀉劑（purgatives）也是藥箱內常見的品項。雖然這些藥物無法立即致人於死，其所引發的腹瀉或嘔吐一旦太過，將造成脫水。假如受害者不懂得尋求醫療協助，可能因嚴重脫水而喪命。調味輕瀉劑可用來製作「美味的」巧克力蛋糕，送給巧克力愛好者。重點在於想出一個合理的劇情，讓受害者在發覺問題嚴重時，仍無法尋求

醫療協助。

一般家用驅蟲劑有時含有待乙妥（N,N-diethyl-meta-toluamide），這是一種外用驅蟲劑的化合物，會刺激眼睛和黏膜，但不會刺激皮膚。若要經由攝入對人體產生傷害，必須大量服用。儘管此類中毒並不常見，然一旦噴到臉部，眼睛就會發炎。電影《非常手段》（*Extremities*）中的女主角在逃跑之際，抓起一罐驅蟲劑噴向壞蛋的眼睛，導致他短暫失明。（關於更強效的殺蟲劑資訊，請見〈第九章〉。）

5 有毒植物
POISONOUS PLANTS

> 野餐時，確實有人遞了一根夾竹桃樹枝給希亞。樹枝上那三處刻
> 痕……是要讓致命樹液流出的嗎？隨後，她便把法蘭克福香腸串
> 在這樹枝上？
> ——露西爾·卡蓮（Lucille Kallen），《鋼琴鳥》（*The Piano Bird*）

由於植物是多數投毒者最容易取得的毒物，因此本章所涵蓋的物質眾
多。為加以分類，在此將植物區分為下列幾個子群組：

- 迅速致命的植物，如毛地黃；
- 被誤認為可食用的植物，如篦麻子；
- 動物吃下某種植物後，接著成為人類的肉食，如月桂；
- 可少量食用的植物，如西非荔枝果；
- 具特定可食用部位的植物，如大黃；
- 每年僅特定時間可食用的植物，如毒參茄；
- 藥用植物，如麥角；
- 開花植物，如杜鵑花或躑躅。

　　一八〇〇年左右，有超過百分之九十的中毒案例其毒物來源為植
物。如今，醫療、工業和農業毒物增加後，植物在中毒案例總數的占
比僅百分之七。（當然，許多藥物是植物的合成再現。）

　　請記得，除非提及了特定地點，否則本章所述及的植物實際上可
生長在任何地方。除了自然生長，溫室和其他人為種植方式皆可運用

在你的偵探故事裡。

許多植物有毒卻不至於致命；它們可能會引起搔癢、皮膚炎或是嘔吐。本章所介紹的幾種植物中，由於參考資料與毒性的等級有所矛盾，因此我們選擇採用多數的研究結果。本章並未涵蓋所有有毒植物。有些有毒植物未列名此處在於既有資訊分歧，或缺乏充分資料。還有許多植物的毒性並不足以致死。

最後，假如你筆下的壞蛋計畫以植物謀殺被害人，請務必以可信的方式掩蓋味道。沙拉是熱門的選擇，砂鍋燉煮也很常見（不過要記得，有些植物的毒素經烹煮便不具致命性）。

迅速致命的植物

由於「迅速」一詞可能因用法而有不同理解，這裡定義的「迅速致命」，泛指植物毒性在幾個小時內發作。再次強調，發作時間仍取決於服用量、受害者體重、吃下何種其他食物，以及受害者送醫救治的時間。有時中毒者從發病到死亡可能歷時數天。

麻瘋樹 │ Barbados Nut

▶ 學名：*Jatropha curcas*

▶ 別名與其他：藥豆（physic nut）、purge nut、麻瘋豆（curcas bean）、kukui haole（夏威夷）

▶ 毒性：6

▶ 致命部位：全株（美國醫學會〔American Medical Association〕在其《毒物手冊》〔Handbook of Poisons〕中稱，僅生種子有毒）。其所含毒物為麻瘋素毒蛋白（jatrophin curcin），一種刺激腸道運動的強效瀉藥。

▶ 影響和症狀：呼吸困難、喉嚨痛、脹氣、暈眩、嘔吐、腹瀉、嗜睡、排尿困難，以及腳部抽筋。

▶ **毒性發作時間**：十五至二十分鐘。

▶ **解毒和治療**：除非患者嚴重嘔吐，醫生通常會進行洗胃。麻瘋樹中毒的治療大抵類似篦麻子中毒，施以次碳酸鉍（bismuth subcarbonate）或三矽酸鎂（magnesium trisilicate）保護胃部。

▶ **解說**：在美國境內，麻瘋樹生長於夏威夷和南佛羅里達州。非洲、墨西哥、中美洲、亞洲和南美洲也可見其蹤影。麻瘋樹中毒很常見，尤其常發生在熱帶地區的孩童身上。

麻瘋樹是一種枝葉向外開展的小型樹木，高約十五呎，樹枝粗大，並有大量黏稠的黃色樹液。綠黃色的小花長有絨毛。種子雖美味，卻含有至少百分之五十五的地獄之油（hell oil）。其效果比篦麻油更強，曾是獸醫使用的動物瀉藥。麻瘋樹果在熱帶地區仍用於製作肥皂和蠟燭，而具危險性的種子則做為民俗療法。

在非洲，麻瘋樹果俗稱「藥豆」，當地人研磨果子混入棕櫚油中，製成毒鼠劑。其毒物抑制腸壁細胞內的蛋白質合成而導致死亡。

顛茄 │ Belladonna

▶ **學名**：*Atropa belladonna*

▶ **別名與其他**：英國龍葵（English nightshade）、黑龍葵（black nightshade）、龍葵（nightshade）、banewort、致命龍葵（deadly nightshade）、dwale、睡龍葵（sleeping nightshade）、孤蓮花（belladonna lily）、巴貝多蓮（Barbados lily）、角莨菪（cape belladonna）、地獄漿果（devil's cherries）、頑皮男人的漿果（naughty man's cherries）、divale、黑櫻桃（black cherry）、惡魔的藥草（devil's herb）、大龍葵（great morel）、dwayberry、lirio、裸女百合（naked lady lily）、azuncena de Mejico

▶ **毒性**：6

▶ **致命部位**：全株，特別是根部、葉子和漿果。

▶ **影響和症狀**：瞳孔放大、視覺模糊、心跳加速、皮膚發熱或乾燥紅

腫、口乾、定向力障礙（〔disorientation〕即失去方向感）、幻覺、視力
受損、心跳聲變大且幾呎外就能聽到、侵略性行為、脈搏急速、呼吸
急促、無尿、發燒、抽搐、昏迷，以及死亡。

▶ **毒性發作時間**：幾小時至數天。

▶ **解毒和治療**：服用催吐劑刺激嘔吐和洗胃可抑制顛茄漿果的毒效。
家中的催吐劑可以是一大瓶溫熱醋液，或芥末和水。再加上一劑氧化
鎂（magnesia）、刺激性飲料和濃縮咖啡。有時需施以人工呼吸器。顛
茄中毒的獨特症狀是失聲、手和指頭不停抖動，以及瞳孔放大。

▶ **解說**：顛茄的阿托品、莨菪鹼（scopolamine）、曼陀羅鹼（hyoscyamine）
和天仙子鹼（hyoscine，即東莨菪鹼）醫藥成分被用來做為鎮靜劑和抗痙
攣劑（antispasmodics），因為它們能麻痺末梢神經的反應。這些藥物若
使用得當，腎臟幾乎可以排除全部的毒物。

顛茄是從英國和法國引進的藥用植物，可見於中歐和南歐、亞洲
西南部、歐亞大陸和阿爾及利亞。顛茄偶爾出現在較為原始、未開發
的地區，在美國東部則被當作一種觀賞植物。

紅紫色花朵在六月至七月間盛開，並有深墨色的甜美漿果加以點
綴。無光澤的深綠色葉片大小不一，無論新鮮或乾燥皆帶有苦味。幼
莖可見柔軟的絨毛。根粗大、肥厚、色淺，長約六吋。折斷時，新鮮
顛茄散發一種令人難以忍受的氣味，不過乾燥後，氣味隨之消失。

Belladonna在義大利文中意為「漂亮女人」。文藝復興期間，婦
女將顛茄的萃取物塗在眼睛上，藉以放大瞳孔，使眼睛看起來又大又
動人。兔子嗜吃顛茄，並將毒素傳給任何吃下牠們的人。顛茄葉和根
製成的粉末被用來治療氣喘、絞痛以及胃酸過多。

知名案例

一九一六年九月，三名孩童誤食附近公共花園裡常見的顛茄漿果，

中毒後被送到倫敦一間醫院。園丁宣稱不知道顛茄具有危險性。之後，在一九二一年，英國諾里奇（Norwich）一名法醫指稱，一名孩童因為食用同一種漿果而死。

箭毒 | Curare

▶ **學名**：馬錢科（*Loganiaceae*）的南美箭毒樹（*Strychnos toxifera*），或者防己科（*Menispermaceae*）的南美藤本植物（*Chondodendron tomentosum*）

▶ **別名與其他**：琥珀膽鹼（succinylcholine）、筒箭毒鹼（tubocurarine）、巴活朗（pavulon）、防己（moonseed）、飛行死神（flying death）

▶ **毒性**：6

▶ **致命部位**：若注射或用於皮下組織，全株植物都能致人於死；然而，吞服無害，吸入其蒸氣也沒有任何毒害。

▶ **影響和症狀**：皮下注射或靜脈注射所引發的肌肉麻痺首先從眼瞼和臉部開始，接著，中毒者失去吞嚥或抬頭的能力。脈搏驟降。注射後幾秒鐘內，毒物移轉到橫隔膜並使之麻痺。死因為呼吸衰竭。屍檢結果可見肝臟發炎。數篇醫療期刊文章中指出，箭毒中毒患者甚至在呼吸停止後，心臟仍持續跳動。

▶ **毒性發作時間**：幾乎立即發作。醫學期刊報導，「鳥類約兩分鐘，小型動物約十分鐘，大型哺乳類約二十分鐘，而人類發作時間介於半小時至四十分鐘之間」。

▶ **解毒和治療**：無。其毒物作用太快。不過，若從毒物發作的第一時間使用人工呼吸器，受害者可能復原且不會有後遺症。

▶ **解說**：多家藥廠以不同商品名稱販售箭毒。

　　箭毒製成的藥物能模仿心臟衰竭的效果。其醫學功能發揮在搶救肺部時，能暫停正常呼吸，協助醫護人員為患者裝上人工呼吸器。多數醫師於手術前使用箭毒藥物做為肌肉鬆弛劑，藉此減少麻醉劑量的需求。

箭毒藥物也用於緩解痙攣性麻痺，治療骨折或脫臼，或做為破傷風的抗痙攣劑。

箭毒中毒的可怕之處在於受害者意識清楚，在失去意識之前可以感受到身體的一切變化。也就是說，受害者雖然感覺身體逐漸癱瘓，卻無法打電話求救或以肢體表達。

知名案例

在小說中，箭毒是醫學殺手的首選藥物。由於是塗抹在箭頭上的毒藥，熱帶地區的人大多稱之為「飛行死神」。

華特・雷利爵士（Sir Walter Raleigh）是早期探險家中，其中一名曾描述在南美洲發現箭毒的人。箭毒的第一手見證記錄於一八〇七年，詳述氣味香甜、濃稠且深色樹脂緩緩滲出爬藤植物，南美歐里諾科（the Orinocos）印第安人部落用來麻痺動物和敵人。在圭亞那，馬庫希（the Macusi）印第安人有類似的毒物稱作「烏拉利」（urali）；祕魯部落稱其為「烏拉爾」（woorar）、巫拉里（ourari）、烏拉里（urari）或烏里拉雷（urirarey）。

馬修・利夫蘭德（Matthew L. Lifflander）於一九六〇年出版的《終極治療：X醫生檔案》（*Final Treatment: The File on Dr. X*）中，描述紐約「X醫生」（瑪利歐・亞斯科維奇〔Mario E. Jascalevich〕）使用箭毒謀殺許多患者。X醫生根據自己的標準評估潛在受害者對社會的貢獻，並以此決定是否讓對方活命。他走訪各家醫院尋找下手的對象，直到後來和多數凶手一樣變得不再謹慎。警方在他的置物櫃中找到毒藥。X醫生被控謀殺並接受審判，但罪名不成立，而他也從未承認犯行。

卡特・狄克森（Carter Dickson）所著《紅寡婦謀殺案》（*The Red Widow Murders*）中的偵探亨利・梅利瓦雷爵士（Sir Henry Merrivale），為破解一樁無人密室謀殺案而費盡心思。由於驗屍過程中發現了

箭毒，一籌莫展的偵探便在死者身上尋找穿刺傷口。最後，他發現受害者遇害當天曾去看牙醫。凶手很清楚受害者會藉由飲酒麻痺看牙後的疼痛，於是將毒藥摻入他的威士忌瓶裡。當他喝下威士忌，箭毒便從牙齦的傷口進入體內。在現實生活中，受害者必須服下好幾口毒藥才可能斃命；此外，箭毒有苦味，因此受害者不太可能沒注意到，除非他為了止痛而喝得太快，或者當他發現時已經喝下足以致命的劑量。

毒參 | Hemlock

▶ **學名**：*Conium maculatum*

▶ **別名與其他**：**毒鐵杉**（poison hemlock）、**小鐵杉**（lesser hemlock）、**致命鐵杉**（deadly hemlock）、**歐毒芹**（poison parsley）、**麝鼠草**（muskrat weed）

▶ **毒性**：6

▶ **致命部位**：全株有毒，特別是開花期的果實。葉子也具有毒性。據說根部在春天幾乎無害，春天過後則具致命性，生長的第一年毒性尤為強烈。

▶ **影響和症狀**：脈搏急且虛，隨著肌肉無力，受害者在劇痛的同時會慢慢失去行動能力。視力減退，但意識清楚直至肺部麻痺而亡。（這類毒參不同於水毒參〔water hemlock〕，後者會引發抽搐）（參見「被誤認為可食用或誤食的植物」，p.83）

▶ **毒性發作時間**：症狀在三十分鐘內出現；攝食後五至十小時死亡，而且黏膜發紺。[1]據說毒參具有一種鼠臭味。

▶ **解毒和治療**：唯有在攝食後立即洗胃才足以見效。

▶ **解說**：毒參含毒芹鹼（coniine），和箭毒一樣具麻痺肌肉的作用。原生於歐洲和亞洲，現今則是美國東西岸的常見植物。毒參生長在未開

---

1 譯注：因接近皮膚表面的血管出現脫氧後的血紅蛋白，致使皮膚或黏膜帶青色的症狀。

墾地區，以及農莊周邊開墾地的邊緣、鐵軌旁、灌溉溝渠和溪流岸邊。

動物經常誤食毒參的種子，特別是在春天食物不足的時節。其毒性隨生長季增強，到了年底，根部毒性極強。風乾後毒性會減弱，但不會完全消失。

動物中毒的反應是神經緊張、顫抖，而且因為心臟和呼吸速率變慢導致肢體不協調。腿部、耳朵和其他身體末稍部位變得冰冷，有時這個狀態會持續數天。動物不一定會因此死亡，但據傳食用毒參中毒的鵪鶉肉能致人於死；食用鵪鶉肉三小時或一段時間後，受害者會開始腹瀉、嘔吐和癱瘓，逐漸邁向死亡。

人類也經常因為把毒參的根誤認為歐防風（parsnips）、葉子誤認為香芹（parsley）或種子誤認為茴芹（anise）而中毒。

名為美國麝鼠根（American musquash root）的毒參是一種塊莖，誤食所引發的症狀相同，也經常被誤認為是可食用的辣根（horseradish）。

知名案例

柏拉圖曾說，蘇格拉底將一杯毒參液一飲而盡，隨後四處走動直到雙腳愈來愈沉重。他躺下來，過了一會兒，毒性蔓延至上半身，身體逐漸麻木且體溫下降。當毒性攻心，蘇格拉底便氣絕身亡。

由於毒參的味道近似茴苣，小說《秘密事項》（*Hidden Agenda*）裡的黎亞・米特拉（Lia Metera）便以毒參沙拉謀害她的律師。

曼陀羅花（吉姆森草、茄科毒草）│ Jimsonweed

▶ 學名：*Datura stramonium*

▶ 別名與其他：惡魔的號角（devil's trumpet）、臭味植物（stinkweed）、帶刺蘋果（thorn apple）、瘋狂蘋果（mad apple）、天使的號角（angel's trumpet）、詹姆斯鎮草（Jamestown weed）

▶ **毒性**：6

▶ **致命部位**：全株。

▶ **形態**：白色或紫色漏斗狀花朵，葉片呈紫色。多刺的果實於秋天結果，呈卵形或球狀，果實裡可見皺皺的黑色種子。一年生草本植物，最高可達五呎。

▶ **影響和症狀**：頭痛、暈眩、極度口渴、皮膚乾燥、有灼熱感、瞳孔放大、視覺模糊、失去視力、頻尿、腹瀉、體重下降、身體不自主動作、心神不寧、思緒奔馳、譫妄、嗜睡、脈搏虛弱、抽搐，以及昏迷。若昏迷不醒，可能喪命。

▶ **毒性發作時間**：數小時。

▶ **解毒和治療**：依據症狀調整療程。有時使用硫酸鎂這類瀉劑，而煩寧（Valium）這類鎮靜劑亦能有效治療抽搐。

▶ **解說**：原生於較溫暖的美國地區和加拿大南部各省，在歐洲和墨西哥也找到其蹤跡。雖然非英國原生植物，但曼陀羅花今日在英國南部許多庭園也看得到；此外，亦可見於過度放牧的牧草地、穀倉周圍的院子，以及土壤肥沃的未開墾地。

曼陀羅花種類繁多，皆為有毒植物。香氣時而怡人，時而不太討喜，端視當下的季節，生長季期間通常散發出特別甜的氣味。多數時候人們不會接近它，因為其所散發出的強烈氣味以及令人不悅的感受。

意外中毒的案例大多源於種子。據說，曼陀羅花中毒的案例為所有植物之冠。用葉子或種子沖泡的茶飲，對成年人和孩童皆足以發揮致命毒性。

過去，這類植物被用來製作多種醫療藥劑，特別是氣喘藥。患者吸入燃燒葉子所產生的煙。藥用和烹煮往往導致中毒。種子也因為具有迷幻效果而經常被濫用。

知名案例

曼陀羅花最初名為「詹姆斯鎮草」（Jamestown weed），源自一六七六年前往維吉尼亞州詹姆斯斯鎮鎮壓「培根叛亂」（Bacon's Rebellion）的士兵以為它們可食用。當糧食耗盡後，他們把該植物的葉子當作沙拉。中毒後，士兵大規模出現幻覺。另有一名詹姆斯鎮的男子，因為喝了用曼陀羅花沖泡的茶飲而中毒。

鈴蘭（山谷百合）│ Lily of the valley

▶ 學名：*Convallaria majalis*

▶ 別名與其他：五月百合（May lily）、聖母之淚（our Lady's tears）、convall-lily、百合忠誠（lily constancy）、前往天堂的階梯（ladder-to-heaven）、Jacob 的階梯（Jacob's ladder）、君子百合（male lily）

▶ 毒性：6

▶ 致命部位：全株，葉子毒性尤強。

▶ 形態：以白色鐘形的小花朵而為人所知。其漿果多肉，呈橘紅色。將摘取的花朵放在水中保存，連水都會變成有毒。

▶ 影響和症狀：症狀包括臉潮紅、易怒、頭痛、產生幻覺、皮膚紅疹、感覺寒冷、皮膚濕冷、瞳孔放大、嘔吐、胃痛、噁心、唾液分泌過剩、心跳減緩，有時會陷入昏迷，甚至心臟衰竭而死。

▶ 毒性發作時間：立即。

▶ 解毒和治療：建議洗胃，也可用奎寧定（quinidine）之類的抑制劑來控制心跳頻率。

▶ 解說：其所含的毒物為鈴蘭毒苷（convallatoxin），類似可強化心臟收縮的毛地黃。

美國絕大多數地區和加拿大各省都找得到，此種春天開花的植物也是英國原生植物，尤其常見於英國東部一帶。

曾經有人把它誤認為野生大蒜並熬成湯。

知名案例

在古老的薩塞克斯（Sussex）傳說中，聖雷歐納德（St. Leonard）在靠近霍舍姆（Horsham）的樹林裡和一條巨龍搏鬥，經過數小時奮戰終於將牠徹底消滅。而凡沾染他傷口流出的血的土地紛紛開出鈴蘭，以茲紀念這次生死交關的戰鬥。如今，聖雷歐納德森林（St. Leonard's Forest）依然滿布鈴蘭。

儘管不如毛地黃普遍，鈴蘭仍被用來治療心臟問題，此藥方最早可追溯至上古時代。在阿普列尤斯（Apuleius）撰寫於西元四世紀的《草本》（Herbal）裡，他描述到埃斯庫拉庇烏斯（Aesculapius）將鈴蘭交給阿波羅（Apollo）。幾世紀以來，俄羅斯農民皆用鈴蘭治療心臟的毛病。

烏頭（僧帽）│ Monkshood

▶ **學名**：*Aconitum napellus*、*A. columbianum*、*A. vulparia*、*A. lutescens* 或 *A. uncinatum*

▶ **別名與其他**：修士的帽子（Friar's cap）、花園附子草（garden wolfbane）、附子草（wolfbane）、烏頭毒草（aconite）、西方僧帽（western monkshood）、黃僧帽（yellow monkshood）、野僧帽（wild monkshood）

▶ **毒性**：6

▶ **致命部位**：全株，尤其是葉子和根部，含有毒物烏頭鹼（aconitine）和烏頭原鹼（aconine）。

▶ **影響和症狀**：毒物經口服或皮膚吸收。初步徵兆幾乎立刻出現，包括灼傷，舌頭、喉嚨和臉部刺痛且發麻，接著是噁心、嘔吐、視覺模糊、皮膚刺痛、呼吸系統麻痺、視線昏暗、低血壓、脈搏緩慢且虛弱、胸痛、頭暈、出汗、抽搐。部分受害者描述視線所及呈黃綠色，且有

耳鳴症狀。隨著全身漸漸失去知覺，體溫低於正常值，並明顯畏寒，彷彿血管內有冰水。其後，患者會感到劇烈疼痛，臉部肌肉麻痺。起初呼吸急促，隨後減緩；最後，呼吸中止或心臟麻痺。在此之前，中毒者大多意識清楚。

▶ **毒性發作時間**：症狀迅速出現。十分鐘至數小時內死亡。若食用的劑量不足以致死，二十四小時內會復原。

▶ **解毒和治療**：無特定解毒劑。治療方法包括洗胃，給氧幫助呼吸順暢，以及用藥物刺激心臟。

▶ **解說**：尼泊爾和不丹的印度人相信烏頭裡住著邪靈。

烏頭一般生長於美國和加拿大各地，也生長在歐洲山區坡地和喜馬拉雅山東部。有藍色花朵、細莖的烏頭生長在濕草原、布滿岩石的山坡地以及海拔三千六百呎以上的森林溪流旁。

黃色的品種原生於新墨西哥州至愛達荷州。野生的烏頭則可見於喬治亞州至賓州一帶。

烏頭的根經常被誤認為蘿蔔。葉子若做成沙拉食用會引起中毒。年輕的植株毒性最強。曾有孩童手握僧帽的塊莖過久而出現身體不適的症狀。

採集烏頭根的過程需時數天，通常於十月初、根部成熟之際。採挖後曬乾。由蒸氣有毒，負責乾燥加工作業的人必須掩住口鼻。即使如此，仍有許多人出現頭暈症狀，而且覺得頭部沉重。乾燥後的根被帶至市場販售，在加爾各答和其他地方的市集頗受歡迎。

以烏頭製成的草藥亦用來滅鼠和昆蟲。

知名案例

在古代歐洲和亞洲地區，會在敵方的飲用水源投入烏頭下毒，獵人則將其汁液塗抹在長矛、箭頭和獵物陷阱的誘餌上。

烏頭具有毒性，古希臘傳說描述該植物源自看守冥界入口的三頭犬賽柏洛斯（Cerberus）[2]的口水。

古羅馬博物學家老普林尼（Plinius）用「植物砒霜」形容烏頭。這種植物被用來殺害豹、狼和其他肉食性動物。

在英國，人們根據（修道士所穿的）蒙頭斗篷狀的花朵為其命名；在中世紀時代，烏頭被捲入巫術中。今日，民俗療法仍用來做為外傷止痛藥。

在某起案例中，患者塗抹過多的烏頭止痛劑而引發心臟衰竭。

一八八一年十二月，英國醫師喬治‧藍姆森（Dr. George Lamson）使用這個在當時鮮為人知的有毒植物謀殺舅子，藉以協助妻子獲得遺產。他將毒物藏在英國傳統水果蛋糕（Dundee cake）裡，並端上桌。在享用蛋糕前，他的妻舅曾抱怨頭痛。藍姆森便拿了幾顆安慰劑（空膠囊填裝糖粒）給他。由於懷疑有詐，他的妻舅拒絕服用，反倒吃了蛋糕。藍姆森隨後藉口要趕火車而先行離去。不到十分鐘，他的妻舅感到不適，當晚就過世了。

藍姆森遭逮受審時，厚顏無恥地承認自己愚弄了他的妻舅。毒物藏在事先切好的蛋糕裡，而不在膠囊中。最後，藍姆森於一八八二年四月被以死刑。

夾竹桃 | Oleander

▶ 學名：*Nerium oleander*

▶ 別名與其他：耶利哥的玫瑰（Jericho rose）

▶ 毒性：6

▶ 致命部位：全株，包括花蜜。

▶ 影響和症狀：夾竹桃會刺激心臟導致出汗、嘔吐、腹瀉和出血、失

2　譯注：海克力士把賽柏洛斯從冥界帶到人間後，牠在狂吠時從嘴裡噴出毒液，毒液所落之處便生出烏頭。

去意識、呼吸麻痺及死亡。(詳見〈第八章〉提到的毛地黃，p.242)

▶ **毒性發作時間**：立即。

▶ **解毒和治療**：刺激催吐。阿托品能有效減少分泌物，謹慎使用可做為多種服藥過量的解毒劑。建議洗胃，並以像是奎寧的心臟抑制劑控制心律。與治療毛地黃中毒基本上大同小異。

▶ **解說**：夾竹桃為亞洲原生植物，被當作觀賞型灌木而引進美國南方。在美國北方，被視為居家植物。其毒物中含有強心苷（cardiac glycosides）、oldendrin 和 nerioside。[3] 黃花夾竹桃（學名：*Thevetia peruviana*）也是如此，不同的是，它帶有乳白色汁液。種子毒性極強，且含有類似毛地黃的毒物。其殺傷力不亞於歐洲夾竹桃。常綠灌木，適合夏季，性喜類似希臘、印度、義大利和加州的溫帶氣候，但幾乎可以生長在世界任一處。夾竹桃在孟加拉和印度清奈（Madras）是很常見的毒物。在義大利和印度，追悼者會在死去的親人身上擺放夾竹桃，以其花朵做為喪禮的花。印度人用夾竹桃萃取物治療痲瘋病、墮胎，以及自殺的一種手段。

燃燒夾竹桃所產生的煙和置放採收後花朵的水也都具有毒性。用夾竹桃的細枝串肉，或製作給小孩玩的哨子，恐怕會引起嚴重後果。

在歐洲，人們用夾竹桃滅鼠。此常綠灌木的白色、粉紅色或紅色花朵散發優雅香氣。萬一蜜蜂在夾竹桃花上授粉、採蜜，蜂蜜可能會有毒性。

知名案例

夾竹桃是許多作家的愛用毒物，像是卡蓮在《鋼琴鳥》中便安排書中人物以夾竹桃樹枝串熱狗。

---

3 譯注：中文世界沒有對應的翻譯，談論夾竹桃毒物時，通常以「夾竹桃含有多種毒素，包括 nerioside、oleandroside 和皂角苷、強心苷」來介紹。

相思豆（雞母珠）│ Paternoster pea

▶ **學名**：*Abrus precatorius*

▶ **別名與其他**：相思豆（Jequirity bean）、幸運豆（lucky bean）、祈禱者豆（prayer bean）、愛情豆（love bean）、玫瑰豆莢（rosary pea）、乞求豆（precatory bean）、螃蟹之眼（crab's eyes）、珠藤（bead vine）、紅豆藤（red bead vine）、mienie-mienie、印第安豆（Indian bean）、黑眼蘇珊（black-eyed Susan）、野生甘草（wild licorice）、塞米諾豆（Seminole bead）、天氣草（weather plant）、印第安甘草（Indian licorice）

▶ **毒性**：6

▶ **致命部位**：種子。

▶ **影響和症狀**：毒素抑制消化過程，因此屍檢結果可見未消化的食物，以及口腔潰瘍。症狀包括腹瀉、噁心、嘔吐、心搏過速、抽搐、瀰漫性出血、血從眼口鼻流出、昏迷，以及心臟衰竭而死。

▶ **毒性發作時間**：數小時至三天。

▶ **解毒和治療**：中毒潛伏期較長，待症狀出現之際，凶手早已逃之夭夭。因抽搐和循環系統衰竭而進行治療。服用高碳水化合物可盡量減少對肝臟的損傷。

▶ **解說**：其毒性成分abric acid中含有tetanic glycoside，藏在此藤本植物的種子裡。咀嚼種子才會釋放有毒物質。中世紀時期經常用作審判工具，而享有特權的受審者則是被私下提醒不要咀嚼，直接吞嚥。

這些豆子被製成念珠、手環、項鍊、花環，有時也充當孩子的玩具。在熱帶地區，種子的汁液可做為箭毒使用。

知名案例

一九七六年，一名企圖自殺的年輕男子用果汁機打碎相思豆，在服用致命劑量五天後身亡。

杜鵑｜Rhododendron

▶ **學名**：彭土杜鵑（*Rhododendron ponticum*）、躑躅（*azalea*）

▶ **毒性**：6

▶ **致命部位**：全株。

▶ **影響和症狀**：噁心、身體疼痛不適、流涎、嘔吐、淚液增生、麻痺、脈搏趨緩、血壓降低、腹瀉、癲癇、昏迷，以及死亡。

▶ **毒性發作時間**：約攝入後六小時。

▶ **解毒和治療**：治療方法包括洗胃，視症狀給予治療。

▶ **解說**：為常綠灌木，有鐘形、豔麗但無氣味的花朵，生長於加拿大、阿帕拉契山脈和美國太平洋岸。杜鵑是西維吉尼亞州和華盛頓州的州花，在英國也很常見。

躑躅花（多指黃花杜鵑）則為漏斗狀，通常帶有香氣。

希臘人發現，蜜蜂從躑躅、杜鵑、夾竹桃或矮山月桂（dwarf mountain laurel）採集的蜂蜜含有毒性。用這些植物沖泡的茶飲也有毒。

杜鵑各個部位都含有醣類浸木毒素（andromedotoxin），和山月桂一樣。（詳見〈被誤認為可食用或誤食的植物〉，p.83）

叉子圓柏｜Savin

▶ **學名**：*Juniperus sabina*

▶ **其他**：沙芬油（savin oil）

▶ **毒性**：6

▶ **致命部位**：全株植物。

▶ **影響和症狀**：劑量少時，此利尿劑據傳會誘發月經。劑量多時，則引發抽搐。接觸叉子圓柏油，皮膚會起水泡，甚至壞死。一旦吞食，內含的刺激物會引發出血性胃腸炎（hemorrhagic gastroenteritis），帶綠色的嘔吐物則有類似乙醚的氣味。可能頻尿、尿中帶血，隨後尿量減少、無尿、驚厥昏迷，以及急性的腎臟問題。

▶ **毒性發作時間**：症狀一小時內出現，但可能歷時十小時或數天才會因呼吸衰竭而死。

▶ **解毒和治療**：牛奶可緩解胃腸炎，然後透過洗胃清除毒物。如果腎臟功能正常，盡可能攝取液體。若出現其他症狀，再分別對症下藥。

▶ **解說**：這類植物隨處可見，嚐起來有苦味。沙芬油為叉子圓柏製成的藥物，可對抗心臟藥物服用過量的情形。

中世紀，叉子圓柏被用來墮胎。然而，墮胎所需劑量通常足以奪走產婦的性命。

伯利恆之星（聖星百合）│ Star of Bethlehem

▶ **學名**：*Omithogalum umbellaturn*

▶ **別名或其他**：鴿子糞（〔dove's dung〕源自《聖經》）、夏日雪花（summer snowflake）、雪花蓮（snowdrop）、午睡花（nap at noon）、沉睡誓言（sleepydick）、11點女士（eleven o'clock lady）

▶ **毒性**：6

▶ **致命部位**：全株，特別是鱗莖，含有和鈴蘭一樣的毒物（鈴蘭毒苷和鈴蘭糖苷〔convalloside〕）。

▶ **影響和症狀**：初始症狀為胃腸發炎，隨後心跳的速度或節律異常，可能造成致命性的心律不整。

▶ **毒性發作時間**：立即。

▶ **解毒和治療**：洗胃及對症治療。

▶ **解說**：伯利恆之星可隨意生長在路邊、田野，以及氣候溫暖的樹林裡，中東地區尤其適合。美國印第安那州的西部和南部亦可見其蹤跡。

白色星形花朵開在無沒有葉子的莖上。你可以安排筆下的壞蛋將毒性較強的鱗莖磨粉加入麵粉中，唯帶有苦苦的餘味。

馬錢子 | Strychnos nux-vomica

▶ **學名**：*Strychnos nux-vomica*

▶ **別名或其他**：Nux-vomica、士的寧樹（strychnine tree）、毒堅果（poison nut）、貴格會鈕扣（Quaker button）

▶ **毒性**：6

▶ **致命部位**：莖、樹皮、乾燥的成熟種子。

▶ **影響和症狀**：詳見〈第三章〉所列「番木鱉鹼」，p.35。

▶ **毒性發作時間**：立即。

▶ **解毒和治療**：無。

▶ **解說**：美國原住民部落以馬錢子輔助治療歇斯底里、癲癇、直腸脫垂、慢性風濕、霍亂、痢疾、麻痺，以及頭痛。

馬達加斯加毒樹 | Tanghin

▶ **學名**：*Tanghinia venenifera*

▶ **其他**：馬達加斯加苦難豆（Ordeal bean of Madagascar）

▶ **毒性**：6

▶ **致命部位**：種子有劇毒，含有傷害心臟的馬達加斯加毒樹果毒素。

▶ **影響和症狀**：心悸、頭痛、噁心、視覺模糊、譫妄、脈搏緩慢或不穩定，以及心室顫動造成死亡。

▶ **毒性發作時間**：立即。

▶ **解毒和治療**：洗胃且持續監控心電圖。可給予電解液和氯化鉀，或者其他興奮劑，但必須持續監控，避免心搏停止。

▶ **解說**：此種散發香氣的植物有星形花朵和乳白色的黏稠汁液。主要分布在馬達加斯加，亦零星生長於夏威夷。

知名案例

中世紀時期，犯人被迫服毒或接受長矛之刑，若犯人將毒藥吐出，但為一飲而盡的情況下，當權者就會將其無罪釋放。這種方式適用於各種罪行，從謀殺、謀反，乃至於巫術、偷竊和欠債。倘若犯人因為恐懼而慢慢啜飲，幾乎會立即死亡。當然了，有罪與否早已底定，畢竟毒物的萃取濃度決定了致命性。法國殖民馬達加斯加期間，則是摧毀了所有他們找得到的馬達加斯加毒樹。

紅豆杉｜Yew

▶ 學名：歐洲紅豆杉（*Taxus baccata*）、短葉紅豆杉（*T. brevifolia*）、加拿大紅豆杉（*T. canadensis*）、東北紅豆杉（*T. cuspidata*）

▶ 毒性：6

▶ 致命部位：全株，除了有毒的紅色果子，毒性最強的部位是樹皮、葉子和種子。

▶ 影響和症狀：噁心、嘔吐、腹瀉、嚴重胃腸炎、欣快感、腹痛、瞳孔放大、虛弱無力、面色蒼白、抽搐、休克、昏迷，以及因心臟衰竭而死。在胃內容物才檢測的出毒物紫杉鹼（taxine）。

▶ 毒性發作時間：一小時內。

▶ 解毒和治療：無。

▶ 解說：整個北美地區都能見其蹤跡。早年，孕婦若要墮胎會服用此毒物，且經常意外過量。中毒後，少有人倖存。

被誤認為可食用或誤食的植物

類葉升麻｜Baneberry

▶ 學名：白類葉升麻（*Actaea alba*）、紅類葉升麻（*A. rubra*），以及（黑）

類葉升麻（*A. spicata*）

▶ **別名或其他**：升麻（cohosh）、娃娃的眼睛（doll's eyes）、克里斯多夫草（herb Christopher）、項鍊草（necklace weed）、蛇漿果（snakeberry）、黑升麻（black baneberry）、西部升麻（western baneberry）、歐洲升麻（European baneberry）

▶ **毒性**：5

▶ **致命部位**：美國醫學會於一九八五年出版的《有毒和有害植物手冊》（*Handbook of Poisonous and Injurious Plants*）中列出全株有毒，然其他參考資料指出，僅漿果與根部有毒。它的根部為強力瀉藥；整體來說，這種植物會損害心臟功能。

▶ **影響和症狀**：若經由攝入，少量便足以造成胃部灼熱、暈眩和脈搏加速。劑量愈高，則引起噁心、嘔吐、血性腹瀉、抽搐以及休克。若長期接觸此類植物，皮膚會起疹子。

▶ **毒性發作時間**：數小時至數天。平均為四十八小時，但也可能三十分鐘內便出現症狀。

▶ **解毒和治療**：應立即洗胃。然後給予牛奶、蛋白或其他緩和劑（〔demulcents〕可舒緩黏膜刺激、形成保護膜的一種物質），藉以緩解毒物作用。通常人體電解質會耗盡，有腎臟衰竭的可能，若未即時治療各種引發的症狀，有可能致死。

▶ **解說**：美國東部地區的類葉升麻生長在緬因州到紐約州至加拿大一帶的林地，西部地區的類葉升麻則可見於洛磯山脈至太平洋海岸一帶的林地。而歐洲的類葉升麻生長在德國和法國的森林裡。

　　類葉升麻有白色或淺藍色的小花，在山區林地的夏季和秋季結成紅色、白色或黑色漿果。大片的利齒狀葉片背面有絨毛。

知名案例

一八八〇年代曾發生一起案例，受害者宣稱：「起初只是再普通不過、令人眼花撩亂的展示，這些不規則的圓形藍色物體有各種大小且深淺不一。正當斑點吸引我的注意之際，我感到頭頂彷彿有沉重的東西往下壓且揮之不去，太陽穴同時感到陣陣刺痛。然後，我突然感到茫然，完全無法清晰地回憶任何事或有條理的組織思緒。當我試圖說話，我把物品的名稱說錯，而儘管我很清楚自己話中有錯，這些字句卻脫口而出。我頭暈目眩了好幾分鐘，身體彷彿被拋到外太空，那藍色斑點也化為舞動的火花。」這名中毒者保住了性命。

一九七二年，某英國家庭採摘類葉升麻的漿果製成派餅，食用後紛紛中毒。除了母親之外，其餘皆因吃下派餅而喪命。

蓖麻子 | Castor bean

▶ 學名：蓖麻（*Ricinus communis*）

▶ 別名或其他：非洲咖啡樹（African coffee tree）、蓖麻油植物（castor-oil plant）、基督之掌（palma Christi）、克里（〔koli〕夏威夷特有稱法）

▶ 毒性：6

▶ 致命部位：蓖麻的種子具有毒性，充分咀嚼便足以致命，哪怕只是兩顆豆子。然而，由於堅硬的種子外殼能避免迅速吸收，若整顆吞食，未必會中毒。蓖麻毒素（ricin）便由種子而來。

▶ 影響和症狀：灼口、噁心、嘔吐、痙攣、嗜睡、發紺、木僵、循環衰竭、血尿、抽搐、昏迷，以及死亡。即使極度稀釋，毒素仍會引發溶血（〔hemolysis〕紅血球細胞破裂），導致嚴重出血。它也會對孕婦造成引產作用。屍檢結果可見嘔吐物和糞便帶血。

▶ 毒性發作時間：最初症狀在兩小時至兩天之內出現。死亡最慢在攝食後第十二天發生。

▶ **解毒和治療**：患者必須洗胃，有時需施以次碳酸鉍（如 Pepto-Bismol）或三矽酸鎂保護胃部。腹瀉可能造成電解質流失，需以點滴補充水分。

▶ **解說**：蓖麻子原生於東非和印度，但已分布至全世界，今日在北美多數熱帶區域舉凡荒地、鐵軌和垃圾場旁均可見其蹤跡。近來更被視為裝飾性植物，種植於公園和其他公共地區。

有時被混入亞麻子中製成壓餅（press cake），任何人吃下這種混合物的都會中毒，除非事先經過加熱，破壞其中的蓖麻毒素。

回到西元前五世紀，作家希羅多德（Herodotus）和其他希臘旅人在埃及注意到這種被用來製作燈油及藥膏的植物。印度和中國也有燈油和瀉藥用途的記載（西元前兩千年）。

知名案例

一九七八年，發生了一起極受大眾關注的蓖麻毒素殺人事件。保加利亞異義分子喬治‧馬可夫（Georgi Ivanov Markov）被注射一顆含有蓖麻毒素的小型穿孔金屬球至腿部而喪命。

麥仙翁 │ Corn cockle

▶ **學名**：*Agrostemma githago*

▶ **別名或其他**：紫烏蛤（Purple cockle）

▶ **毒性**：4

▶ **致命部位**：全株；種子毒性最強。含有麥仙翁苷（githagin）和皂素（saponin glycosides）等毒素。

▶ **影響和症狀**：喉嚨刺痛、噁心、急性胃腸炎、發燒、頭暈、頭痛、譫妄、劇烈胃痛、虛弱無力、呼吸減緩、脊椎刺痛、昏迷，以及呼吸中止死亡。

▶ **毒性發作時間**：攝食後三十分鐘至一小時。

▶ **解毒和治療**：洗胃和對症治療。

▶ **解說**：原生於歐洲，後來被帶進北美。其中有幾個品種被當作觀賞植物。種子若混入小麥或玉米中，便很難篩檢出來，然而這種植物經常生長在小麥或玉米田裡。花朵為紫粉紅和粉紅色，並帶有許多黑色有毒種子。

　　過去，曾發生麥仙翁種子混進小麥中造成麵包中毒事件，但現在的篩檢程序基本上已排除這個危險性。

瑞香 │ Daphne

▶ **學名**：洋種瑞香（*Daphne mezereum*）、桂葉瑞香（*D. laureola*）

▶ **別名或其他**：大戟草（spurge）、侏儒花（dwarf bay）、二月瑞香（February daphne）、flax olive、大戟亞麻（spurge flax）、野胡椒（wild pepper）、大戟月桂（spurge laurel）、木月桂（wood laurel）、灌木月桂（copse laurel）

▶ **毒性**：5

▶ **致命部位**：全株，但果實最為致命。

▶ **影響和症狀**：嘴唇、口腔與咽喉嚴重灼傷，口腔炎、腹痛、嘔吐、血性腹瀉、虛弱無力、抽搐、腎臟受損、昏迷，以及死亡。

▶ **毒性發作時間**：四十五分鐘至數小時。

▶ **解毒和治療**：洗胃過程必須謹慎操作，因為黏膜、口腔和食道內膜可能已受到損傷。受害者通常因體液流失而造成休克，對症治療即可。

▶ **解說**：自古以來就被視為有毒植物的瑞香為歐亞原生種，可見於不列顛諸島，以及美國東北部與加拿大東部。自歐洲引進美洲後，成為常見的觀賞植物。紫色、玫瑰紫或白色的花朵在春天綻放，散發怡人香氣。

　　洋種瑞香的漿果呈鮮紅色，桂葉瑞香的漿果一開始是綠色，隨後帶有藍色，成熟後則呈現黑色。它含有瑞香毒素（daphnetoxin）與密

執毒素（mezerein）。漿果或樹皮的汁液若被受傷的皮膚吸收，會引發全身性反應。加熱或烹煮並無法削弱其毒性。

即使樹葉和果實枯萎後，毒性仍不會被破壞。孩童食用幾顆漿果就有喪命的可能。

知名案例

有起中毒案例發生在一八七〇年代的加拿大多倫多，一名婦人將具致命毒性的派餅送給她的前夫。結果他並未食用，反而是其現任妻子吃下派餅，中毒身亡。

死亡卡馬斯 | Death camas

▶ **學名**：有毒棋盤花（*Zygadenus venenosus*）

▶ **別名或與其他**：鹼草（alkali grass）、黑蛇根（black snake root）、肥皂草（soap plant）、poison sego、water lily、wild onion、squirrel food、hog's potato

▶ **毒性**：4

▶ **致命部位**：新鮮葉子、莖、球莖和花皆有毒，但以種子的毒性最強。毒素包含棋盤花鹼（zygadenine）、棋盤花生鹼（zygacine）和藜蘆鹼（veratrine）。

▶ **影響和症狀**：唾液分泌增加、步態蹣跚或癱倒而顯衰弱、呼吸困難、昏迷，以及死亡。

▶ **毒性發作時間**：至少一小時。

▶ **解毒和治療**：尚未有效果令人滿意的解毒劑。若無自發性嘔情況，建議洗胃。其他症狀則視需要治療。

▶ **解說**：除了美國最東南部外，北美多數地區均可見其蹤影；也包括夏威夷、加拿大和阿拉斯加。身為百合科的一員，加上深色表皮的球

莖，有毒棋盤花經常被誤認為洋蔥，只是未散發洋蔥味，且呈綠白至黃白色的花朵集中生長在頂部。

　　乾燥後仍保有毒性。雖是經常造成牛隻中毒的毒物，但也足以奪走人命。

知名案例

　　醫療文獻可見兩個關於此植物中毒的案例。年僅兩歲的男孩吃了有毒棋盤花，不久後，開始嘔吐並感到昏昏欲睡，隨後陷入昏迷狀態。他的呼吸趨緩且不規則，血壓驟降至威脅生命。左右眼瞳孔放大的情況不一，所幸他在數天後康復。

　　第二個案例的主角也是小孩，他吃了一些用營火烤過的球莖。不到一小時，他的腳步變得沉重、嘔吐，接著失去意識，最終不治。

毒歐芹 | Fool's parsley

▶ **學名**：*Aethusa cynapium*

▶ **別名或與其他**：犬歐芹（dog parsley）、野歐芹（wild parsley）、愚人歐芹（fool's cicely）

▶ **毒性**：4

▶ **致命部位**：全株。其中活躍的毒物為荷蘭芹鹼（cynapine），和毒芹鹼與毒水芹鹼（cicutoxin）類似。

▶ **影響和症狀**：症狀類似毒參中毒。（詳見「毒參」，p.71）

▶ **毒性發作時間**：數小時至數天。

▶ **解毒和治療**：洗胃和對症治療。

▶ **解說**：自歐洲引進，生長在美國東北部和加拿大東部未開墾地區的田野。這種植物和毒參的外觀相似度極高，只是沒有毒參的紫色斑點。人們因將毒歐芹誤認為香芹、茴香或蘿蔔，食用其葉子或根部而

中毒致死。

秋水仙（草地番紅花）│ Meadow saffron

▶ 學名：*Colchicum autumnale*

▶ 別名或其他：autumn crocus、fall crocus、naked ladies

▶ 毒性：5

▶ 致命部位：全株，球莖毒性尤強。

▶ 影響和症狀：喉嚨有燒灼感、極度口渴、嘔吐、吞嚥困難、水便或血性腹瀉、腹痛、無尿、心血管虛脫、譫妄、幻覺、視覺模糊、驚厥、肌無力，以及呼吸衰竭。某些症狀和砷中毒類似（詳見〈第三章〉）。以靜脈注射少量秋水仙鹼（colchicine）可能導致猝死。慢性中毒的情況，則在十至十四天內開始掉髮。檢驗會發現血尿和蛋白尿。秋水仙鹼會隨而排泄物、汗水和尿液排出體外。中毒死亡率約五成。

▶ 毒性發作時間：二至六小時。最遲二至三天內死亡。直到死前，患者意識完全清醒。

▶ 解毒和治療：除了洗胃，亦使用活性炭。阿托品和降血壓藥物可對抗症狀。

▶ 解說：主要生長在歐亞一帶，常見於潮濕草地和英格蘭、威爾斯的林地，以及蘇格蘭部分地區。

　　貌似番紅花的秋水仙，其球莖經常被誤認為洋蔥。秋水仙鹼製成的酊劑來自其種子。過去人們用來墮胎，今日則用於治療風濕病和痛風。

　　毒物可溶解於牛奶。山羊對此毒物免疫，但食用秋水仙的山羊其羊奶具有毒性。

山月桂│ Mountain laurel

▶ 學名：闊葉山月桂（*Kalmia latifolia*）、綿羊山月桂（*K. augustifolia*）、小

葉山月桂（*K. microphylla*）、狹葉山月桂（*K. polifolia*）

▶ **別名或其他**：斑點灌木（calico bush）、毒月桂（poison laurel）、ivy bush、mountain ivy、sheep laurel、lambkill、窄葉月桂（narrow-leaved laurel）、calfkill、hook heller、沼澤月桂（swamp laurel）、高山月桂（alpine laurel）、灰葉山月桂（pale laurel）

▶ **毒性**：5

▶ **致命部位**：葉子、細枝、花及花粉都有毒性。

▶ **影響和症狀**：劇烈腸胃疼痛、淚溢、口鼻多分泌物、呼吸困難、心跳減緩。有腎臟衰竭的可能，伴隨痙攣、痲痹、昏迷以及死亡。

▶ **毒性發作時間**：症狀通常在六小時內開始出現；而十二小時至數天內，則有可能面臨死亡。

▶ **解毒和治療**：洗胃和對症治療。

▶ **解說**：整個北美的潮濕地帶都有山月桂。其果實為多籽的蒴果（capsule）。採集花粉的蜜蜂有時會產出非常苦的毒蜂蜜，澀味太重，以致一般人不太可能食用足以傷害身體的生蜂蜜。不過，經烘焙的蜂蜜蛋糕，其苦澀味會被掩蓋。山月桂含有的毒物為浸木毒素（andromedotoxin）。北美的花尾榛雞（hazel hens）嗜吃闊葉山月桂，使得牠們的肉具致命性。

美洲商陸 | Pokeweed

▶ **學名**：*Phytolacca americana*

▶ **別名或其他**：poke、pokeberry、ombu、光滑多青（inkberry）、鴿子漿果（pigeonberry）、商陸根（pokeroot）、American nightshade

▶ **毒性**：4

▶ **致命部位**：全株。其中又以根部與果實的毒性最強。其毒物為商陸鹼（phytolaccine）、皂素和醣蛋白（glycoproteins）。幼童食用二至三顆生漿果即有可能喪命。

▶ **影響和症狀**：強效但作用緩慢的催吐劑會引起劇烈胃痙攣、噁心、持續性嘔吐、腹瀉、呼吸緩慢且困難、虛弱無力、抽搐、驚厥，以及死亡。

▶ **毒性發作時間**：症狀在攝入後兩小時開始出現。

▶ **解毒和治療**：洗胃和對症治療。

▶ **解說**：美國東部與加拿大東南部各地常見的植物，主要生長在開闊的田野，並沿著柵欄及路旁生長，也出現在未開墾地區。美國西岸和夏威夷偶爾也能看到，歐洲和南部非洲亦然。自美洲輸入到英國，如今在當地的庭院和田野都很普遍，亦可見於澳洲和紐西蘭。

長形、肉色的根部形似辣根，新芽則被誤認是蘆筍。在美國南方，人們經常食用其嫩葉和嫩莖，只是必須以不同的鍋子燉煮兩次，換鍋時，燉煮過的水也必須倒除。即使如此，毒素仍有一定程度殘留。這種植物被廣泛應用於製造治療皮膚疾病和風濕的特定藥物與居家藥品。

垂墜的白色花朵和多汁的紫黑色漿果形成對比，過去美洲原住民提取以漿果的汁液做為飾品的紅色染料。這種紫紅色汁液也曾被反蓄奴者用來代表鮮血。

女貞｜Privet

▶ **學名**：歐洲女貞（*Ligustrum vulgare*）

▶ **別名或其他**：Prim、lovage、hedge plant、日本女貞（Japanese privet）

▶ **毒性**：5

▶ **致命部位**：全株，尤其是黑漿果。毒物為女貞子酸（ligustrin）。

▶ **影響和症狀**：嚴重胃腸炎、頻繁嘔吐、水瀉、腹痛、虛脫、腎臟受損，以及血壓降低終至死亡。

▶ **毒性發作時間**：症狀在食用後十分鐘內出現，若超過致命劑量，會在兩小時內死亡。

▶ **解毒和治療**：洗胃和對症治療。

▶ 解說：過去生長在北歐地區，現今則隨處可見，特別是公園和庭園經常以女貞做為造景樹籬。多數人類中毒案例來自食用成熟漿果。女貞也會引起皮膚起疹或蕁麻疹。

水毒芹 | Water hemlock

▶ **學名**：*Cicuta maculata*、*C. californica*、*C. douglasii*、*C. vagans*、*C. bolanderi*、*C. curtissii*

▶ **別名與其他**：海狸毒 (beaver poison)、黑斑水毒芹 (spotted water hemlock)、毒芹 (cowbane)、斑點毒芹 (spotted cowbane)、加州水毒芹 (California water hemlock)、灰毒芹 (gray hemlock)、道格拉斯水毒芹 (Douglas water hemlock)、奧勒岡水毒芹 (Oregon water hemlock)、塊莖水毒芹 (tuber water hemlock)、小毒芹 (lesser hemlock poison)、美洲麝鼠根 (*American musquash root*)、瘋草 (locoweed)

▶ **毒性**：6，只是毒性隨季節和植物年齡有所變動。愈新生的水毒芹毒性愈強。

▶ **致命部位**：根部毒性最強，但全株都能致人於死。

▶ **影響和症狀**：不安、焦慮、胃痛、噁心、激烈嘔吐、腹瀉、瞳孔放大、呼吸困難、偶爾嘴角有白沫、脈搏快而弱、嚴重驚厥，以及呼吸衰竭而死。

▶ **毒性發作時間**：症狀在二十分鐘至一小時內出現或更久，也可能在這段時間內死亡。

▶ **解毒和治療**：可服用催吐劑和瀉藥將毒物排出。有時會採肌肉注射嗎啡來控制痙攣情況。速效巴比妥類藥物亦具有抗痙攣效果。

萬一患者癲癇發作或即將發作，洗胃務必在麻醉師的協助下執行。

▶ **解說**：水毒芹的根部分岔，且有散發甜香氣味的黃色油質。水毒芹 (*Cicuta maculata*) 生長在美加東部；加州水毒芹 (*C. californica*、*C. bolanderi*) 生長在加州中西部；道格拉斯水毒芹可見於美國太平洋岸各州和加拿

大卑詩省；塊莖水毒芹或奧勒岡水毒芹生長在太平洋西北地區[4]；西部毒芹（〔western hemlock〕 *C. occidentalis*）生長在洛磯山脈各州以西到太平洋岸之間；球莖水毒芹（*C. bulbifera*）生長在美國北方。

性喜潮濕或多沼澤的環境，時常沿溪流、路旁溝渠、沼澤地、水域，以及潮濕、低窪的牧場生長，水毒芹特別顯眼的原因在於比其他牧草更為鮮綠。水毒芹在美國（包括阿拉斯加和夏威夷）各地繁衍出各式不同的品種。

棕色、黏稠的樹脂狀物質含有毒芹鹼，此毒物可溶於酒精、氯仿或乙醚。

水毒芹中毒的案例繁多，經常被誤認為歐防風、朝鮮薊或類似的根。多數案例發生在早春的生長初期。曾有孩童將其中空莖製作成哨子和射豆槍而中毒。

也曾發生牛群飲用遭水毒芹汁液污染的水源而中毒的事件，儘管這種毒物不易溶於冷水，可見混進水裡的毒液分量肯定不少。

可少量食用、有特定部位可食用，或一年當中特定時間可食用的植物

西非荔枝果 ｜ Akee

▶ 學名：阿開木（*Blighia sapida*）

▶ 別名與其他：Aki、ackee、arbre、fricasse（海地），vegetal（古巴、波多黎各）、蔬菜腦（vegetable brain）。其他西班牙名稱包括arbol de seso、palo de seso（古巴）；huevo vegetal 和 fruto de huevo（瓜地馬拉和巴拿馬）；arbor del huevo 和 pera roja（墨西哥）；merey del diablo（委

4　譯注：Pacific Northwest，指美國西北部地區和加拿大的西南部地區，主要包括阿拉斯加州東南部、卑詩省、華盛頓州、奧勒岡州、愛達荷州、蒙大拿州西部、加州北部和內華達州北部。

內瑞拉）；bien me sabe 或 pan y quesito（哥倫比亞）；akí（哥斯大黎加）。葡萄牙文名稱為 castanha 或 castanheiro de Africa。法文名稱為 arbre fricassé 或 arbre a fricasser（海地）；yeux de crabe 或 ris de veau（馬丁尼克5)）。在蘇利南，稱作 akie。在西非的象牙海岸，人們稱其為 kaka 或 finzan；在蘇丹，稱作 finza。非洲其他地方一般稱之為 akye、akyen 或 ishin，不過它還有很多方言名稱。木材貿易商稱其木為 achin。

▶ **毒性**：5

▶ **致命部位**：子葉（[cotyledons] 即植物最初萌芽的葉子，或稱「假葉」6)）和尚未開裂、未成熟的果實每年皆奪走不少人的生命，而過熟、腐爛的種子外殼，其毒性不亞於未成熟的外殼。阿開木的蒴果和種子都具毒性，烹煮果實的水也會被毒物污染。不過，成熟的果實是可食用的。

▶ **影響和症狀**：毒物引發低血糖（血糖太低的表徵為易怒、大量流汗、飢餓難耐和頭痛）。症狀嚴重時，食用後兩小時開始感到噁心、嘔吐。接下來數小時，並不會有任何症狀出現，之後受害者會出現低血糖、血壓降低、昏迷，甚至死亡。百分之八十五的致命案例中，死者生前皆有驚厥的症狀發生。

▶ **毒性發作時間**：症狀可能在兩小時內出現，或者一天以上。食用二十四小時後，可能引發死亡。

▶ **解毒和治療**：除了洗胃和對症治療，由於患者呈現嚴重低血糖狀態，葡萄糖靜脈注射也很重要。

---

5 譯注：Martinique，位於加勒比海，是法國的一個海外大區。下轄一個省，即馬丁尼克省。

6 譯注：雙子葉植物具有兩片子葉。種子剛發芽時，幼莖上方有兩片小小的、類似葉子的就稱為子葉。子葉萌發後，繼續長出的葉子是本葉，即一般看到植物的葉子，例如綠豆、花生。單子葉植物沒有子葉（萎縮了），只具有「胚乳」供應幼苗的初期營養，例如玉米。子葉只是養分儲藏，提供能量等到長出足夠的本葉行光合作用就會耗盡，慢慢萎縮脫落。

▶ 解說：屍檢結果通常可見腦部出血，這是因為死者生前抽搐和血管破裂。

　　阿開木據聞是一七九三年由威廉・布萊船長（〔William Bligh〕邦蒂號叛變事件〔mutiny on the Bounty〕的主角）引進牙買加供奴隸食用。原生地在西非；之後傳至古巴、波多黎各、海地、佛羅里達和夏威夷。

　　如今，小份量的阿開木打成果汁後，被視為健康食品而大受歡迎。

木薯（樹薯）│ Cassava

▶ 學名：*Manihot esculenta Crantz*、*M. utilissima*
▶ 別名與其他：苦木薯（bitter cassava）、tapioca yuca、juca、sweet potato plant、manioc tapioca、mandioc
▶ 毒性：5
▶ 致命部位：最嚴重的危險性在於木薯加工不當。生的木薯根和塊莖皮含高濃度普魯士酸，足以讓人死於氰化物中毒。

　　塊莖是木薯毒性的主要來源，但葉子也含有不定量的毒素。其毒物苦杏仁苷（amygdalin），分解為氫氰酸，可引發氰化物中毒。正確烹煮的木薯沒有任何危險性。

▶ 影響和症狀：嚴重胃腸炎，包括噁心和嘔吐、呼吸窘迫、肌肉抽動、步履蹣跚、驚厥、昏迷，以及死亡。
▶ 毒性發作時間：美國醫學學會認定「數小時」；厄文・許穆茲（Ervin M. Schmutz）所著《有毒植物》（*Plants That Poison*）則認為，中毒者一小時內死亡。
▶ 解毒和治療：洗胃和對症治療。
▶ 解說：美洲熱帶地區常見的植物，同時生長在巴西和其他氣候溫暖的地區。食用前務必加熱烹煮。請勿混淆苦木薯和甜木薯。兩者雖皆含氰化物，但苦木薯含量較高。

接骨木果│Elderberry

▶ **學名**：加拿大接骨木（*Sambucus canadensis*）、歐洲接骨木（*S. racemosa*）

▶ **別名與其他**：美洲接骨木果（American elderberry）、黑接骨木果（black elder）、紅果接骨木（red-berried elder）

▶ **毒性**：4

▶ **致命部位**：雖然烹調過的接骨木果可用來製成果醬和派餅，但是葉子、嫩芽、樹皮、根以及生漿果都具毒性。

▶ **影響和症狀**：暈眩、頭痛、噁心、嘔吐、胃痙攣、胃腸炎、呼吸困難、驚厥、心搏過速，以及喪命的可能。美國醫學學會指出，過去未曾有過接骨木導致氰化物中毒的案例紀錄，但其他資料來源並不認同此說法。

▶ **毒性發作時間**：數小時。

▶ **解毒和治療**：洗胃和對症治療。

▶ **解說**：可見於美國東北部與中部地區和加拿大，生長在林地、未開墾地區、垃圾場以及溪流沿岸。植物高達六至十二呎。其所含毒物氰苷（cyanogenic glycoside）會造成氰化物中毒。成熟果實只要烹調過，便對人體無害，如用於酒品中的接骨木。

曼德拉草│Mandrake

▶ **學名**：風茄（*Mandragora officinarum*）

▶ **別名與其他**：撒旦的蘋果或魔蘋果（devil's apple）、愛的蘋果（love-apple）、美洲鬼臼（mayapple）

▶ **毒性**：4

▶ **致命部位**：根、莖、花、葉和未成熟果實。熟透的果實（呈黃色且變軟）少量食用並不會造成危害。此植物含有多種引起幻覺的生物鹼，像是曼陀羅鹼（阿托品）和毒參茄鹼（mandragorine）。

▶ **影響和症狀**：主要症狀為嚴重上吐下瀉、深度鎮靜、昏迷，以及死

亡。阿托品易造成體液耗盡,使胃液減少、腸功能停止運作,因此亦用於醫療解毒劑及手術用途。曼德拉草同時引起瞳孔放大、眼部肌肉麻痹、譫妄、疼痛、失憶,而且因抑制中樞神經系統導致心搏變慢、昏迷,隨之死亡。

▶ **毒性發作時間**:幾分鐘至半小時。

▶ **解毒和治療**:洗胃和對症治療。

▶ **解說**:主要生長在中東地區,黃色的李子狀果實成熟於小麥收割期間,並散發出濃濃的甜味。

在聖經時代,曼德拉草被當作一種生育藥物。中世紀時期,曼德拉草則是眾人皆知的愛情魔藥,用於巫術咒語,也被視為能夠對抗惡靈的護身符。還有一些人相信小精靈受不了它的特殊氣味。

曼德拉草的根部大、呈深褐色,且形狀不規則,有些人認為貌似男性生殖器官。根據迷信,若碰觸新鮮曼德拉草的根部會喪命,因此人們訓練狗將它從土壤裡拔出。據傳曼德拉草被拔出時會發出慘叫聲,令狗當場斃命。

曼德拉草現今被做為麻醉劑、瀉藥、催吐劑、安眠藥、麻醉劑,以及鎮靜劑。

茄科下的另一品種為美洲鬼臼(學名:*Podophyllum peltaturm*),會引發嚴重胃腸炎、頭痛、頭暈和虛脫。其毒物在結合酒精時效力特別強,且在十四小時內便造成死亡。味道相當苦。工人處理其根部往往會得皮膚炎。其油脂可做為移除疣的外用藥。

知名案例

一六三〇年,在德國漢堡有三名婦人因持有曼德拉草根部被處以死刑,人們認為此為從事巫術的證據。

短葉紫杉 │ Mountain mahogany

▶ **學名**：*Cercocarpus montanus*

▶ **毒性**：3

▶ **致命部位**：整棵樹所有部位皆具危險性。此種植物含高濃度的氰化物。不過，除非葉子枯萎或損傷，桃花心木的毒性不高。

▶ **影響和症狀**：初期症狀為氧氣耗盡導致呼吸困難。還有過度流涎、緊張，死前身體衰弱。黏膜呈粉紅色且較健康時更紅，虛脫和死亡隨即到來。事前的進食亦會影響毒物吸收，可緩衝毒物所帶來的傷害。

　　屍檢結果可見靜脈中的血液呈櫻桃紅色。

▶ **毒性發作時間**：徵兆五分鐘內開始出現，並在十五分鐘內死亡。

▶ **解毒和治療**：硫代硫酸鈉（sodium thiosulphate）治療有時在傳統氰化物中毒案例中能夠發揮治療效用。

▶ **解說**：短葉紫杉屬薔薇科灌木，與硬木材料無關，至多只是名字相同。可見於德州、堪薩斯州、南達科達州、亞利桑納州、蒙大拿州和佛羅里達州，主要生長在岩壁上和岩石地區。

防己 │ Moonseed

▶ **學名**：*Menispermum canadense*

▶ **別名與其他**：yellow parilla

▶ **毒性**：5

▶ **致命部位**：外形貌似野葡萄的藍黑色果實。毒性來自具有中樞神經系統興奮劑功能的生物鹼。葉子也具有危險性。果核有許多尖銳的隆起，會造成機械性損傷（mechanical injury）以及腸道出血。

▶ **影響和症狀**：血性腹瀉、驚厥，以及休克所造成的死亡。

▶ **毒性發作時間**：數小時。

▶ **解毒和治療**：洗胃和對症治療。

▶ **解說**：防己為莖部光滑的木本爬藤，可見於美國東部和加拿大的溪

流岸邊和灌木叢中。北美其他地區的防己皆屬人為植栽。

　　根部帶有苦味。已發生多起將它誤認為野葡萄的中毒案例。

　　另一種亦稱防己（學名：*Cocculus ferrandianus*）的近親屬夏威夷原生植物，當地人用來當作毒魚劑。

肉豆蔻 ｜ Nutmeg

▶ **學名**：*Myristica fragrans*、*M. argentea*（Papuan nutmeg）、*M. malabarcia*（Bombay nutmeg）

▶ **毒性**：3

▶ **致命部位**：種子。

▶ **影響和症狀**：一毫克或更多的劑量會產生視覺障礙和輕微欣快感；五毫克會引發口乾舌燥、脈搏加速、發燒、皮膚潮紅；七・五毫克或更多會引發驚厥、心悸、噁心、脫水，以及全身疼痛。高劑量則會引發肉荳蔻精神病（nutmeg psychosis），可能需要住院治療。這是一種急性精神異常，患者感覺混亂、出現幻覺、躁動，並且覺得自己隨時都將面臨死亡。企圖尋求刺激的青少年會濫用肉豆蔻。

　　若經由靜脈注射，可能導致肝臟受損。若經常大量使用可能致死，因為毒性會不斷累積。

▶ **毒性發作時間**：攝入後六小時左右；影響可能長達三天。

▶ **解毒和治療**：無特定解毒劑。毒害約三天內逐漸消失，只是中毒者通常需要進行緩解性治療（palliative treatment）。

▶ **解說**：肉豆蔻有許多不同品種。其一生長在熱帶亞洲、澳大拉西亞（Australasia）[7]、印尼班達群島（Banda Islands of Indonesia）、尚西巴（Zanzibar）[8]和加勒比海的格瑞那達（Grenada）。另一種生長在新幾內亞和孟買、馬來西亞、斯里蘭卡，以及加勒比海的聖文森（St. Vincent）。

7　譯注：一般指大洋洲的整個地區，如澳洲、紐西蘭和鄰近的太平洋島嶼。

8　譯注：位於東非坦尚尼亞東部的半自治區，包括印度洋上的尚西巴群島。

香料用的肉豆蔻和肉豆蔻乾皮源於此植物。

肉豆蔻是樹木的卵形種子，肉豆蔻乾皮則是乾燥的紅色種子外殼。傳統上用來製作蘋果酒、香料紅酒和印度甜食。無色或淡黃色的油也用於製作香水、化妝品和製藥產業，以及治療風濕痛和牙痛等外用藥。替代醫學 (alternative medicine) [9]則利用肉豆蔻治療消化系統疾病。

中世紀的人視肉豆蔻為珍寶，是阿拉伯人貿易的昂貴香料。在伊莉莎白時代，人們相信肉豆蔻可以驅除瘟疫，幾顆肉豆蔻堅果便足以使人致富。十七世紀時期，荷蘭人則是主宰了肉豆蔻貿易——於一六二一年屠殺許多班達群島的當地居民之後。後來，在拿破崙戰爭期間，英國人取得控制權，在尚西巴和格瑞那達種植肉豆蔻。

美國俚語中，「wooden nutmeg」一詞有詐騙、假貨之意，源自於康乃狄克州（有肉豆蔻州之稱）的商人用木頭雕刻成肉豆蔻佯裝真品。

肉豆蔻含有製作單胺氧化酶抑制劑的化學物質，與MDMA（搖頭丸）的化學物質成分相近，只是味道強烈且質地粗如砂紙，因此未被製成娛樂性藥物。

西番蓮 | Passion flower

▶ 學名：*Adenia volkensii*、*A. digitata*

▶ 別名與其他：passion vine、apricot vine、maypop、maracuja

▶ 毒性：6

▶ 致命部位：全株。

▶ 影響和症狀：嗜睡、精神萎靡，然後從身體虛弱無力惡化成麻痺，最終不治。該植物為一種皮質 (cortical) 鎮靜劑，作用於高階的腦部運作區域。少量西番蓮便足以致命。低於致命劑量則可做為鎮靜劑。

▶ 毒性發作時間：感覺到症狀前的十五分鐘至一小時。

9 譯注：現代醫學之外的醫學理論與技術的總稱。傳統醫學（包括巫醫）也常被認為是替代醫學，但替代醫學尚包括諸如保健食品、食療等非屬傳統醫學的範疇。

▶ **解毒和治療**：洗胃和對症治療。

▶ **解說**：西番蓮的果實和果汁都具有經濟價值，種植在加勒比海、夏威夷、維吉尼亞州和佛羅裡達州南部，是美洲和非洲熱帶與亞熱帶區域的原生植物。Maypop是另一種美洲品種，會長出可食用的杏桃，可見於美國南方。由於花朵像時鐘，在日本還成為年輕同性戀者的象徵符號。

它的花朵含迷幻劑和單胺氧化酶抑制劑（用於治療憂鬱症），可增強改變意識藥物的影響。莖則會分泌液體，使許多昆蟲受困其中。

肯亞的茅茅團成員（Mau Mau）[10] 將其用於宣誓儀式，其他部落則做為毒殺鬣狗的誘餌。中美和北美的原住民一直以來用這種藥草治療失眠、歇斯底里、高血壓、癲癇，以及各種疼痛。劑量少時，其麻醉特性可用來治療腹瀉、痢疾、神經痛、焦慮、失眠和經痛。

其名稱源於西班牙基督教傳教士，他們認為，它的花朵看起來像十字架和耶穌的荊棘冠冕，因而聯想到「耶穌受難」（the Passion of Christ）。

大黃｜Rhubarb

▶ **學名**：圓葉大黃（*Rheum rhaponticum*）

▶ **別名與其他**：派草（pie plant）

▶ **毒性**：4

▶ **致命部位**：葉片含乙二酸和草酸鉀與草酸鈣（calcium oxalates），以及其他多種毒物。在多數品種中，葉片是該植物唯一具毒性的部位，烹煮或食用前務必徹底切除。

▶ **影響和症狀**：如果無意間將葉片和大黃一起烹煮，消化刺激物恐將引起胃痛、噁心、嘔吐，鼻腔和眼睛出血、衰弱、呼吸困難、口腔及

---

10 編注：一九五〇年代，肯亞為脫離英國殖民、爭取國家獨立所發起的革命組織，成員多為基庫尤（Kikuyu）人，肯亞人口數最多的一支民族。

喉嚨燒灼、腎臟發炎以及無尿，致使血中鈣含量下降，心搏或呼吸停止。

▶ **毒性發作時間**：數小時。

▶ **解毒和治療**：洗胃並催吐。任何形態的鈣（即便是牛奶或萊姆水）皆有助於沉澱草酸鹽。通常以額外給予流質和支持療法補充鈣鹽（calcium salts）和葡萄糖酸鈣（calcium gluconate）。

▶ **解說**：源自亞洲，如今可見於美國和加拿大的庭園，一路向南延伸至夏威夷。

知名案例

一八四七年出版的《園丁紀事》（*Gardeners' Chronicle*）中記載，一些人因食用新生植株而致病，其中提到一則重症病例是，全家人因吃下水煮的大黃葉片而中毒。

一九〇一年，地方驗屍官的報告指出，一名男子由於吃下燉煮的大黃葉而喪命。裁決內容為：「因食用大黃葉而意外死亡。」

《英國醫學期刊》（*British Medical Journal*）於一九一〇年十二月曾提及多起大黃中毒案。

藥用植物

瀉根或白瀉根 | Bryony or White bryony

▶ **學名**：*Bryonia dioica*、*B. alba*、*B. cretica*

▶ **別名與其他**：惡魔蕪菁（devil's turnip）、British mandrake、wild vine、wild hops、wild nep、tamus、ladies' seal、tetterbury、navet du diable（法國）

▶ **毒性**：4

▶ **致命部位**：漿果和根部含有苷類，瀉根苷（bryonin）和瀉根素（bry-onidin）。

▶ **影響和症狀**：攝入後口部灼熱、噁心、嘔吐。汁液屬於刺激物的一種，會致使皮膚起水泡。其他症狀包括劇烈腹瀉、脫水、驚厥、麻痺、昏迷，以及因呼吸停中死亡。

▶ **毒性發作時間**：數小時。

▶ **解毒和治療**：洗胃並讓受害者保持溫暖與安靜。用牛奶和蛋等緩和劑保護胃黏膜。視情況補充流質和額外的電解質。多數患者需要使用止痛藥。

▶ **解說**：瀉根是一種常見的攀緣植物，可見觸感極其粗糙的藤葉、刺人的短絨毛，以及紅色漿果。生長於威爾斯和英格蘭南部，最北抵約克郡，歐洲中部和南部多數地區也有其蹤影。

漿果充滿氣味難聞的汁液。黃中帶綠的花朵在五月盛開。歐洲共有八種品種。

當漿果像酒一樣經過蒸餾，喝下會導致流產。味苦的汁液不但使人厭惡，且會造成嚴重嘔吐。成熟的果實是表皮光滑的紅色漿果，內有黑色和黃色交雜的種子。整株植物，尤其根部，帶有刺鼻的乳色汁液，枯萎後仍散發出難聞氣味。粗厚多肉的白色根部很大，經常被誤認為歐防風或蕪菁，甚至是曼德拉草。在醫學上可做為利尿劑。

低劑量被認為可有效治療咳嗽、流感、支氣管炎和肺炎，也是治療胸膜炎和喘咳的建議藥物，可舒緩疼痛、減輕咳嗽症狀。

十四世紀的人稱瀉根為「wild nepit」，大多做為痲瘋病的解藥。巴塞羅謬（Bartholomew）曾說，奧古斯都（Augustus Caesar）打雷時會戴瀉根花圈防閃電。

金雞納樹皮 │ Cinchona bark

▶ **學名**：金雞納樹（*Cinchona ledgeriana*）

▶ **別名與其他**：祕魯樹皮（Peruvian bark）、奎寧樹皮（quinine bark）、奎那（quina）、奎寧（quinine）、kinakina、china bark、cinchona bark、黃金雞納樹（yellow cinchona）、紅金雞納樹（red cinchona）、Jesuit's bark、quina-quina、黃金雞納樹皮（calisaya bark）、fever tree

▶ **毒性**：4

▶ **致命部位**：樹皮，木頭亦含些許毒素。

▶ **影響和症狀**：噁心、嘔吐、出血、頭痛、耳鳴、耳聾、頭暈、虛脫、視覺紊亂、昏迷，最後呼吸麻痺而死。攝入或注射高劑量會瞬間引發心臟衰竭。

▶ **毒性發作時間**：數小時。

▶ **解毒和治療**：洗胃並透過注射去甲基腎上腺素（norepinephrine）來治療低血壓。

▶ **解說**：這種植物所含的毒物為喹啉（quinoline）或奎寧。金雞納有白色、粉紅色或黃色的花，自然生長於南美洲山坡地，熱帶國家如印度、爪哇、東非和澳洲也有人為種植。其特有的苦味可用來調製許多飲料。金雞納樹皮也可以治療熱病。

現今採收樹皮的方法和十六世紀近似。樹皮刨下後乾燥，並在品質變糟前反覆刨刮數次。然後，樹木必須斬除，重新栽植。

如今，第三世界仍以其為墮胎藥。

知名案例

一九七一年，墨西哥一名家教甚嚴的女孩以為自己懷孕，於是吞下數錠奎寧。六小時後，她劇烈驚厥，導致呼吸困難而死。

早在一五六〇年代，便已發現金雞納樹的療效。相傳它命名自祕魯一位西班牙總督的妻子欽瓊伯爵夫人（Countess of Chinchon），在三十年戰爭（the Thirty Years' War）末期，這種植物成功治癒了她的瘧疾。

一六七七年,《倫敦藥典》（*London Pharmacopoeia*）已收錄金雞納。

金雞納樹皮在英格蘭國王查理二世（Charles II）染上瘧疾時引發爭議。他聽聞羅伯·陶波爾（Robert Talbor）製作了一款祕密藥水。結果,藥水的確將國王治癒,於是授與他醫生執照。不久後,法國王儲也染上瘧疾,路易十四便召喚這名醫生調製他的神祕配方。王儲痊癒後,國王試圖破解這種靈丹妙藥的成分。然直到陶波爾死後,人們才在他的紀錄中找到藥方。當中含有玫瑰葉、檸檬汁,以及金雞納樹皮。

十九世紀,英國人和荷蘭人開始從南美洲偷運出這種植物。荷蘭人在爪哇大面積種植,英國人也隨之在印度和錫蘭種植。然英國人的成果不若荷蘭人。一九一八年,阿姆斯特丹總部的「金雞納局」（Kina Bureau）主宰了全球產量。

二戰期間,日本人占領爪哇,切斷了奎寧的供應,荷蘭人於是嘗試再次在南美種植金雞納。雖然金雞納原生於南美,結果卻失敗。也因此促成合成藥物的研發。

苦西瓜｜Colocynth

▶ **學名**：藥西瓜（*Citrullus colocynthis*）

▶ **別名與其他**：苦蘋果（bitter apple）、苦黃瓜（bitter cucumber）、egusi、vine of Sodom

▶ **毒性**：5

▶ **致命部位**：最致命的部位是外皮蒼白、綠中帶黃的苦味果實。

▶ **影響和症狀**：第一天會出現血性腹瀉,接著是痙攣、頭痛、寡尿、腎臟衰竭,以及死亡。一茶匙半的苦西瓜粉末便足以致死。

▶ **毒性發作時間**：數小時。

▶ **解毒和治療**：牛奶可減緩胃部刺激,阿托品則是減少胃分泌物、發揮興奮劑的作用以抵擋虛脫的可能性。有需要的話,可服用止痛藥。受害者若撐過四十八小時,便有機會康復。

▶ **解說**：地中海的原生植物，以土耳其和亞洲最為密集，現今可見於中美洲。果實如檸檬般大小，外皮黃綠相間，有苦味。苦西瓜是一種強力的肝臟刺激劑，同時具瀉藥和墮胎的作用。服用果實過量會導致具危險性的炎症，使腸道劇烈刺痛。

巴豆油 | Croton oil

▶ **學名**：巴豆（*Croton tiglium*）

▶ **別名與其他**：May-apple、gamboge、purging croton

▶ **毒性**：6

▶ **致命部位**：種子及其萃取油。

▶ **影響和症狀**：黏稠的巴豆油接觸到皮膚，會導致發炎、起水泡，且最長持續三週。內服巴豆油，則口腔和胃部灼傷，導致血性腹瀉、劇烈腹瀉、心搏過速、昏迷以及死亡。屍檢結果可見血便以及帶些許血尿。

▶ **毒性發作時間**：接觸皮膚會立即作用；攝入則於十至十五分鐘內。

▶ **解毒和治療**：洗胃據稱無用。宜針對疼痛以及腎臟與肝臟損害進行對症治療。可鼓勵受害者盡可能多喝水，並持續使用靜脈輸液來解決體液流失所造成的電解質不平衡。

▶ **解說**：原生於印度和馬來群島，現今亦可見於美國西南部。

巴豆油混入等量酒精並搖晃後很容易辨識，兩種液體交接處呈紅棕色。稀釋的巴豆油溶液四小時內會使人起水泡。由於具有脫皮效果，巴豆油成為活膚再生化學物質的基底，結合酚後促使皮膚脫落。

知名案例

在史坦貝克（Steinbeck）的《伊甸之東》（*East of Eden*）中，費伊（Faye）被人以此毒物謀殺。

內戰小說《銅頭蝮》（*Copperhead*）裡，則被當作行刑道具。

約翰・韋恩主演的電影《龍虎盟》（*El Dorado*）中，以巴豆油讓酒醉的警長醒酒，同時讓他學到教訓（在安塔布司〔商品名：Antabuse，即戒酒硫〕之前，此為治療酒精成癮的藥物）。

麥角 | Ergot

▸ **學名**：麥角菌（*Claviceps purpurea*）

▸ **別名與其他**：ergot of rye、sansert、聖安東尼之火（St. Anthony's fire）

▸ **毒性**：5

▸ **致命部位**：一種寄生於穀類植物上的真菌，最常見於裸麥，少量便足以致命。來自真菌的生物鹼易於瓦解，被此類黑色真菌污染的裸麥粉愈接近春天，其有害程度愈低。毒物會刺激平滑肌收縮，並且對中樞神經系統施加麻痺作用，影響心律、腎臟功能、肺部及消化系統。

▸ **影響和症狀**：噁心、嘔吐、劇烈頭痛、麻痺、寡尿、肺浸潤（肺中出現不透光物質，可能是良性或惡性；不過在此情況下，很可能是真菌所引發）、昏迷、呼吸或心搏停止，以及死亡。

　　麥角生物鹼會促使子宮收縮。肢體末梢冰冷與胸口刺痛亦由血管收縮作用所引起。攝入這種毒素容易導致痛性痙攣以及肌肉萎縮。精神障礙（劇烈情緒波動）也可能伴隨發生。若中毒超過數天，會導致手指和腳趾壞疽。

　　它也會引發過度興奮、好鬥、運動失調，以及步履蹣跚。

　　神經疼痛發生在攝入麥角後兩週內。可能疼痛、踩腳且患部冰涼。若持續食用麥角，受感染的部位會失去知覺，正常組織和乾性壞疽之間會出現凹陷線條。

▸ **毒性發作時間**：數天至數星期。

▸ **解毒和治療**：硝酸戊酯（amyl nitrate）常用於緩減抽慉。洗胃後，應

該施以活性炭。

▶ 解說：麥角菌最常見於裸麥，但也可能寄生在其他植物上（如小麥、大麥、燕麥等）。原生於歐洲，如今幾乎無所不在。此種真菌嚐起來有魚腥味。

　　麥角製成的藥物通常用於婦產科，有助於子宮收縮至正常大小。十七世紀的助產士出於同樣目的使用麥角。麥角也能治療偏頭痛及緩減帶狀皰疹所帶來的疼痛。

　　儘管穀物都會進行真菌篩檢，北達科達州和英國每年仍爆發麥角感染。

　　麥角的毒素具有積累性。

知名案例

在中世紀，麥角致病的規模往往達到流行傳染病的程度。西元九四四年，法國有四萬人死於麥角中毒。法國人稱其為火燒痛（mal des ardents）、聖安東尼之火（feu de Saint-Antoine）及索洛涅壞疽（gangrène des Solognots），病症有兩種形態：壞疽（最常感染下肢）和驚厥（伴隨出現幻覺，有時候會出現癱瘓症狀）。傳說唯有向聖安東尼禱告的人才能倖免，然事實是，他們被帶往修道院，在禱告的同時食用未受麥角污染的麵包，才得以痊癒。

毛地黃 ｜ Foxglove

▶ 學名：毛地黃（*Digitalis purpurea*）、狹葉毛地黃（*D. lanata*）

▶ 別名與其他：仙女帽（fairy cap）、仙女鐘（fairy bells）、仙女手套（fairy glove）、仙女手指（fairy finger）、仙女指套（fairy thimbles）、巫婆手套（witches' gloves）、死者之鐘（dead men's bells）、聖母的手套（gloves of Our Lady）、血色手指（bloody fingers）、處子的手套（virgin's glove）、凡人的

手套（folk's glove）、狐狸手套（〔revbielde〕挪威）、指套（〔fingerhut〕德國）

▶ **毒性**：6

▶ **致命部位**：全株有毒，以葉片毒性最強。葉片含有毛地黃苷（digitalin）、毛地黃毒苷（digitoxin）以及毛地黃皂苷（digitonin）。食用葉片會嚴重導致中毒，無論是乾燥或新鮮的，皆不會因烹煮而流失毒性。

▶ **影響和症狀**：頭痛、噁心、嘔吐、腹瀉、視覺模糊、譫妄、脈搏變慢或不規則、色覺失準、血壓升高，以及死亡；中毒者通常死於心室纖維顫動。然而，毛地黃其實是一種能夠加強心臟收縮能力的心臟用藥。

▶ **毒性發作時間**：二十至三十分鐘。

▶ **解毒和治療**：洗胃後以活性炭進一步解毒。

　　必須持續監控受害者的心電圖。每小時施以氯化鉀，無尿時禁用。此外，也必須監控血鉀值，避免高血鉀症（血中鉀離子濃度超出正常範圍）以及心搏停止。

▶ **解說**：儘管氣味不佳，有著紫色和白色花朵的毛地黃仍被種植於庭園。初夏時期，可於美國中北部和東北部一帶、大平洋沿岸地區，還有夏威夷和歐洲多數地區看到野生的毛地黃。在英國，毛地黃恣意生長在路邊、林地、花崗岩壁裂縫、丘陵牧草地以及多岩石地區，英格蘭沿岸地區尤其常見。

　　新鮮和乾燥的葉片皆帶有苦味。其果實藏有無數的有毒種子。有些孩童因吸吮花朵和吃下種子而中毒。

　　多數中毒案例來自醫療用藥過量，他殺或有自殺意圖的案例極為少見。

　　毛地黃為烏頭中毒的解毒劑。

知名案例

　　普莫萊的艾德蒙（Dr. Edmond de la Pommerais）是法國鄉村醫生的兒子，自詡為伯爵。由於行醫僅為他賺進微薄收入，於是他在一八六一年娶了富有的杜碧絲（Dubisy）小姐。他用妻子的錢包養情婦薩賀芬（Séraphine de Pawr），並為她投保超過五十萬法郎的人身保險。而她打算佯裝生病，藉此恐嚇保險公司支付一筆年金做為終止這項保險的代價。

　　薩賀芬依照計畫生了場病，卻意外過世。她的情夫診斷她得了霍亂，不過保險公司覺得其中有詐，因為同樣由他代保的岳母剛剛過世。薩賀芬的遺體被挖出後，發現她曾服用大量的毛地黃，和艾德蒙醫生的岳母如出一轍。

　　這名醫生因雙重謀殺案受到審判，於一八六四年送上斷頭台。

半邊蓮｜Indian tobacco

▶ **學名**：北美山梗菜（*Lobelia inflata*）

▶ **別名與其他**：小米草（eyebright）、bladderpod、asthma weed、lobelia

▶ **毒性**：5

▶ **致命部位**：全株，尤其是乳白色汁液。毒物為山梗菜鹼（lobeline）和相關生物鹼。碰觸葉、莖或果實易使皮膚起疹子。

▶ **影響和症狀**：噁心、嘔吐、精疲力竭、虛脫、瞳孔放大、痲痹、昏迷、驚厥，以及死亡。類似尼古丁中毒。因驚厥引發呼吸衰竭致死。

▶ **毒性發作時間**：一至數小時。

▶ **解毒和治療**：洗胃後施以煩寧減緩驚厥。可能需要人工呼吸器。如及時使用阿托品，可有效解毒。

▶ **解說**：可見於未開墾的林地及路旁，在康乃狄克州和美國其他東北地區相當普遍。它生長在美國中西部，但愈靠近太平洋沿岸數量愈

少。不過，在加州和奧勒岡州海拔四千呎以上的區域卻又生長茂盛。在加拿大多數地方亦是大致相同的生長模式。印第安人吸食其乾燥葉片，但很快發現它一般菸草更傷肺。

花朵有紅、白、藍三種顏色，膨脹的莢果為其特徵之一。

醫學上，半邊蓮用於治療喉炎和痙攣性氣喘。服藥過量的作用類似麻醉劑中毒，有可能致死。

小米草是來自半邊蓮的藥草之一。

吐根 | Ipecac

▶ 學名：*Cephaelis ipecacuanha*

▶ 別名與其他：依米丁（emetine）

▶ 毒性：5

▶ 致命部位：漿果和植物的汁液毒性最強。

▶ 影響和症狀：植物汁液引發的噁心和嘔吐在醫療上用於協助受害者排出毒物，然服用過量會導致疲勞、呼吸困難、心搏過速、低血壓、驚厥、虛脫、喪失意識，以及腎臟及肝臟受損（意謂著排尿疼痛與帶血等問題），最後因心臟衰竭而死。

依米丁是自吐根提取的一種生物鹼，會使心臟衰弱。其積累的影響會延續超過一個月或更久；因此，可以安排你筆下的凶手使用慢性投毒。

該毒物若經注射進入體內，會造成組織壞死。口服則常因嘔吐而妨礙吸收。

屍檢結果可見胃腸道充血（因體液增加或阻塞而積聚或堵塞），肝臟、腎臟和心臟出現退化性病變。

▶ 毒性發作時間：立即。可能在二十四小時後至一星期內死亡。復原可能需要長達一年的時間。

▶ 解毒和治療：洗胃，然後施打嗎啡與完全臥床休息。

▶ **解說**：製成糖漿形式的催吐劑主要用於排除胃中毒物，但醫學界已不建議使用。

從這種植物提取的流浸膏，其藥效是糖漿的十四倍之多，不可用來替代糖漿。

菊蒿 | Tansy

▶ **學名**：*Tanacetum vulgare*

▶ **別名與其他**：苦鈕扣（bitter button）、cow bitter、金鈕扣（golden button）、艾蒿（mugwort）

▶ **毒性**：5

▶ **致命部位**：葉、花和莖含有有毒植物油菊蒿素（tanacetin）。

▶ **影響和症狀**：驚厥、口吐白沫、瞳孔放大、脈搏急促而微弱、嘔吐、子宮出血、腎臟疾病，以及死亡。碰觸植物也會導致皮炎（起疹）。

▶ **毒性發作時間**：數小時。

▶ **解毒和治療**：洗胃並對症治療。

▶ **解說**：中世紀時期，人們一般將菊蒿和巫術聯想在一起，此種帶有苦味的藥草生長在路旁，常見於未開墾的泥炭林地，有時在牧草地也能見其蹤跡。菊蒿為歐洲原生植物，如今已遍布美國東部和美國太平洋西北地區。

菊蒿油具有殺死腸道蠕蟲的功用，也能用於催經以及做為墮胎劑。中毒的情況多半肇因於攝入過量的菊蒿油，或葉片製成的菊蒿茶。

開花植物 ─────

黑嚏根草 | Black hellebore

▶ **學名**：聖誕玫瑰（*Helleborus niger*）

▶ **別名與其他**：聖誕玫瑰（Christmas rose）、Christe herbe、melampode

▶ **毒性**：6

▶ **致命部位**：全株有毒，尤其是根部。

▶ **影響和症狀**：其毒物會使口腔黏膜起水泡，導致嚴重腹瀉、嘔吐，以及心搏停止死亡。

▶ **毒性發作時間**：症狀通常會在三十分鐘內出現，死亡則歷時數小時。

▶ **解毒和治療**：通常施以心臟興奮劑及呼吸興奮劑，如硝酸戊酯、番木鱉鹼和阿托品。

▶ **解說**：黑嚏根草為毛茛科，生長於中南歐（尤其德國，為主要輸出產地）、希臘以及小亞細亞。在美國北部和加拿大被當作園藝植物栽種。其所含的毒物為嚏根草毒苷（helleborein）、嚏根草苷（hellebrin）、嚏根草毒素（helleborin）、皂素和原白頭翁素（protoanemonin）。

黑嚏根草的名稱源自它的深色根部。傳統上用於魔法和巫術儀式中，這種植物被認為與土星、水星和火星有關，用於驅逐及通靈。

希臘神話中，先知墨蘭普斯（Melampus）以黑噴嚏草酊劑（微量）做為瀉劑，治療精神疾病和狂燥（因為它是中樞神經系統抑制劑〔CNS depressant〕），或減緩心跳。劑量多時會引發驚厥，以及心臟衰竭死亡。

嚏根草的英文通稱衍生自希臘文「elein」（使損害）和「bora」（食物）。

知名案例

一九八七年，一名患者走進洛杉磯某醫院急診室，抱怨自己有胃痛和嘔吐情況。由於檢查不出造成他身體不適的病因，他便離開了醫院。幾個小時後，他回到醫院，表示手臂失去知覺。在護理師為他做檢查前，他抽搐了起來，隨後不治。事後發現，這名年輕人的朋友因為被他傳染愛滋病而滿懷憤怒，便以嚏根草下毒致死。

刺槐（洋槐） │ Black locust

▶ **學名**：*Robinia pseudoacacia*

▶ **別名與其他**：bastard acacia、black acacia、false acacia、pea flower locust

▶ **毒性**：5

▶ **致命部位**：樹皮內側、種子以及葉片。

▶ **影響和症狀**：其毒物會干擾腸道內的蛋白質合成。嘔吐、腹瀉、木僵、心跳變慢、脈搏微弱、胃腸炎、手腳冰冷，並伴隨各種休克徵兆，有驚厥以及死亡的可能性。

▶ **毒性發作時間**：一小時。

▶ **解毒和治療**：洗胃和對症治療。

▶ **解說**：刺槐所含的毒素為刺槐毒素（robin），一種光毒（phototoxin）。美國、加拿大、歐洲和亞洲的溫帶地區都可以看到。若咀嚼刺槐有毒部位，對孩童的影響比較大。

血根草 │ Bloodroot

▶ **學名**：*Sanguinaria canadensis*

▶ **別名與其他**：Indian paint、tetterwort、紅血草（red pucoon）、紅根草（red root）、paucon、coon root、snakebite、sweet slumber

▶ **毒性**：4

▶ **致命部位**：全株。接觸其紅色汁液會導致皮膚起疹。主要的毒物為血根鹼（sanguinarine）。

▶ **影響和症狀**：毒物會削弱心臟功能和肌力，並抑制神經。服用過量致死前，會出現劇烈嘔吐、極度口渴、嚴重食道燒灼感和疼痛、胸悶且呼吸困難、瞳孔放大、眩暈、皮膚冰冷，以及心臟麻痺等症狀。

▶ **毒性發作時間**：一至二小時。

▶ **解毒和治療**：洗胃和對症治療。

▸ 解說：血根草有白色如蠟的花瓣及黃色雄蕊。根部粗大，汁液為橘紅色。氣味不明顯，嚐起來有苦味且具腐蝕性；磨成粉末的根部引起噴嚏、刺激鼻腔，除非存放在乾燥陰涼處，否則毒物會很快變質。

可見於北美，南至佛羅里達州，西至阿肯色州、德州和內布拉斯加州，以及加拿大的林地。

白星海芋 ｜ Cuckoopint

▸ 學名：斑葉疆南星（*Arum maculatum*）

▸ 別名與其他：Adam and Eve、lords-and-ladies、wild arum wake-robin、Jack-in-the-pulpit

▸ 毒性：5

▸ 致命部位：全株。其中以帶甜味的漿果毒性最強，但帶酸味的葉片、花朵和根部也具有毒性。

▸ 影響和症狀：起水泡、嚴重胃腸炎、出血、驚厥、瞳孔放大、昏迷，以及死亡。

▸ 毒性發作時間：水泡隨即產生，然其他症狀要幾個小時才會慢慢出現。

▸ 解毒和治療：沒有確知的緊急治療方法；不過，咽喉腫脹所引發的呼吸阻塞可以有效治療。

▸ 解說：白星海芋所含毒物為類似毒芹鹼（毒參）的aroin以及草酸鈣。

白星海芋原生於北非和南歐，後傳播至英格蘭。在美國南方各州，Jack-in-the-pulpit（學名：*Arisaema atrorubens*）是常見的居家植物。

其花朵和紅色果實可生長至十吋長。根部汁液帶有苦味。

山靛 ｜ Dog mercury

▸ 學名：多年生山靛（*Mercurialis perennis*）、一年生山靛（*M. annua*）

▸ 別名與其他：herb mercury

▶ **毒性**：4

▶ **致命部位**：全株。其毒物為mercurialine，或稱大戟油（oil of Euphorbia）。

▶ **影響和症狀**：山靛具催吐與助瀉的功能。患者也會出現刺激性症狀與麻醉反應。該毒物有累積作用，中毒者可能死於心臟衰弱。

▶ **毒性發作時間**：數小時。

▶ **解毒和治療**：洗胃和對症治療。

▶ **解說**：此種植物生食具有毒性，乾燥或烹煮後則無害，因為高溫會破壞其毒素。新鮮的植株有股難聞的氣味，嚐起來酸酸的。

　　分布於俄羅斯、亞洲、歐洲和英國的林地和遮蔭處，以及美國東部的林地，有匍匐根、莖不分枝。

知名案例

　　經濟大蕭條時期，有些人試圖以這種植物煮湯，食用後不治。

藜蘆 | False hellebore

▶ **學名**：*Veratrum alba*、*V. viride*、*V. californicum*

▶ **毒性**：5

▶ **致命部位**：全株，但毒物大多集中在根部。

▶ **影響和症狀**：攝入大量藜蘆的主要症狀包括噁心、嚴重嘔吐以及血壓忽高忽低，導致眩暈與劇烈頭痛。其他症狀有腹瀉、肌肉無力、脈搏變慢（低至每分鐘不到三十下），由於血壓下降，受害者會休克以及死亡。

　　反覆小劑量使用可能對血壓下降產生耐受性。

▶ **毒性發作時間**：二十分鐘內。

▶ **解毒和治療**：洗胃和對症治療。

▶ 解說：和death camas（北美棋盤花屬百合科草本植物）同屬於百合科。

毒性不若黑嚏根草，但仍有致死的可能。其所製成的藥物有助治療肌肉痙攣和神經病變；在過去，則被用來治療高血壓和心跳急促。

廣布各地的藜蘆是農人眼中的有害植物，因為會導致動物中毒；可見於潮濕的林地與沼澤。品種之一的綠藜蘆生長在西邊的阿拉斯加至奧林匹克山脈（Olympic）、喀斯開山脈（Cascade）、洛磯山脈至北加州；在東部，生長範圍則從喬治亞州北至加拿大拉布拉多半島（Labrador）。

繡球花 ｜ Hydrangea

▶ 學名：*Hydrangea macrophylla*

▶ 別名與其他：hortensia、hills of snow

▶ 毒性：5

▶ 致命部位：全株，其中又以花蕾最毒。所含毒素hydrangin是一種氰苷（cyanogenetic glycoside）。

▶ 影響和症狀：胃腸炎以及氰化物中毒所出現的症狀。（詳見〈第三章〉，p.30）

▶ 毒性發作時間：數小時後才會出現症狀。

▶ 解毒和治療：洗胃和對症治療。

▶ 解說：繡球花是一種劇毒植物，分布於美洲和亞州的中國、日本、喜馬拉雅山區和印尼各地。

飛燕草 ｜ Larkspur

▶ 學名：琉璃飛燕草（*Delphinium consolida*）、*D. alpinum*

▶ 別名與其他：delphinium、stagger weed、lark's heel（語出莎士比亞）、lark's claw、knight's spur

▶ 毒性：6

▶ 致命部位：全株；不過，植物開花前長出的嫩葉和成熟的種子含有

大量毒生物鹼。隨植物年齡增長，毒性愈低。

▶ **影響和症狀**：翠雀屬毛茛科，其所引發的症狀類似烏頭，包括心跳變慢、口腔灼熱、皮膚炎、噁心、嘔吐、呼吸窘迫、身體發癢、紫紺，以及死亡。

▶ **毒性發作時間**：症狀立即出現，有可能在六個小時內死亡。

▶ **解毒和治療**：對症治療。除了洗胃、供氧協助呼吸，同時施以刺激心臟的藥物，並無特定解毒方法。

▶ **解說**：飛燕草導致不少牲畜死亡。藍色的花蕾看起來像一隻胖海豚。

毛茛科翠雀屬有將近兩百五十種品種，在北半球分布相當廣泛，像是歐洲、北美洲，以及熱帶非洲的高山上。

Baker's larkspur（學名：*Delphinium bakeri*）和yellow larkspur（學名：*D. luteum*）為加州特定地區的原生種，並且是高度瀕危的物種。

水仙 │ Narcissus

▶ **學名**：紅口水仙（*Narcissus poeticus*）

▶ **別名與其他**：紅邊水仙（poets' narcissus）、pheasant's eye、黃水仙（daffodil）

▶ **毒性**：5

▶ **致命部位**：全株，其中以鱗莖毒性最強，是強效催吐劑。

▶ **影響和症狀**：噁心、嚴重嘔吐數小時、絞痛、強直性驚厥（即肌肉持續維持收縮狀態）、昏厥、麻痺，以及死亡。

若將鱗莖的汁液塗抹在傷口上，會使人腳步蹣跚，且整個神經系統失去知覺，伴隨心臟麻痺。

紅邊水仙為強效的胃刺激劑和催吐劑。據說水仙花的香氣會使人頭痛與嘔吐，尤其在密閉空間內。

▶ **毒性發作時間**：數小時至數天。

▶ **解毒和治療**：洗胃和對症治療。

▸ 解說：栽種水仙的農人和其他參與處理水仙的人皮膚通常都會起疹子。

丁香水仙（〔jonquil〕學名：*N. jonquilla*）、黃水仙（〔daffodil〕學名：*N. pseudonarcissus*）是水仙的不同品種，都被當作園藝花卉。

最早由羅馬人在歐洲（西南部和中部）以及北非種植，在英國相當常見，尤其是海峽群島（Channel Islands）和康瓦爾沿岸外的錫利群島（Isles of Scilly），在美國的庭院也很普遍。

知名案例

二戰期間，澤西島（Isle of Jersey）一名四歲女孩因吸食水仙莖部的汁液中毒而死。

紅蝴蝶 │ Peacock flower

▸ 學名：*Caesalpinia pulcherrima*

▸ 別名與其他：孔雀花（peacock flower）、矮鳳凰木（dwarf poinciana）、Barbados pride、Barbados flower-fence

▸ 毒性：6

▸ 致命部位：種子。

▸ 影響和症狀：噁心、嘔吐、腹痛，以及脫水導致的視覺模糊、低血壓和虛脫。

▸ 毒性發作時間：症狀於幾分鐘內開始。

▸ 解毒和治療：洗胃和支持性治療。

▸ 解說：在巴貝多（Barbados）[11] 周圍島嶼被用來毒殺囚犯及毒魚的紅蝴蝶，屬熱帶美洲（佛羅里達州南部和中美洲的瓜地馬拉與巴拿馬）

---

11 編注：位於加勒比海與大西洋邊界上的獨立的島嶼國家。

原生種。有鮮豔的橘色和紅色花朵。

　　非洲有許多人食用其種子，但必須先經過反覆烹煮。

黃茉莉 │ Yellow jasmine

▶ **學名**：卡羅萊納茉莉（*Gelsemium sempervirens*）

▶ **別名與其他**：卡羅萊納茉莉（Carolina jasmine）、卡羅萊納黃茉莉（Carolina yellow jasmine）、evening trumpet flower、Carolina wild woodbine

▶ **致命部位**：全株。

▶ **影響和症狀**：一茶匙的汁液就具有毒性，使人眩暈、顫抖、頭暈、複視、頭痛、眼瞼下垂、瞳孔放大、呼吸困難、心跳緩慢微弱、垂頜、步履蹣跚、大量出汗、失聲、肌肉持續收縮、肌肉無力、完全性感覺缺失，以及死於窒息（呼吸肌痲痺）。死亡前仍意識清楚。

　　死亡時，瞳孔放大、固定，臉上帶有如面具般的表情。

　　劑量不高時，會導致疲倦，心跳變慢、衰弱、感官弱化、體溫下降、眼瞼下垂及瞳孔放大，有些患者會持續出汗約三小時。

▶ **毒性發作時間**：高劑量的情況下，十分鐘內就會死亡；低劑量則數小時。

▶ **解毒和治療**：洗胃、催吐，還有施以嗎啡止痛和使用毛地黃刺激心臟等的對症治療。

▶ **解說**：黃茉莉的香氣過於濃郁，令人難以忍受。原生於美國南方，從維吉尼亞州的東部到佛羅里達州和德州，可見於溪流岸邊，或是林地、低地、灌木叢，以及海岸附近。事實上，除了寒冷的地方，它可以生長在任何環境。其內含毒物包括胡曼鹼（gelsemine）、胡曼素（gelsemicine）和相關生物鹼，形態為揮發性油脂和樹脂。

　　此藥物用於對抗三叉神經痛（〔trigeminal neuralgia〕下頜神經疼痛），通常是液態的。

五花八門的有毒植物

帝錦 │ African milk plant

▶ 學名：龍骨木（*Euphorbia lactea*）

▶ 別名與其他：Sodom apple

▶ 致命部位：若為攝入的情況，全株皆有毒，尤其是切開蘋果所流出的汁液最危險。

▶ 毒性：6

▶ 影響和症狀：碰觸後，皮膚會在數分鐘內發炎（燒灼感、發紅、起水泡、腫脹）；接觸白色乳汁則會傷害皮膚和眼睛。攝入會造成嘴唇、舌頭與喉嚨發炎，譫妄、驚厥以及死亡。天然樹脂有類似毛地黃的化合物，對心臟有害。

▶ 毒性發作時間：數分鐘內。

▶ 解毒和治療：洗胃和對症治療。

▶ 解說：非洲各地生長多種大戟屬植物（如學名：*E. candelabrum*、*E. grantii*、*E. neglecta*、*E. giomgiecpstata*、*E. systyloides*、*E. tirucalli*）。而帝錦是一種具仙人掌外觀、葉柄帶刺的多肉植物。葉刺破裂時，會流出有毒汁液。在西非，即該種植物發源地，據說當地婦人用它來擺脫討厭的丈夫。某些品種具醫療用途（*E. neglecta*、*E. systyloides*），可對付鉤蟲，其他品種（如 *E. candelabrum*）則用來毒魚或製作毒箭。帝錦也能產生製作火藥所需的灰。

　　這種植物也分布在加州、亞利桑納州、華盛頓州、德州、北卡羅來納州、夏威夷、佛羅里達州，以及喬治亞州。

驅蟲合歡 │ Albizia anthelmintica

▶ 學名：*Acacia anthelmintica Baill*、*Besenna anthelmintica*、*A. Rich*

▶ 別名與其他：Worm-bark false-thorn、worm-cure albizia、monoga

mucenna albizia、bisenna、bisinna、bussena、mesenna、musenna、Musenna和Wurmbasvalsdoring（德文）、moucena（法文）

▶ **致命部位**：這種植物的根、莖和樹皮被做為驅蟲劑（消滅腸道裡的蟲）和瀉藥使用，但據說微量就能致命。

▶ **毒性**：4

▶ **影響和症狀**：強力瀉藥，會導致嚴重的血性腹瀉、劇痛和發癢，同時造成肝衰竭。醫學文獻記載，有人使用「稍微大量」的驅蟲合歡而喪命。

▶ **毒性發作時間**：數小時。

▶ **解毒和治療**：洗胃，並以牛奶和其他緩和劑保護胃部。

▶ **解說**：在亞洲、馬達加斯加和澳洲等地的熱帶地區，原住民部落用殺死條蟲。驅蟲合歡也生長在非洲西南部、衣索比亞，以及中南美洲與北美南部。

據說氣味難聞，但經常小劑量用於醫療用途。根和樹皮可治療許多症狀，如發燒、性病與風濕病。樹皮也可用來編織籃子。

檳榔子 | Betel nut seed

▶ **學名**：*Areca catechu*

▶ **別名與其他**：betel nut palm、pinang、bing lang、areca nut

▶ **毒性**：5

▶ **致命部位**：種子。

▶ **影響和症狀**：嘔吐、腹瀉、呼吸困難、視力受損，以及驚厥。

▶ **毒性發作時間**：二十分鐘內死亡。

▶ **解毒和治療**：有時會施以阿托品治療。

▶ **解說**：以具有麻醉的致幻效果而聞名，這種棕色橢圓形的檳榔子在中亞和東南亞很受歡迎，也可見於南美洲。其所含毒物為檳榔鹼（arecoline）、檳榔次鹼（arecaine）和去甲基檳榔次鹼（guracine）。

白屈菜 │ Celandine

▶ **學名**：*Chelidonium majus*

▶ **別名與其他**：felonwort、rock poppy、swallow wort、wort weed、fig buttercup、small celandine、figwort、smallwort、pilewort、lesser celandine、greater celandine

▶ **毒性**：4

▶ **致命部位**：全株，但又以葉片和莖的毒性最強。

▶ **影響和症狀**：嘔心、嘔吐、肝功能受損、昏迷，以及死亡。皮膚反應包括嚴重搔癢和起疹。

▶ **毒性發作時間**：致死需時十四小時。

▶ **解毒和治療**：洗胃和對症治療。

▶ **解說**：葉片狀似腎臟和心臟。白屈菜普遍生長在威爾斯和英國南部其他地區，還有歐洲、亞洲、北非和美國，包括美國東北部與太平洋岸西北地區海拔兩千四百呎以上的山區。它像野草般侵入美國九個州——康乃狄克州、達拉威爾州、馬里蘭州、紐澤西洲、奧勒岡州、賓州、維吉尼亞州、威斯康辛州、西維吉尼亞州——以及華盛頓哥倫比亞特區，主要生長在田野的潮濕角落，性喜近水之處與林蔭下，生成一片濃密的光亮地毯。

據說能預測降雨，花瓣會在暴風雨來襲前闔上。它們也像上班族一樣朝九晚五，入夜後就閉上花瓣。白屈菜的凱爾特語（Celtic）[12] 名字是「太陽」（grian），源自它的習性。

中醫利用白屈菜（greater celandine）治療疣和痔疾，民俗療法也用於治療癌症、痛風、黃疸與各種皮膚疾病。在東亞地區也被用來治療消化性潰瘍。

它所含的毒物是白屈菜鹼（celandine）和異喹啉（isoquinoline）。

---

12 編注：印歐語系下的一族語言。

天仙子（莨菪）│ Henbane

▶ **學名**：*Hyoscyamus niger*

▶ **別名與其他**：insane root、fetid nightshade、poison tobacco、stinking nightshade、黑天仙子（black henbane）

▶ **毒性**：5

▶ **致命部位**：全株有毒，尤其是根部和葉片。種子（及其汁液）的天仙子鹼濃度最高。

▶ **影響和症狀**：中樞神經系統抑制劑，作用和顛茄類似（詳見 p.67），症狀包括瞳孔放大、視覺模糊、心跳加速、定向力障礙、幻覺、攻擊行為、脈搏急促、無尿、驚厥、發燒、昏迷，以及死亡。

▶ **毒性發作時間**：十五至二十分鐘。

▶ **解毒和治療**：洗胃和對症治療。

▶ **解說**：古埃及時代即廣為使用的一種藥草，可見於埃及至印度，如今在北美許多地方和加州被當作經濟作物種植。最值得注意的是其所含的毒物曼陀羅鹼和阿托品。*H. reticulatus* 為天仙子的品種之一，僅生長在印度。

馬栗（七葉樹）│ Horse chestnut

▶ **學名**：*Aesculus hippocastanum*

▶ **別名與其他**：buckeye、加州七葉樹（California buckeye）

▶ **毒性**：5

▶ **致命部位**：樹皮和果實——棕黑色的七葉樹果。

▶ **影響和症狀**：焦躁不安、嚴重嘔吐、腹瀉、瞳孔放大、譫妄，以及呼吸中止死亡。

▶ **毒性發作時間**：一至二天。

▶ **解毒和治療**：洗胃和對症治療。

▶ **解說**：七葉樹主要生長在北亞和中亞。十六世紀中葉，被引進到英

格蘭，如今已是當地常見植物，美國北部地區也有七葉樹。人類中毒案例通常是誤把七葉樹果誤認為甜栗，沖泡其葉片或食用種子。

　　無特殊氣味，不過嚼起來有苦味。採集自加州七葉樹的蜂蜜也具毒性，而且留有輕微的苦味。

　　七葉樹果含有高濃度的七葉樹苷（aesculin），會導致溶血（破壞血紅細胞）。可將果子搗碎，反覆換水滾煮消除其毒性，這是過往美洲原住民部落喜好食用的澱粉類食物。

一品紅（聖誕紅）│ Poinsettia

▶ 學名：*Euphorbia pulcherrima*

▶ 毒性：3

▶ 致命部位：凡含有乳白汁液的任何部位皆有毒。

▶ 影響和症狀：包括腹痛、嘔吐和腹瀉。會刺激胃部，通常不至於喪命。

▶ 毒性發作時間：數小時。

▶ 解毒和治療：洗胃和對症治療。

▶ 解說：這些受歡迎的聖誕節植物在夏威夷栽植。醫學期刊文獻僅記錄過兩起一品紅中毒的死亡案例。貓經常受這種植物吸引而中毒，不過有關它的毒性各界眾說紛紜。名列於此乃根據其傳聞中的毒性。

衛矛│ Spindle tree

▶ 學名：*Euonymus europaeus*

▶ 別名與其他：fusanum、fusoria、skewerwood、prickwood、gatter、gatten、gadrose、pigwood、dogwood、Indian arrowroot、burning bush、wahoo、fusain、bonnet-de-prêtre（法文）、Spindelbaume（德文）。喬叟在他的一篇詩作中稱之為綁腿（gaiter）。

▶ 毒性：4

▶ **致命部位**：根部、葉片、種子、漿果及樹皮皆含有伊夫單苷（evomo-noside），是一種強心苷。

▶ **影響和症狀**：劑量低時，衛矛苷（euonymin）能刺激食欲以及胃液分泌。劑量高時，所引發的症狀類似腦膜炎，包括帶血性腹瀉、痙攣性腹痛、噁心、嘔吐、發燒、利尿作用使人頻繁排尿、驚厥，以及肝臟腫大，可能導致患者在八至十小時內死亡。

▶ **毒性發作時間**：症狀在數小時內併發。

▶ **解毒和治療**：洗胃和對症治療。

▶ **解說**：日本和南歐曾發現一種品種，但主要生長在英國、歐洲和美洲東部的林地和灌木樹籬附近。用沸水滾煮時，會產生黃色和綠色的染料（後者需加入明礬）。

其木材過去用來製作牙籤，也用於製造火藥。

另一種常見有毒植物

白蛇根 | White snakeroot

▶ **學名**：蕁麻葉澤蘭（*Eupatorium rugosum*）

▶ **別名與其他**：white sanicle

▶ **毒性**：5

▶ **致命部位**：葉片和莖，花朵可能有毒。根的毒性不高。

▶ **影響和症狀**：震顫、出汗、體溫降低、呼吸困難或短淺、肌肉顫抖、喉嚨局部麻痺、黃疸、硬便、虛脫、憂鬱、步伐僵硬、心臟衰竭，以及死亡（可能在沒有任何徵兆或症狀下猝死）。

▶ **毒性發作時間**：一般會在兩天至三週內出現症狀。於一天至三星期內死亡。

▶ **解毒和治療**：採支持性治療，因為沒有特定解毒方法。

▶ **解說**：此種藥草生長於美國東部的林地。其毒素會累積，一次性大

劑量或長時間多次小劑量皆可致人於死。

食用白蛇根的乳牛，其所產出的牛乳具有毒性，會引發一種叫做乳毒病（milk sickness）的疾病，在美國殖民地時代初期相當普遍，直到十九世紀初，始終是北卡羅萊納州和維吉尼亞州至中西部一帶最可怕的疾病之一。這種情況因發明現今的牛奶加工法而改善。

白蛇根的毒素為佩蘭毒素（tremetol），一種不穩定的酒精，容易分解。

飲用牛奶或食用其他受污染的乳製品可能導致虛弱無力、噁心、嘔吐、便祕、顫抖、虛脫、譫妄，約有百分之十至二十五的受害者最終不治。

6 脆弱的真菌
FRAGILE FUNGI

> 成群同伴一片片腐敗、剝落，離它們遠去
> 直到粗大的菌柄如綁縛凶手的火刑柱般矗立，
> 少許殘存的鬆散蕈肉在高處顫動
> 感染不經意吹過的風。
> ——雪萊（Shelly），〈評墨汁帽〉（*Comenting on Inky Caps*）

並非所有蕈類（mushroom）中毒死亡事件都有詳盡的紀錄，因為蕈類毒素引起的胃腸症狀和其他疾病類似。有些資料估計，每年約有一百人死於蕈類中毒，卻也有資料顯示，每年至少超過一千起。蕈類中毒的死亡者（死亡率超過九成）絕大多數食用的，不是帶綠色、黃色或褐色的鬼筆鵝膏（〔death cap〕學名：*Amanita phalloides*，又名死帽蕈），就是白鵝膏眾多品種之一的鱗柄白鵝膏（〔destroying angels〕學名：*Amanita virosa*，又名破壞天使）。

受害者多為外行的採蕈人，他們自以為懂得挑選，而其他人則是食用別人採集的蕈類，以為安全無虞，其實不然。許多移民，尤其是來自東南亞的移民，對於在本國可食用的蕈類，竟在美洲可見外貌相似的有毒品種感到驚恐。此外，有毒和無毒的蕈類往往緊鄰彼此生長；直到將真菌或胃內容物進行化學成分分析後才得以分辨，否則幾乎無從判斷。誤認品種曾經葬送一整個家庭的生命。更有甚者，被帶來辨識、分析的蕈類，未必是中毒者吃進肚裡的唯一蕈類。除非百分之百確定其來源，否則絕對不要食用來歷不明的蕈類。

　　據估計，美國境內約五千種蕈類中，其中至少有一百種為有毒。所有蕈類（有毒與否）嚐起來都很美味，而且烹飪的方法多元。多數毒素並不耐熱，經烹煮、加熱至半熟或以鹽巴醃製保存後，毒性破壞殆盡。有些品種會因太晚採收而具致命性，另一些品種經烹調，再加熱一次或多次便開始釋放毒性。許多案例便是餐廳供應反覆加熱的隔夜燉菜，以致消費者因嚴重胃腸問題進醫院。

　　即使「安全」的蕈類也有危險性。許多安全的蕈類其實含有微量毒物，或會引發過敏反應；其他蕈類則含環境毒素，如重金屬和農藥。高速公路周邊所採集的蕈類含鉛量過高，工業用地附近的真菌含過量的汞。

　　關於蕈類的迷思很多。其一是有毒的蕈類——俗稱蟾蜍凳（toadstools）——若在煮至沸騰的毒蕈中加入醋，並將水倒掉，便能除去其毒性。

　　其二是讓狗或豬負責採收蕈類，若牠們平安無事，意謂著該蕈類對人類也安全無虞。這項迷思尤其危險，因為對動物和人類的致死劑量不可相比擬，而且對牠們而言是可食用的，不代表對人類是無毒的。此外，許多蕈類的毒性發作時間並非立即性。

　　而另一項迷思則是建議人們劃開真菌，並取一枚銀幣摩擦被劃開的表面，藉此檢查是否有毒。據說，若蕈類含氰化氫或硫化物，銀幣顏色會變深。然而，無論可食用或不可食用的蕈類都可能出現上述反應，而某些毒蕈卻完全無法以此方式確認。

　　其他辨識有毒蕈類的迷思包括：它們顏色鮮豔（某些毒性極強的品種如破壞天使是白色的），若蝸牛或昆蟲大批出沒代表可採收（有些真菌或許對昆蟲無害，對人類而言卻是有毒的），有毒蕈類口感不佳（根據一名曾烹煮破壞天使全餐的人表示，嚐起來相當美味；此人在食用後，將經咀嚼的碎塊都吐出來），最後一項迷思則是，任何蕈類只要烹煮時間夠久，便能安心食用（某些毒素的化合物即使在高溫

中仍然很穩定）。

多數實用的採集指南會告訴採蕈人，可食用蕈類有哪些外形相似的毒蕈，兩者的不同之處為何（蕈蓋的顏色、菌褶的顏色、季節和棲息地等）。有多種可靠而且簡易的方式，可檢測某樣本是否安全、大致安全或極具風險。蕈類的種子（孢子）藏在蕈蓋下的菌褶裡，是最具識別度的辦法。孢子的顏色說明其所屬的科別。（而孢子的特色有賴於顯微鏡。）使用深色和淺色的紙張進行比對，可以檢查孢子顏色並辨別蕈類品種。切開蕈類，將菌褶朝下放在半黑半白的紙張上，再用蓋子或罐子罩住蕈類。靜置一段時間後，掀開罐子，並檢查孢子在紙張上留下的顏色。也可透過梅澤試劑（〔Melzer's reagent〕一種含有碘和水合氯醛的溶劑）染色，以偵測出孢子細胞壁上的特定澱粉。舉例來說，留下藍色澱粉是類澱粉或類澱粉蛋白，說明了該蕈類來自鵝膏菌屬（Amanita）。

蕈類中毒的症狀輕則從輕度消化不良，到嚴重噁心、嘔吐和腹瀉，以及因出血、溶血和肝衰竭不治。所有毒物都一樣，個體反應不盡相同，長者、孩童、病患會比健康成人更容易因少量的真菌而致命。愈快救治，復原的機率就愈高。攝入後四小時或更久才出現症狀的案例，通常以悲劇收場。

毒素未經攝入也可能造成危害。來自蕈類的毒物有時可以經過萃取摻入酒精之中。將此有毒酒精潑灑到身體外露部位，毒素通常會透過皮膚吸收進入體內，其所造成的影響幾乎和食用蕈類一樣。

凶手永遠無法確定蕈類在目標對象身上所造成的影響，以致使用蕈類做為謀殺手段充滿了變數。然而，這並不代表沒有人嘗試過，本章所列舉的知名案例便足以證實。

有毒蕈類來自鵝膏菌屬、絲膜菌屬（Cortinarius）、盔孢傘屬（Galerina）、環柄菇屬（Lepiota）、絲蓋傘屬（Inocybe），以及鹿花菌屬（Gyromitra）。

鵝膏菌家族

　　乾燥的蕈類一般認為無害，在某些情況下確實如此，然鵝膏菌家族不在此列。儘管有幾種鵝膏菌安全無虞，只要是鵝膏菌，務必遵守以下準則：一個也別吃。

　　事實上，就連可能來自鵝膏菌家族的蕈類都不要食用，除非你是專家，而且對自己的辨識能力深具信心。

　　在還不到顯微鏡研究的程度，快速辨識的方法中，最準確的是觀察孢子印、菌褶種類和菌柄種類。在生長早期階段，鵝膏菌可能被誤認為可食用的小型馬勃（puffball）。只要切開樣本，便能揭露真菌究竟是褶菌的一種（為鵝膏菌的機率增加），或是扎實的、乳酪質地的馬勃。

　　鵝膏菌各品種的孢子殊異，但和可食用蕈類的孢子截然不同。野蘑菇（學名：*Agaricus campestris*，又名四孢蘑菇）具棕色孢子、粉紅菌褶，隨生長而轉為黃褐色、巧克力色。菌褶緊貼菌柄，縱切蕈類時可清楚看出來。

　　生長季節亦有助於辨別蕈類——鵝膏菌在秋天生長，鹿花菌則在春天。

　　鵝膏菌有白色孢子，以及介於白色和極蒼白之間的菌褶。菌褶和菌柄不相連。從土壤中小心翼翼地挖出來時，將塵土輕輕刷去，可看到鵝膏菌在菌柄的基座處，有一個鼓脹的或杯狀的小菌托（volva）。在早期階段，整株蕈類從頂部至底座被一層薄膜「外菌幕」（universal veil）罩住。

　　殘留的菌幕有時緊黏菌帽（或稱菌蓋、菌傘），形成菌帽底下的小裙子「菌環」，或者斑駁地附著在菌柄上。

鬼筆鵝膏（死帽蕈）| Death Cap

▶ 學名：*Amanita phalloides*

▶ **毒性**：5

　　外觀：菌帽顏色多變，歐洲和美國東西沿岸某些地方的菌帽呈淡綠色或偏橄欖黃，美國其他地區則介於白色至淺褐色之間。危險性最高的死帽蕈呈現美麗的雪白至淡綠色，或銅褐色。另一種死帽蕈——學名：*A. mutabilis*，有類似茴香的氣味，且菌帽可見紅色顆粒；其致命性雖不若其他家族成員，但若未及時救治，仍足以造成嚴重傷害。

▶ **影響和症狀**：兩種主要毒物分別是作用緩慢的鵝膏蕈鹼（amanitin）以及影響較持續的鬼筆環肽（phalloidin），前者導致低血糖，是各個主要症狀的起因，後者則導致腎臟、肝臟和心肌引發退行性病變。

　　血液中的鵝膏蕈鹼幾乎可立即檢測出。鬼筆環肽則需時較久，然而一旦食用，它便開始對目標器官起作用。最初的生理症狀通常是噁心、嘔吐和血性腹瀉。經過第一波輕微不適後，中毒者會突發劇烈胃痛、嚴重嘔吐、極度口渴，以及末梢發紺。萬一肝臟受鬼筆環肽嚴重傷害，眼睛和皮膚會出現黃疸，但通常在食用後數小時至數天才會發生。患者到死前仍意識清楚，僅在陷入最終昏迷不醒前的一小段時間失去意識。因嚴重脫水而出現的低血鉀狀態終將演變為心搏停止。

▶ **毒性發作時間**：症狀通常在攝入後六至十五小時出現；不過，有些案例長達四十八小時仍未出現症狀。時間延遲愈久，結果愈不樂觀，因為毒素幾乎在毒蕈一開始消化的當下，便對肝臟發動攻擊。沒有症狀，人們無從察覺需要尋求醫療協助。在沒有任何不良影響的情況下，目標對象可能會持續享用那批真菌，進而累積更多的劑量。可能在第四天或第七天死亡——倘若倖存，需要兩週的時間復原。

▶ **解毒和治療**：鵝膏菌中毒的解毒方法仍有待研究。洗胃為首要，部分受害者在接受肝臟移植後幸運存活。

　　有研究建議，可使用硫辛酸（thioctic acid）對抗鵝膏蕈鹼類中毒，歐洲已使用此法，不過美國尚未通過許可。由於此種藥物具有某些未知的副作用，因此仍有待美國食品藥物管理局核准。

▶ **解說**：美洲和歐洲數量繁多，而且古代就有紀錄（老普林尼[1]在著作中曾提及諸多鵝膏菌中毒案例），鵝膏菌屬通常可見於中大西洋地區各州，最南至佛羅里達州，西至德州。生長全盛期在十至十二月之間。鬼筆鵝膏性喜於林地單獨生長，以及中低海拔一帶相對潮濕、砂質的土壤。其他鵝膏菌則喜好生長在乾燥的松樹林。體型較小的死亡天使（daeth angle）喜歡混合林，但也見於多樹的草地，尤其是靠近橡樹的地方，於五月到十月間生長。

鬼筆鵝膏是最危險的品種之一。由於真菌學家在分類上的歧異，且相關品種之間仍有諸多極為相似之處，上述的說明亦適用於其近親：白毒鵝膏（學名：*A. verna*，俗稱傻瓜的蘑菇）、鱗柄白鵝膏（俗稱破壞天使或死亡天使），以及 *A. bisporiger*（俗稱小死亡天使）。

鬼筆鵝膏中毒經常被認為完全是新陳代謝受阻所致，因其症狀類似於低血糖或霍亂。

知名案例

一八五〇年，威斯康辛州的瑪莉・蘭道（Marie Landau）以酒精調製的溶液為發燒的丈夫擦拭身體，試圖降低體溫，豈料因為胃腸所引發的症狀，反而導致他脫水而死。屍體經勘驗後，發現死因為蕈類中毒，然時值冬天，理當沒有蕈類可在近期採收，她的罪行始終未被發現，直到臨終前，她才吐露真相。

一九九一年，加州馬林郡（Marin County）的業餘真菌學家威廉・溫特（Wilhelm Winter）表示「嚐到了死亡的滋味，卻發現意外美味。」他和友人參照蕈類專業辭典採集，經烹調後食用。食用後，他拒絕相信吃鵝膏菌會使人出現嚴重胃腸症狀。他認為，症狀不久會退去，並

1　編注：老普林尼（Pliny the Elder, 23-79），古羅馬時代博物學者，著有《博物志》（*Naturalis Historia*）。

告訴友人無須擔心。不過，這名女性友人仍尋求醫療協助。即便如此，兩人依舊陷入昏迷，最終仍需肝臟移植才得以康復。

一九七一年的電影《牡丹花下》（*The Beguiled*）中，一名年輕女子將食用蘑菇掉換成有毒蕈類，藉以謀殺目標受害者。

古羅馬皇帝尼祿（Nero）的母親小阿格里皮娜（Agrippina）毒殺任何阻礙她或她兒子的人。當她的丈夫克勞狄烏斯（Claudius）企圖把王位傳給別人時，小阿格里皮娜便對克勞狄烏斯祭出毒蕈。他食用毒蕈後不到十二小時便過世，死後被奉為神靈，尼祿由此認為此蘑菇一定是神靈的食物，方造就了神聖的克勞狄烏斯。

環柄菇屬 | Lepiota

▶ **學名**：冠環柄菇（*Lepiota cristata*）、黑斑環柄菇（*L. atrodisca*）、*L. magnispora*、*L. L. roseifolia*、*L. roseilivida*、*Leucoagaricus rubrotinctus*

▶ **別名與其他**：高大環柄菇（parasol mushroom）、haggy parasol

▶ **毒性**：5

外觀：孢子為白色。菌柄被弄斷或切開後會慢慢轉為橘色，接著是番紅花色。這些蕈類的菌柄一般都有菌環。

▶ **影響和症狀**：小型環柄菇和鬼筆鵝膏含有相同的致命毒素。初始症狀為噁心、嘔吐和血性腹瀉。詳見p.132，關於症狀、毒性發作時間、解毒及治療方式。

▶ **毒性發作時間**：症狀通常在攝入後六至十五小時出現；不過，有些個案長達四十八小時仍未出現症狀。有可能在第四天或第七天死亡——倘若倖存，需要兩週的時間復原。

▶ **解毒和治療**：解毒方法仍有待研究。洗胃和肝臟移植是可能的選擇。

▶ **解說**：鄰近樹木生長；尤其喜歡加州的闊葉樹混合林。小型環柄菇（菌蓋一至五公分）為白色，並帶有紅棕色的鱗片；通常散發香氣或獨特的難聞氣味。有些較大的環柄菇可以食用，但還是不要冒險為妙。

豹斑鵝膏 │ Panther mushroom

▶ 學名：*Amanita pantherina*

▶ 別名與其他：毒蠅傘（fly agaric，學名：*A. muscaria*）

▶ 毒性：3

▶ 外觀：毒蠅傘和豹斑鵝膏品種相近；豹斑鵝膏因為有各種顏色，有時被誤認為毒蠅傘。外形與許多畫作中的「好運」蘑菇（紅底白色斑點）相似。

在美國，上述兩種有親緣關係的品種具各式各樣不同的顏色，同時菌蓋上獨特的白色斑點皆會隨成長而逐漸消失；亦有鵝膏菌家族中，和菌柄不相連的白色菌褶以及白色孢子。性喜貧脊的沙土或礫土，這些蕈類通常在暮秋的闊葉林或混合林裡，長成弧形或「仙女環」（fairy rings）群落。

其他毒蠅傘的變種包括alba（白色，僅分布在北美北部地區）、americana（黃橘色菌蓋，分布於美洲各地）、flavivolvata（紅底黃點，分布於南阿拉斯加至哥倫比亞安地斯山脈）、formosa（橘黃色歐洲變種）、guessowii（黃色到橘色的菌蓋，菌蓋中心呈橘紅色；生長在北美）、persicina（略帶粉紅色至甜瓜橘的菌蓋，菌柄勉強可見，生長在美國墨西哥灣沿岸地區，最北至紐約長島東部的沿海平原），還有regalis（肝褐色的菌蓋帶黃色的瘤；分布於歐洲）。

▶ 影響和症狀：無確定的症狀和致死率。症狀取決於食用量，而且不同個體對相同劑量的反應不盡相同。少量恐引發噁心、嘔吐、肌肉抽搐、嗜睡、低血壓、過度流涎與大量出汗、流淚、頻尿、視覺障礙、頭暈、驚厥、脫水、情緒變化、妄想和幻覺、步履蹣跚，而且可能陷入昏迷。毒蠅傘也會使喉嚨堆積大量黏液，導致喉嚨閉鎖，必須在呼吸衰竭前使用呼吸器。近乎致命的劑量會導致全身腫脹，時而狂躁，時而安靜妄想。

毒物的殺傷力隨季節和生長地區而有所變化，對人體的影響最長

可持續十個小時。症狀可能在六至二十四小時內自然消退。

毒蠅傘中毒的死亡案例相當罕見。其毒性經煮沸後消失。

大多數的死亡案例為受害者患有其他疾病，或食用大量的毒蠅傘。

▶ **毒性發作時間**：這些蕈類所引發的症狀，快則十五至三十分鐘內出現，慢則約攝入後三小時。多數死亡案例發生在食用後十二小時內，通常死於心血管虛脫或呼吸衰竭。

▶ **解毒和治療**：洗胃。醫院常用阿托品減少分泌。

▶ **解說**：分布在西亞、歐洲和北美的林地。

豹斑鵝膏的毒性比毒蠅傘更強，後者經常直接置於餐點上，用來毒殺蒼蠅。

主要的毒物成分為蠟子樹酸（ibotenic acid），會影響中樞神經系統，而且也含有精神刺激生物鹼蕈毒醇或毒蠅素（muscimol），以及毒蠅鹼（muscarine）和膽鹼（choline）。

蕈毒鹼發現於一八六九年，被視為毒蠅傘中一種有效的致幻劑，直到一九六○年代末期，科學家辨識出致幻劑為鵝膏蕈氨酸和蠅蕈素。有些人在攝入前將這種蕈類加以烹煮，據稱能排除副作用。

其他含有蕈毒鹼的蕈類為：*A. gemmata*、*A. pantherina*、*A. parcivolata*；*Boletus calopus*、*B. luridus*、*B satamis*；*Clitocybe aurantiaca*、*C. dealbata*、*C. nebularis*；*Hebeloma crustuliniforme*；*Inocybe fastigiata*、*I. geophylla*、*I. napipes*、*I. patouillardi*、*I. pudica*；*Mycena pura*。

毒蠅傘的有毒物質可溶於水，且易受溫度影響。用沸水煮過可除去毒性。

有些權威者相信，這類獨特的蕈類便是古印度神秘的「神聖索麻」（Divine Soma）。

生長在墨西哥的 *Amanita basii*（類似歐洲的橙蓋鵝膏菌〔*A. caesarea*〕）被認為可食用。

知名案例

一九四六年，由於戰後食物稀缺，德國柏林約有一千五百人因食用豹斑鵝膏而中毒，許多人並未活下來，自此人們留意到它的殺傷力。

十九世紀末期，義大利貴族維其伯爵（Count de Vecchi）於生長季末食用毒蠅傘後，中毒不治。他應該是將毒蠅傘誤認為皇家傘（〔royal agaric〕即橙蓋鵝膏菌），後者為可食用的蕈類，外形和毒蠅傘相似。他的日記中記錄著死前所承受的痛楚。

一些佛教修行者可能在毒蠅傘的幫助下開悟，因為它具有使人產生幻覺的特性。

絲膜菌家族

致命網帽｜Deadly webcap

▶ **學名**：奧來絲膜菌（*Cortinarius orellanus*）、細鱗絲膜菌（*Cort. rubellus*）

▶ **類似品種**：fool's webcap

▶ **毒性**：6

▶ **外觀**：家族名稱來自通常會蓋住幼小蕈類菌褶的蛛網狀菌幕，菌蓋呈各種深淺不一的藍紫色。隨著蕈蓋愈來愈紅，毒性也愈來愈強。棕色或紅棕色最具致命性。

▶ **影響和症狀**：毒物 orellanine 會默默地傷害肝臟和腎臟。初期症狀通常在食用後二至三天才會出現，有時甚至三個星期。其所引發的症狀類似於流感，亦包括噁心、嘔吐、胃痛、頭痛、心跳急促和頭暈。接著是腎衰竭早期階段：極度口渴、頻尿、腎臟或周圍疼痛、血尿、黃疸、尿量減少、虛弱無力、驚厥、昏迷，最終不治。

▶ **毒性發作時間**：最快三天，慢至三個星期。待症狀出現之際，肝臟和腎臟早已嚴重受損，幾乎無法有效搶救受害者。

▶ **解毒和治療**：若受害者在攝入毒菇後立即送醫急救，洗胃對病情會有所幫助。然而，由於食用到初步症狀出現之間的拖延，腎臟和肝臟移植往往是唯一的救命措施。目前尚未有解毒劑。

▶ **解說**：*Cort. limonius* 和 *Cort. callisteus* 也有類似影響。致命網帽（細鱗絲膜菌）可見於中歐（大多分布在波蘭境內）和歐洲北方的溫帶地區，然最北曾在芬蘭拉普蘭區（Lapland）的松樹林發現蹤跡。Fool's webcap（奧來絲膜菌）分布在歐洲南方，挪威南部也曾出現。

過去，人們一直以為唯一會使人喪命的真菌都來自鵝膏菌科，但奧來絲膜菌和細鱗毒絲膜菌如今已被證實，其致命力和鵝膏菌不相上下。這兩種蕈類經常被誤認為同一種，以及與可食用的雞油菌（chanterelle）混淆，因為三者生長分布在相同區域。某些蕈類可藉由小部分品嚐加以辨識，然而這些蕈類的毒性極強，即使品嚐後吐出，仍會對身體產生危害。

任何人一旦不明原因出現急性腎衰竭，應該詢問對方是否吃了野生蕈類。

盔孢傘 | Galerinas

▶ **學名**：秋盔孢傘（*Galerina autumnalis*）、紋緣盔孢傘（*G. marginata*）、毒盔孢傘（*G. venenata*）

▶ **別名與其他**：deadly galerina、deadly lawn galerina、deadly mycoflora

▶ **毒性**：6

▶ **外觀**：這些真菌的菌蓋介於棕色和紅棕色之間，每一種都能致命。孢子呈銅鏽色。

▶ **影響和症狀**：瓢蕈毒素（〔amatoxin〕和鵝膏菌含的毒素類似）會造成急性或慢性腎衰竭。可能含有其他未知毒素，因為盔孢傘中毒者的腸道、生殖器官、肝臟、心臟、神經系統和腎臟盡皆嚴重受損。

　　初期症狀很慢才出現，約攝入後六至二十四小時之間。一開始，會感到腹部刺痛，隨後嚴重嘔吐並腹瀉不止，糞便大多帶血和膿。接著，前述症狀消退，患者看似好轉。三或四天後，病情隨著肝臟與腎臟衰竭而每況愈下。於七天內喪命。

　　屍檢結果可見明顯的胃腸水腫（腫脹）、心臟和肝臟脂肪變性（fatty degeneration）、腎組織壞死，以及腦水腫和多處出血。

▶ **毒性發作時間**：六小時後出現症狀，有時在攝入後二十四小時仍未反應。

▶ **解毒和治療**：未知。

▶ **解說**：毒盔孢傘常見於美國各地，尤其是西北地區（美國和加拿大）的草地，deadly galerina（秋盔孢傘）亦然。

　　秋盔孢傘經常和光蓋裸蓋菇（*Psilocybe cyanescens*）、*P. stuntzii* 和許多其他裸蓋菇屬（Psilocybe）的蕈類一起生長。其體型大致相當，秋盔孢傘菌柄基座顏色較深的典型特徵，可能和裸蓋菇（迷幻蘑菇）的藍色反應搞混；孢子顏色亦雷同。

絲蓋傘 ｜ Inocybe

▶ **學名**：尖頂絲蓋傘（*Inocybe napipes*）、裂絲蓋傘（*I. rimosa*）、黃絲蓋傘（*I. fastigiata*）、變紅絲蓋傘（*I. patouillardii*）

▶ **別名與其他**：Caesar's fiber head、torn fiber head、scaly fiber head

▶ **毒性**：5

▶ **外觀**：深淺不一的褐色；有一些淡紫色或略帶紫色的品種。菌蓋通常呈現磨損或纖維狀，此蕈類因而有絲蓋（fiber cap）的俗稱，並且散發一種霉味或精液味。

　　危險的變紅絲蓋傘其菌蓋不規則、邊緣破裂且質地粗糙。紅粉色的菌褶彼此間隔甚寬，菌柄呈暗桃紅色，菌肉則為粉色。經陽光直射後褪色。

▶ 影響和症狀：典型症狀先是大量出汗、流涎、木僵和迅速失去意識。接著面色略青、嘴唇腫脹且隨血管擴張而顏色加深。還會有輕微抽搐，不過但肌肉變得異常鬆弛，也難以測量脈搏。死亡率僅百分之四，因為尋求醫療救助之故。

　　受害者意識清醒，往往能詳述事發經過。可從嘔吐物或腸道樣本取得孢子。

▶ 毒性發作時間：最快在攝入後一小時。

▶ 解毒和治療：洗胃為首要之務，然後施以阿托品解蕈毒鹼之毒。高蛋白飲食有助於復原。

▶ 解說：絲蓋傘的品種超過一百種，在美國各地的闊葉林地都能發現它們的蹤跡。其所含的毒物為蕈毒鹼，會對自主神經系統和肝臟造成影響，此外，亦含有 orellanine。

　　絲蓋傘家族中，最危險的莫過於變紅絲蓋傘。其他兩種致命的絲蓋傘分別是尖頂絲蓋傘和黃絲蓋傘。透過顯微鏡觀察細微特徵，才是唯一不會出錯的辨識方法。

鹿花菌家族

神奇蘑菇 ｜ Magic mushrooms

▶ 學名：半裸蓋菇（*Psilocybe semilanceata*）

▶ 別名與其他：神聖蘑菇（Teonanácatl）

▶ 毒性：2

▶ 外觀：平滑的菌蓋遇水變得黏稠滑溜。菌褶呈灰色至紫灰色，孢子近乎全黑。切開後，菌肉轉為藍色或帶綠。經常被誤認為盔孢傘屬或絲蓋傘屬。

▶ 影響和症狀：這種蕈類會導致意識改變並產生栩栩如生的幻覺，食用後，症狀會持續十至三十分鐘，或長達三小時。造成顯著影響所需

的蕈類數量變數極大。

▶ **毒性發作時間**：幾分鐘內。

▶ **解毒和治療**：毒物作用迅速，因此治療方法包括洗胃，以及必須治療任何出現的症狀反應。

▶ **解說**：神奇蘑菇在中美洲相當普遍。生長在野外，孢子甚至可透過郵購方式取得。

　　三千五百年前的中部美洲遺址中，發現的許多小型蕈類狀石像顯示人類食用這種蕈類已有漫長歷史。

　　荷蘭的咖啡館買得到蜂蜜漬裸蓋菇。和迷幻藥LSD相比，神奇蘑菇引發的快感歷時較短，且作用消退後鮮少出現幻覺重現的現象，但偶爾對某些使用者引發精神危機。古巴裸蓋菇（Psilocybe cubensis）的作用參差不齊。街頭購買的神奇蘑菇，有時摻了其他藥物的神奇蘑菇。

　　一九五八年，艾伯特·霍夫曼（〔Albert Hofmann〕迷幻藥LSD的發明者）率先辨識出這類蕈類發揮作用的化合物是脫磷酸裸蓋菇素（psilocin）和裸蓋菇素（psilocybin）。裸蓋菇屬、球蓋菇屬（Stropharia）和花褶傘屬（Panaeolus）中的諸多品種皆含有裸蓋菇素和脫磷酸裸蓋菇素，此外也見於錐蓋傘屬（Conocybe）、絲蓋傘屬、裸傘屬（Gymnopilus）、光柄菇屬（Pluteus）、小菇屬（Mycena）和脆柄菇屬（Psathyrella）的少數品種中。蒂莫西·利里[2]前往墨西哥旅遊時，曾親身體驗神奇蘑菇。

知名案例

　　阿茲特克人稱致神奇蘑菇為神聖蘑菇，而且據信曾出現在一五○二年蒙特祖馬二世（Moctezuma II）的加冕典禮上。遭西班牙人征服後，

2　譯注：蒂莫西·利里（Timothy Leary, 1920-1996），美國心理學家，晚年以對迷幻藥的研究聞名於世。他相信，在受控制的情況下使用迷幻藥可對精神疾病產生療效，而成為保守派人士的攻擊對象。尼克森總統曾稱他是「全美最危險的人」。

使用致幻植物和蕈類的行為，以及其他基督教時代以前的傳統，全遭到外來殖民者的打壓。

滑蓋蘑菇 │ Smooth cap mushroom

▶ 學名：墨汁鬼傘 (*Coprinus atramentarius*)、毛頭鬼傘 (*Coprinus comatus*)

▶ 別名與其他：inky cap、alcohol inky cap、shaggy mane、mica cap

▶ 外觀：墨汁鬼傘從鐘形分裂成粗糙的白色與棕色彎曲鱗片，菌褶在孢子成熟後溶解成黑色液體。

▶ 毒性：2

▶ 影響和症狀：攝入這類蕈類後飲酒（或者食用後四十八小時內），會感到刺痛、噁心、嘔吐、大量出汗、呼吸困難、面部潮紅、發紅和腫脹，甚至心搏過速。

可在數小時內康復，但萬一吃下太多墨汁鬼傘並飲酒，會出現低血壓，有時可能引發心血管虛脫。

▶ 毒性發作時間：食用並飲酒之後的數分鐘內。

▶ 解毒和治療：無須治療，症狀數小時後自然消退。

▶ 解說：alcohol inky cap 分布於北美各地，群集生長在木頭碎屑和草地上，東部的生長季為春天至秋天，加州為暮秋至早春，靠近闊葉林。

滑蓋蘑菇的作用類似治療酒精成癮症的藥物安塔布司。

Mica cap 是體型最小的墨汁鬼傘，滾沸後整株會吸滿水分。氣味溫和，可煮成湯、燉菜和醬汁食用。加州有很多mica cap生長在枯木上。

鹿花菌 │ Turbantop

▶ 學名：鹿花菌 (*Gyromitra esculenta*)、赭鹿花菌 (*G. infula*)

▶ 別名與其他：假羊肚菌 (false morel)、red mushroom、beefsteak mushroom、lorchel

▶ 毒性：2至5，取決於品種和製作方法。

▶ **外觀**：假羊肚菌呈棕色，看起來像滿是皺摺的大腦，接在堅固的菌柄上。假羊肚菌棕色和皺巴巴的外貌神似真的羊肚菌。不過，它的顏色更暗沉且形狀不規則；相較之下，真的羊肚菌較為對稱，像是一顆海綿。

▶ **影響和症狀**：嘔吐、腹瀉、驚厥、溶血，以及陷入昏迷。肝臟機能失常占中毒死亡案例的百分之二十至四十。鹿花蕈素（gyromitrin）是一種不穩定的水溶性聯胺化合物，可在體內分解成甲基聯胺（methyl hydrazine），發揮溶血毒素的作用，傷害肝臟和中樞神經系統。

據稱在通風不良的空間裡（如後車廂）放入新鮮假羊肚菌，可能使人感到頭痛、頭暈和噁心。此種毒物具累積性。

▶ **毒性發作時間**：症狀從攝入後二至十二小時開始出現。

▶ **解毒和治療**：維生素B6似乎可減輕鹿花蕈素類型的中毒。倘若受害者能夠保有體液、吃得下，活性炭會有不錯的效果，也可以用維生素K控制受損肝臟的出血狀況。

▶ **解說**：鹿花菌常見於中歐、英格蘭、斯堪地納維亞和北美地區。少數歐洲品種可安全食用，分布在北美的八至十個品種則幾乎都有致命劇毒。鹿花菌屬的蕈類含有毒物甲基聯胺（mono-methylhydrazine, MMH）。

假羊肚菌生吃會致死，但斯堪地納維亞的居民會燙至半熟食用，視其為珍饈美饌，還散發出一種巧克力氣味。生吃假羊肚菌或烹調方式不正確，可能引發災難性的肝衰竭和死亡。

滾煮時，鹿花蕈素會溶解在水中，務必將水倒除。有些鹿花蕈素也會蒸發，產生有毒氣體。較敏感的人連食用適切烹煮過的鹿花菌也會感到不適。

鹿花菌和假羊肚菌含有一種類似火箭燃料常見成分的化合物。

美國假羊肚菌所含的毒素比斯堪地納維亞的品種更多。

一八八五至一九八八年間，僅有四起鹿花菌中毒的死亡紀錄——每起案例皆因生食此蕈類所致。

7 蛇、蜘蛛和其他生物

SNAKES, SPIDERS,
AND OTHER LIVING THINGS

> 用你的利牙即刻解開
> 糾纏生命的結吧：可憐的愚蠢毒物，張開你的怒口，
> 盡速完成使命。
> ——莎士比亞，《安東尼與克莉奧佩特拉》(*Antony and Cleopatra*)

人們經常忘記致命的動物毒素也是毒物之一。只是，評估這些毒物的殺傷力相當棘手，因為影響毒性強弱的變因太多。根據本章節的目的，在此僅討論致命性最強的動物毒素。許多生物的螫咬都是有毒的，甚至足以取人性命。但在眾多有毒動物當中，蛇在多數人心中名列前茅，即使不少蛇類其實完全無害。

蛇

　　克莉奧佩特拉始終是史上最著名的蛇咬自殺者。古埃及人也利用毒蛇讓少數政治犯快速且較不痛苦地結束生命。在多處北美原住民部落裡，蛇毒或搗爛的蛇頭被做為塗在箭上的毒物使用。通常是引誘毒蛇咬傷鹿或其他動物的肝臟，藉以取得蛇毒。經蛇毒污染的器官被丟進混合了毒葉和據信足以致命的各種物質中，靜置至腐爛，之後再將箭頭和短矛蘸進這個致命混合物中。儘管原住民的想法正確，不過多半在無意間因加熱混合物而稀釋了箭毒的毒性。

　　非洲西南部納馬庫蘭（Namaqualand）地區的布希曼人（Bushmen）

採集非洲箭毒草屬（學名：*Buphane*）植物的樹脂，將之塗抹到石頭上。接著，把石頭放進蛇的嘴裡——通常是噴毒眼鏡蛇（spitting cobra）[1]——直到毒液和樹脂混合在一起。謹慎地取出石頭後，以箭頭蘸經上述過程所產生的致命樹膠。

　　其他非洲製作毒箭的技術，包括使用鼓腹噝蝰的頭、樹脂、甲蟲和有毒植物的葉片所調配的毒液。此種混和物雖經稀釋，但毒性仍有所發揮。孟加拉東部的原住民則是將浸泡眼鏡蛇毒的填塞物切成小塊置於箭頭尖鋒——萬無一失且極具致命性的一種箭毒。

　　多數蛇咬都不至於致命，因為攻擊事件的主角絕大部分為無毒蛇類。雖然蛇經常被用來做為謀殺手段，但由於蛇不會一次將毒液用盡，因此並不保證致死。少數危險的凶猛毒蛇則是例外，牠們除非遭到挑釁，鮮少張嘴咬人，而且生性低調膽小，極欲避免和人類相遇。更有甚者，牠們咬傷企圖行凶者的可能性不亞於凶手欲殺害的目標。

　　所有蛇毒都是複雜的蛋白質，會影響中樞神經的感官、動作技能、心臟和肺臟，且在症狀尚未出現前便已附著在神經組織上。毒液會傷害血紅細胞，影響心臟、腎臟和肺臟的肌肉，同時阻礙凝血功能。

　　雖然被咬後中毒是最普遍的情況，淡黃色的蛇毒也可經由人工取得，注射到體內的效果和被蛇咬相同，其中以注射到靜脈或動脈最為致命。受害者也有可能不慎喝下毒液；不過，口服的毒性和所引發的症狀通常相對輕微。少數非洲眼鏡蛇是以噴射形式釋出毒液，而非咬囓。噴射的毒液不僅具毒性且會導致失明，但除非經由注射、開放性傷口或擦傷處直接進入受害者的血流，否則鮮少有人因此喪命。

　　在大多數情況下，除非咬囓的傷口連接主靜脈或動脈，被蛇咬的受害者若及時獲得醫療協助，通常不會有大礙。如果不加以治療，即使最輕微的咬傷也有致命的可能。蛇毒本身會引起過敏反應，天生對

1　譯注：指所有於自衛時能有效地透過牙齒，以短距離噴射形式釋出毒液的眼鏡蛇。

蛇毒過敏的人，後果相對嚴重且經常致命。某些遭蛇吻後猝死的案例被認為是過敏性休克所造成。

毒性發作時間短則十分鐘，長則數天。從事體能運動或者缺乏運動也對受害者有影響，因為動作會加速蛇毒散布。

英國最新發明的一項技術可以精確辨識出人體內存在的蛇毒種類。檢查咬噬的傷口並測量牙痕之間的距離，亦能推斷蛇的種類。

傳統的蛇咬急救包中一度有把尖銳的刀子，以及一個小型的手動抽吸幫浦。後來常見的做法是用刀子淺淺地劃開牙痕之間的皮膚，再試圖吸出毒液。未經專業訓練的人不建議擅自執行，即使情況極度危急，風險都太高。在大多數情況下，這麼做反而造成更多傷害，而且充其量吸出約百分之二十的蛇毒——那些以口吸出毒液的人，則有可能受到更嚴重的傷害。

今日，抗蛇毒血清是唯一足以對付蛇咬的解毒劑，但在一八三〇至一八七〇年間，酒精（如純威士忌）成為美國最常見的蛇咬療法。美國內戰的最後幾個月，一名美利堅聯盟國的軍需官因為醫生在短時間內，用了整加侖的威士忌治療一名遭蛇咬的士兵而勃然大怒。那名軍需官認為，一桶值邦聯通膨貨幣四百五十美元威士忌都比那名士兵值錢。

在美國舊西部，用烈酒治療蛇咬相當普遍，有些人甚至相信飲用威士忌或白蘭地可以使人體對蛇咬免疫。一名邊境醫生在著名的醫學期刊中，報告他每隔五分鐘開立一品脫[2]威士忌給患者，直到一夸脫[3]全部用完。另一個病例，他則是在三十六小時內讓病人飲用一加侖半的威士忌。那名醫生口氣嚴厲地抱怨道，病人痊癒後，竟出門找另一隻響尾蛇，想再被咬一次。

隨後，科學研究發現，酒精在對抗蛇咬的影響上並無實際作用。

2　編注：一美製溼量品脫約為四百七十三毫升。
3　編注：一美製溼量夸脫約為一千一百零一毫升。

事實上，醫學專家發現，飲用烈酒對蛇咬患者大有壞處，因為適量至大量的酒精會加速血液循環，進而加快身體吸收毒液的速度。唯有使用極少量的酒精對患者才有益處，因為它能發揮鎮靜劑的作用，減少可能加速蛇毒散布的恐懼及焦慮。

儘管多數蛇毒有解毒劑，許多因素在拯救被有毒動物螫咬的受害者身上卻扮演關鍵角色：一、正確辨識蛇種——蝮亞科（學名：*Crotalinae*）、部分眼鏡蛇科（學名：*Elapidae*）以及熱帶地區的蝰蛇科（學名：*Viperidae*）是最危險的毒蛇；二、咬傷的部位——傷處的血管愈多，造成的影響就愈嚴重；三、遭咬傷到注射抗血清之間所流失的時間；四、進入體內的毒液量——蛇在咬人時，會將儲存在腺體內介於零至百分之七十五的毒液注射到人體內（年輕的蛇將毒液全部注入的機率較成年蛇來得高）；五、傷口和毒牙刺穿的深度；六、受害者的年紀、體型和健康狀態。多數死亡案例肇因於錯認毒蛇種類，或者因為抗蛇毒血清施打的劑量不足。

抗血清（antiserum）本身會導致心臟或呼吸問題，未被咬傷的人一旦注射抗血清，後果可能和真正被咬一樣危險。唯有正確使用，抗血清才能發揮效果。在施打之前，受害者應接受血清過敏測試，因為抗血清本身即具有威脅性。醫生通常會等到確認組織的毒液毒性後，才開始進行治療。務必準備心肺急救設施。同時安撫並穩定受害者情緒。受害者應平躺，以及避免任何不必要的動作。可能的話，遭咬傷的肢體要低於受害者心臟的高度。在某些地區，人們習慣用衣物纏繞靠近被咬傷部位的末梢。然而，長時間使用動脈止血帶非明智之舉，而且會導致肢體功能喪失。當受害者被眼鏡蛇之類的劇毒蛇類咬傷，且距離醫療急救地點不遠時，完全閉合的止血帶是合理的選擇。

基本的蛇類家族有游蛇科（學名：*Colubridae*）、蝰蛇科、眼鏡蛇科、蚺科（學名：*Boidae*）、海蛇科以及細盲蛇科（學名：*Leptotyphlopidae*），其中許多都有毒。游蛇科的成員中，包括有毒蛇及無毒蛇。最常見的種

類如下所列。

龍紋蝰（極北蝰）| Adder

▶ **學名**：*Vipera berus*

▶ **別名與其他**：common adder、鼓腹嘶蝰（puff adder）、夜蝰（night adder）

▶ **科**：蝰蛇科（Viperidae）

▶ **亞科**：蝰蛇亞科（Viperinae）

▶ **毒性**：4至6

▶ **影響和症狀**：被蝰蛇咬傷的症狀類似眼鏡蛇，除了牙齦出血、畏寒及發燒外。嚴重中毒者被咬處會腫脹，或者在兩小時內，點狀出血會延伸至手肘或膝蓋以上。

　　手被咬傷之後，整隻手臂可能在半小時內腫起來，且皮膚發紫。患者會大量出汗、吐血，於一小時內虛脫。眼鼻出血、喪失視力，接著失去意識。除非迅速施打抗血清，否則難逃一死，受害者多死於心肺衰竭。其毒液具強力溶血作用，會瓦解血紅細胞，形成血紅蛋白尿。

▶ **毒性發作時間**：毒液快速致死，直接影響心肺功能。

▶ **解毒和治療**：施打抗血清。心臟衰竭可能隨即發生，需準備使用心肺復甦術。

▶ **解說**：蝰蛇科分布世界各地，其中非洲的種類尤多。極北蝰（俗稱common adder或European adder）的棲地包括歐亞兩地，甚至在挪威北極圈以北也可見其蹤影，約三呎長。身體斑紋是灰底襯背部黑色鋸齒紋，兩側有黑色斑點。極北蝰是英國自然棲地中的唯一毒蛇。

　　其他相近的蝰蛇科蛇類如下：

* 身體粗厚的鼓腹嘶蝰（puff adder，學名：*Bitis arietans*），分布在非洲和阿拉伯半島，毒性極強。牠以在警告敵人時會鼓脹身軀並發出

清晰的嘶嘶聲而得名，聽起來像氣球的氣體外洩。皮膚色調介於灰色至深褐色之間，背部有淺黃色山形斑紋。當人類接近時，牠不會選擇逃跑，而是迎上前攻擊。

- 非洲樹蛇（boomslang，學名：*Dispholidus typus*）是棲息在灌木叢和森林的掠食者，從亞馬遜盆地一路向北延伸至哥斯大黎加皆可見其蹤跡。非洲樹蛇攀在樹木或灌木上，身體前半段可長時間騰空並維持靜止不動。身為偽裝大師，牠的身體和眼睛的顏色會改變以融入四周環境。受到威脅時，則鼓脹頸部展示鱗片下的深色皮膚。牠的毒牙在上顎後方，毒液量再少都能使人喪命。

- 西半球最長的蝮蛇（pit viper）[4]是中南美洲的巨蝮。粉色或古銅色的軀體斑點和皮膚的菱形紅斑形成對比。

- 加彭噝蝰（gaboon viper，又名the king puff adder，學名：*Gaboon viper*）分布在中部和撒哈拉以南非洲的沙地，是世界體型最大的毒蛇之一。牠是夜行性蛇類，於日落時開始活動。身上妝點鮮豔的棕色、黃色和紫色的長方形與三角形斑紋，身體厚實且頭部寬闊，口鼻上有兩個角狀凸起。儘管這種蛇體型巨大，有時受害者直到感覺疼痛才發現被咬，若至此時才施打抗蛇毒血清恐怕為時已晚。整體而言，其神經毒素較鼓腹噝蝰的毒性要低，若是注射到靜脈裡則毒性較強。

- 地中海鈍鼻蝰（levantine viper或mountain adder，學名：*Macrovipera lebetina*、*M. lebetina obtusa*、*M. lebetina turanica*）危險性極高，分布在黎巴嫩、巴基斯坦、土庫曼南部和烏茲別克，也可見於歐亞北部和非洲。在辛巴威，其偏好多岩石、偶有稀疏灌木植物生長的半乾旱區。因為頭部較短，毒牙顯得相對巨大。身上有灰色、灰棕色或略帶黃色的斑紋，腹部則是灰色。顯得溫馴，但始終保持警戒，

---

4 譯注：蝰蛇科下的蝮亞科（學名：*Crotalinae*），統稱蝮蛇。

攻擊快速。

- 鎖鍊蛇（Russell's viper）[5]毒性極強。牠是印度至台灣和爪哇一帶野外蛇咬死亡案例的主因。最長僅約五呎，牠有三串鮮豔的縱向紅棕色斑紋，這些斑點有黑線圍繞，然後最外包住一圈白框。

- 攻擊性強的鋸鱗蝰（saw-scaled viper，學名：*Echis carinatus*）體型相對嬌小，通常體長不過兩呎，但被牠咬傷的人幾乎難逃死劫。灰色或沙色的身體，斑紋為連續的白色斑點和灰白鋸齒形線條，牠藉由摩擦鱗片發出嘶嘶響的警告。牠喜歡躲藏在岩石下，主要分布在北非和西非地區，以及印度和斯里蘭卡較乾燥的地區。毒液會導致體內和體外出血。若未及時施打抗蛇毒血清，會在被咬後的第十二至十六天內死亡。

知名案例

在阿嘉莎・克莉絲蒂的《謀殺在雲端》(*The Death in the Air*) 中，非洲樹蛇間皆造成一名放高利貸的法國人喪命黃泉。凶手將蛇毒塗在吹箭上，在搭機途中射進被害人體內。

鉤鼻海蛇 | Beaked sea snake

▶ 學名：*Enhydrina schistosa*

▶ 科：海蛇科（*Hydrophidae*）

▶ 毒性：6

▶ 影響和症狀：海蛇的劇毒毒液會導致肌肉萎縮。初步症狀為骨骼肌疼痛，尤其是動作的時候，而被咬處僅略感疼痛，至多像是無害的輕微刺痛。受害者的舌頭和口腔麻痺、視覺模糊，且吞嚥極為困難。還

---

5 譯注：蝰蛇科蝰亞科山蝰屬（學名：*Daboia*）下的唯一品種。

有眼瞼下垂、下巴僵硬,類似破傷風的症狀。無力、麻痺的情況逐漸加重。來自受損肌肉的肌紅素(myoglobin)和鉀使尿液呈現紅色,腎臟受損,並導致心律不整。

▶ **毒性發作時間**:受害者在三十分鐘至八小時內可能無症狀出現。有可能在被咬後幾小時內死亡,但通常會遲至數天後。

▶ **解毒和治療**:無特定抗蛇毒血清,因此採對症治療。

▶ **解說**:此類淺灘蛇棲息在太平洋、印度洋的泥沙海底,以及越南、菲律賓和馬來西亞的水域。牠同時生長在河口和下游三角洲,如恆河和印度河。鉤鼻海蛇曾被發現出沒在幾哩外海的海峽區,通常是被漁網困住。牠在陸地上行走不便,但並非全無行動能力。

相較於多數蛇類,牠的下顎很特別。蛇類吻部尖端的大鱗片,在牠身上變成埋在唇間的破裂鱗片,促使牠的下顎有更寬的伸展空間,足以捕捉並吞食大型獵物。體長不超過五呎,呈橄欖色或淡綠灰色,有深色橫紋。腹部和兩側介於奶油色和灰白色之間,尾巴則帶有斑駁黑色。

其他品種的海蛇包括灰藍扁尾海蛇(yellow-lipped sea krait,學名:*Laticauda colubrina*)、橄綠劍尾海蛇(olive-snake,學名:*Aipysurus laevis*)、長吻海蛇(yellow sea snake,學名:*Pelamis platurus*,又名黑背海蛇)、青環海蛇(spiculated sea snake,學名:*Hydrophis cyanocinctus*)、刺海蛇(Hardwicke's sea snake,學名:*Lapemis hardwickii*)。

海蛇是有肺、舌頭分叉且全身覆滿鱗片的爬蟲類。牠們並非像魚類的鰻魚。漁夫在溫暖的水域徒手抓海蛇可能會被咬傷。絕大多數致命案例來自鉤鼻海蛇。

長吻海蛇是分布最廣的海蛇品種,可見於中南美洲的西岸,但鮮少致死。其毒性約只有鉤鼻海蛇的四分之一。

青環海蛇棲息在珊瑚礁裡,毒性比黃腹海蛇高,造成許多人死亡。

刺海蛇通常在熱帶地區的雨季出沒,也沒有太多毒液,不過仍有

致死的可能性。

眼鏡蛇 │ Cobra

▶ 科：眼鏡蛇科（*Elapidae*）

▶ 毒性：6

▶ 影響和症狀：症狀特徵是在十分鐘內感到疼痛。全身麻痺、虛弱無力、步履蹣跚、被咬處周圍疼痛、噁心及嘔吐、吞嚥困難、驚厥、腹痛，而且很快發燒。即使經過治療，肺部在被咬後十天內仍可能持續麻痺，且慢慢腫脹。血壓下降，可能出現驚厥。眼瞼下垂是全身性中毒的跡象。四十八小時內會發生肌肉壞死。受害者通常死於呼吸衰竭。

噴毒眼鏡蛇會將毒液射進人的眼睛裡。受害者立刻感到劇烈疼痛，眼睛抽搐、流淚，且視覺模糊。若毒液僅接觸到眼睛，不致引發全身性中毒，但未經治療的病例顯示，有角膜潰瘍、葡萄膜炎以及永久失明的情況。

遭黑曼巴蛇（black mamba）咬傷會出現以下症狀：輕微局部腫脹以及（或）灼痛、眼瞼下垂或沉重、嗜睡、視覺模糊和瞳孔放大、舌頭或下巴失去控制能力、說話含糊不清、精神紊亂、肌肉群麻痺且失去反射功能，以及呼吸窘迫。若上述症狀在被咬後一小時內出現，則受害者性命垂危。患者死亡之前會先呼吸窘迫、抽搐並陷入昏迷。被眼鏡王蛇咬傷的傷處周邊組織不一定會受影響，但會直接傷害呼吸和心臟系統。一滴毒液的效力有限，但是若被眼鏡王蛇咬一口，其所釋放的毒液足以殺害二十個人。

眼鏡王蛇站立的威脅姿態最高可達六呎（同時張開頸部），而且能以此直立姿態前進；牠能夠直視一般高度人類的雙眼。黑白相間的眼鏡王幼蛇（十八吋長）甫出生的致命性與成年蛇並無不同。

▶ 毒性發作時間：倘若未施打抗毒素，毒液將麻痺神經系統（有時不到幾分鐘）並導致死亡。延遲四小時後，抗血清的功效逐漸喪失。二

十四小時後則完全失效。一切當然還是取決於患者的年紀、健康狀況、體重、毒液多寡以及被咬傷的部位。

▶ **解毒和治療**：只能使用特定抗血清。

▶ **解說**：這類蛇受到打擾時會擴張頸部呈帽兜狀。

眼鏡蛇科分布在非洲、亞洲、澳洲，以及北美。眼鏡王蛇（學名：*Ophiophagus hannah*）分布在東南亞、印度、印尼、中國、馬來西亞和菲律賓。牠是世界上體型最大的毒蛇，最長可達十八呎。被咬傷的致死率為百分之十。

分布在印度或亞洲極度致命的眼鏡蛇，或稱印度眼鏡蛇（*Naja naja*）最長可長到六呎，據稱每年從世界上奪走三萬條人命，然這些不幸事件主要發生在伊朗以東一帶。這類眼鏡蛇經常爬進人類家中尋找食物來源：老鼠。貌似黑白眼鏡的斑紋在黃色至深褐色的頸部皮膚上顯得非常搶眼。

生長在埃及和北非的埃及眼鏡蛇（學名：*Naja haje*），古時被稱作「asp」。這種眼鏡蛇壓縮頸部形成很深的帽兜，身形瘦長，最長可達六呎。

南非的唾蛇（學名：*Hemachatus haemachatus*）有龍骨般的隆起鱗片。牠傾向噴射毒液到受害者的眼睛裡，一旦被射中往往會失明。

黑頸眼鏡蛇（學名：*Naja nigricollis*）分布在非洲各地，是另一種傾向噴射毒液的具攻擊性蛇類，牠瞄準敵人的位置非常精確，可以從七呎外將毒液射進受害者的眼睛裡。儘管毒液對完好無傷的皮肉不具傷害，但它會傷害眼睛，若未能立即沖洗，可能導致失明。

樹眼鏡蛇屬（學名：*Pseudohaje*）見於赤道非洲，牠們和曼巴蛇屬是僅存兩種會爬樹的眼鏡蛇。

有些蛇外形類似眼鏡蛇，但沒有帽兜。以下介紹部分物種：

- 青環蛇，又名印度環蛇（學名：*Bungarus caeruleus*），最長可達五呎，可見於巴基斯坦到印度、中國一帶的野地。斑紋包括閃閃發光的

鱗片和黃黑相間或黑白相間的環。牠鮮少咬人，除非受到挑釁，但效果強大的毒液使被咬傷的人近半數喪命——倘若他們沒有接受抗蛇毒血清治療。

- 中南半島的金環蛇（學名：*B. fasciatus*）看似溫馴，但其毒液能致人於死。

- 撒哈拉以南非洲的黑曼巴蛇（學名：*Dendroaspis polylepis*）在樹上獵食。灰色或綠棕色，這種纖細的蛇約長到十四呎，有長毒牙。牠會挺起上身奮力攻擊，足以咬到人類的頭部或軀幹。若沒有抗蛇毒血清，被咬的人必死無疑。兩滴毒液就能殺死一個人。一條曼巴蛇的毒牙至多有二十滴毒液。黑曼巴蛇的毒液含有神經毒素和心臟毒素。

- 東部綠曼巴蛇（學名：*Dendroaspis angusticeps*）是體型較小、攻擊性較低的曼巴蛇，經常出沒在東非的樹上，但危險性不容小覷。

- 太攀蛇（學名：*Oxyuranus scutellatus*）也是一種致命毒蛇，生活在澳洲昆士蘭（Queensland）地區，是澳洲眼鏡蛇科裡最大的蛇。特徵是腹部呈黃色，背部呈棕色，具高度攻擊性，攻擊前不會發出任何警告，用牠超乎尋常的長牙連續咬傷數口才停止。牠的毒液含有凝血劑，能在數分鐘內奪取人類性命。

- 死亡蛇（學名：*Acanthophis antarcticus*，或稱南棘蛇）分布在澳洲各地以及鄰近島嶼。身為曼巴蛇的近親，牠的身體粗厚，短尾，頭部寬闊。顏色有灰色或棕色，並有環狀斑紋。被牠咬傷的人，在未治療的情況下，死亡率達百分之五十。

- 虎蛇（學名：*Notechis scutatus*）體型雖小但深具致命性，有黃色和棕色的環狀斑紋，不會長過四呎。準備攻擊之前，頭型會和眼鏡蛇表親一樣變扁，攻擊的動作彷彿跳躍。性喜澳洲的沼澤地、塔斯馬尼亞和鄰近地區的島嶼，虎蛇是澳洲南部最危險的蛇類。

- 紅腹伊澳蛇（學名：*Pseudechis porphyriacus*）的頭小，有藍黑色身軀

和紅色的腹部，在沼澤地區活動。牠是澳洲最常見的毒蛇，其毒液含強效的抗凝血劑。其他的伊奧蛇包括藍腹伊澳蛇（學名：*P. guttatus*）和紅棕色背部、粉紅腹部的棕伊澳蛇（*P. australis*）。

- 棕網澳蛇（學名：*Demansia textilis*）移動速度快，身型纖細，能夠隨周遭環境變色，從淺褐色至暗淡的綠色皆有。最長可長到七呎，牠會挺身攻擊，具致命毒液。原生地在新幾內亞和澳洲東部，據稱牠是全澳洲殺人數量最高的蛇類。澳大利亞銅頭蛇（*Denisonia superba*）的抗蛇毒血清可用來抵抗棕網澳蛇的咬傷。即使棕網澳蛇亦稱銅頭蛇，將北美地區的銅頭蝮（學名：*Agkistrodon contortrix*）抗蛇毒血清用在棕網澳蛇蛇咬患者身上是無效的。

- 夜行性、洞棲性的黃金珊瑚蛇（學名：*Micrurus fulvius*）長約三呎，分布在北卡羅萊納州到密蘇里州一帶，最南到墨西哥東北。被此蛇類咬到，除非體內吸收極大量毒液──或者正好咬在致命部位──否則致死率不高。黃金珊瑚蛇有紅色和黑色的寬環，中間由黃色細環區隔。因為也有無毒的珊瑚蛇，有一句民俗韻文提醒民眾要注意的是哪一種：「紅接黃，危險老兄包你亡。」可惜，這個規則並非暢行無礙，民眾對這類蛇的任一類種都應提高警戒。

- 亞利桑納珊瑚蛇（學名：*M. euryxanthus*）不喜歡攻擊人類，即使如此，仍具危險毒液。牠生長在美國西南部和墨西哥西部的沙漠地帶。辨識珊瑚蛇的最佳辦法是：一、非常鈍的、及至眼睛後方淨是黑色的頭部；二、環形斑紋徹底環繞身體，而且紅環的兩端都有黃環或白環。

- 分布在南非的珊瑚眼鏡蛇（學名：*Aspidelaps lubricus*）體型嬌小，鮮橘色身體上有黑白交錯的環形斑紋。

- 其他珊瑚蛇包括中美珊瑚蛇（學名：*M. nigrocinctus*），分布在墨西哥南部到哥倫比亞北部一帶。（過去五年內，哥斯大黎加發生兩起死亡案例。）南部珊瑚蛇（學名：*M. frontalis*）分布在阿根廷、巴西

南部、玻利維亞、巴拉圭和烏拉圭，造成不少死亡案例。

這些蛇全都非常致命。

眼鏡蛇科的毒液在化學成分上不同於其他科。它屬於神經毒素，會引發漸進式的麻痺，當毒物散播至呼吸肌肉時，受害者就會喪命。眼鏡蛇科的毒液比任何蝰蛇科耐熱，毒性和以色列金蠍（學名：*Leiurus quinquestriatus*）相當。眼鏡蛇毒液的毒性是番木鱉鹼的兩倍，黑寡婦蜘蛛的近五倍，以及蕈類毒物鵝膏蕈鹼的七倍。

部分珊瑚蛇毒液有強大的溶血作用——分裂紅血球細胞，釋放血紅蛋白，兩者皆出現在患者尿液裡。驗屍解剖報告可見到嚴重出血、肌肉壞死、其他器官的細胞渾濁腫脹以及毀壞的腎臟管。

瓦氏蝮蛇（Wagler's pit viper）的毒液與眾不同，它經過滅菌器加熱後仍能保持完整毒性，導致受害者迅速虛脫並死亡，而且沒有局部腫脹或出血。

知名案例

卡爾．考菲德（Carl Kauffeld）在一九六九年出版的《蛇：飼養員與被飼育者》（*Snakes: The Keeper and the Kept*）中提出，他被非致命眼鏡蛇咬後約六分鐘的症狀敘述如下：「我墜入一個不能稱之為無意識的狀態，但在那個狀態下，我意識不到發生在自己身上的事……我沒有任何焦慮；我沒有任何疼痛；我甚至不覺得黑暗取代了光亮有什麼問題……我確信，我沒有在任何一刻徹底失去意識；我只感到徹底的、極度的疲憊，彷彿一切都不重要——如果這就是眼鏡蛇中毒的死法，完全不會令人感到不快。」

一名德州科學家在被咬之前幾個月對眼鏡蛇毒液免疫，他未受到任何神經毒素或其他全身症狀的折磨，卻引發需要以植皮手術移除的壞疽。

> 在一九五〇年代的佛羅里達州，一名年輕男子遭珊瑚蛇咬傷，然後在醫院的觀察下舒適地休息了約七十小時。隨後，他逐漸呼吸困難，並不停轉動眼珠。很快的，幾乎全身肌肉麻痺，只能靠挑眉回答問題。儘管施打抗蛇毒血清，並且使用人工呼吸器，仍在數小時內身亡。

食魚蝮 | Cottonmouth

▶ 科：蝰蛇科（Viperidae）

▶ 亞科：蝮亞科（Crotalinae）

▶ 別名與其他：水蝮蛇（water moccasin）

▶ 毒性：4至6

影響與症狀：食魚蝮和水蝮蛇的毒液會分解所接觸到的組織。毒液注入處顏色暗沉，慢慢滲出帶血體液，腫脹也開始向外蔓延。患部發癢，受害者會忍不住抓癢及摩擦，並且變得躁進。被咬傷後，受害者可能先經歷短暫近乎正常的活動，隨後進入最後以虛脫和死亡告終的沉默狀態。屍檢結果可見毒液注射處成壞疽，且往往已液化。

腫脹部位下方嚴重出血，心臟、肺臟和其他器官稍微出血，導致受害者內出血而死。心臟衰竭不是因為受直接傷害，而是不再能透過受損的血管床有效地泵送血液。

▶ 毒性發作時間：十分鐘內。

▶ 解毒和治療：若受害者送醫後仍有生命跡象，多數醫院都有抗蛇毒血清。

▶ 解說：水生的蝮亞科，如食魚蝮或水蝮蛇（學名：*Agkistrodon piscivorus*）主要活動在美國東南部的低窪沼澤地。這種蛇藉由張大嘴露出白色的口腔內部威脅敵人。

蝮亞科品種之一銅頭蝮（copperhead，學名：*A. contortrix*）有黃銅色頭部和紅棕色的環狀斑紋，棲息於沼澤地、岩石地和林木密布的美國中部和東部地區。

第三個品種是墨西哥蝮（Mexican moccasin，學名：*A. bilineatus*），一種顏色鮮豔的毒蛇，分布在流經墨西哥北部的格蘭河（Rio Grande）至尼加拉瓜共和國的低地。

矛頭蝮 │ Fer-de-lance

▶ **學名**：*Bothrops atrox*

▶ **科**：蝰蛇科

▶ **亞科**：蝮亞科

▶ **毒性**：6，取決於蛇的確切品種和其他因素。一般而言，矛頭蝮一次注射的毒液足以殺死一個人。

▶ **影響和症狀**：局部疼痛，被咬處、牙齦、鼻、口和直腸出血。血液無法凝固，出血進入肌肉及神經系統。死前會休克並且呼吸窘迫。

▶ **毒性發作時間**：症狀於一小時內發生。有時更快，視受害者的活動程度。活動會加速血流，使毒液迅速散布至全身。

▶ **解毒和治療**：多數矛頭蝮品種都有抗蛇毒血清，辨識咬傷受害者的蛇種才是關鍵。

▶ **解說**：分布自墨西哥中部至南美洲，遍及熱帶美洲地區，這類蝮蛇以玻利維亞、巴西、委內瑞拉、祕魯、哥倫比亞、厄瓜多、阿根廷北部的林地為家，也見於中美洲和西印度群島。「fer-de-lance」為法文「矛頭」之意，西班牙文稱作 barba amarillo（黃下巴）。身體是灰色或棕色，帶有黑邊菱形紋，邊緣顏色較亮。部分品種包括哈布蝮蛇（habu，學名：*Trimeresurus flavoviridis*）、巴西蝮蛇（jararaca，學名：*Bothrops jararaca*）、wutu（學名：*B. alternus*）、跳蝮（jumping viper，學名：*B. nummifera*）、瓦氏蝮蛇（Wagler's pit viper，學名：*T. wagleri*）。

其他矛頭蝮，甚至生長在熱帶美洲的亞洲竹葉青屬（*Trimeresurus*），經常被統稱為矛頭蝮（fer-de-lance）。牠們經常被誤認為巴西蝮蛇（近親），因為兩者有類似的橄欖色或灰褐色斑紋，並且都棲息在巴西

的草地。

另一種危險的南美蝮蛇是wutu。其斑紋為襯在棕色身軀上，有著黃色輪廓的深棕色半圓。

在中美洲，另一種具攻擊性的近親是跳蝮。牠的皮膚呈褐色或灰色，綴有菱形交錯的斑紋。此類蝮蛇的危險性不如矛頭蝮，蛇如其名，奮力攻擊敵人時，經常將全身提起離開地面。

沖繩的哈布蝮蛇是矛頭蝮的近親，大型且具攻擊性，但致命程度稍低，分布在琉球群島的奄美和沖繩群島，會明目張膽地闖進民宅和車子裡。蛇身上的深綠色斑形成一波浪縱向環。

響尾蛇 | Rattlesnake

▶ 科：蝰蛇科

▶ 亞科：蝮亞科

▶ 毒性：4至6，取決於蛇種。

▶ 影響和症狀：響尾蛇毒液使人極度乾渴、噁心、嘔吐、休克、失去知覺、嗜睡、出汗、視覺模糊、虛弱無力和麻痺、淋巴結腫脹、呼吸窘迫、貧血、眼瞼下垂，以及被咬處疼痛和壞疽（組織壞死），腎臟功能可能停擺，最終不治。

被響尾蛇咬傷就和多數蝰蛇造成的情況一樣，傷口疼痛且如被炙熱的針頭戳刺。有時，毒牙穿刺的傷口附近會短暫麻痺，這意謂著大量毒液注入，屬於嚴重咬傷。口唇周圍刺痛以及黃色視線為另一嚴重中毒的指標。嘔吐和劇烈抽搐使全身顫抖，並產生小紅斑（點狀皮下出血）和傷處大量出血。受害者身上有一處或多處穿刺傷或齒痕。皮膚變色，並有局部腫脹。

美國境內的響尾蛇致死案例罕見，因為受害者多半及時獲得醫療救助。

▶ 毒性發作時間：十五分鐘至一小時。兩小時內，手肘或膝蓋以上出

血或腫脹，表示嚴重中毒。

▶ **解毒和治療**：響尾蛇抗蛇毒血清可在多數地方取得。

▶ **解說**：響尾蛇眼睛和鼻孔之間的熱感應器（heat-sensing pit）使其有 pit vipers 的稱號。可見於美洲（北美及南美）和加拿大的沙漠地帶，不同的響尾蛇會用尾巴創造各自的獨特聲響（類似嘶嘶或嗡嗡的聲響）。來自響尾蛇屬，北美的響尾蛇包括：東部菱背響尾蛇（eastern diamondback，學名：*Crotalus adamanteus*），分布在北卡羅萊納州至密西西比州的沿岸平原；西部菱背響尾蛇（western diamondback，學名：*C. atrox*），棲息在阿肯色州至南加州和墨西哥；木紋響尾蛇（timber rattle-snake，學名：*C. horridus*，或稱森林響尾蛇），見於明尼蘇達州至德州中部；竹叢響尾蛇（canebrake rattlesnake，學名：*C. horridus atricaudatus*），棲息在美國西南部；草原響尾蛇（Pacific rattlesnake，學名：*C. viridis*，或稱西方響尾蛇），在南加州和墨西哥的下加州（Baja California）；還有小盾響尾蛇（Mojave rattlesnake，學名：*C. scutulatus*，或稱摩哈維響尾蛇），生長在德州西部至南加州一帶，以及墨西哥北部及中部。角響尾蛇（horned rattler，學名：*C. cerastes*）以橫向移動著稱，出沒在美國西南部和墨西哥東北部的沙漠。來自侏儒響尾蛇屬（學名：*Sisrurus*）的小響尾蛇（massasauga，學名：*Sistrurus catenatus*）分布在大湖區、亞利桑納州西南部與墨西哥。侏儒響尾蛇（pygmy rattlesnake，學名：*S. miliarius*）的尾巴聲響很靠近才聽得到，從美國東南部，西至密蘇里州和德州東部都可見其蹤跡。

在中南美洲，以熱帶或南美國家命名的南美響尾蛇（cascabel rattle-snake，學名：*C. durissus*，或稱新熱帶響尾蛇）同樣是具危險性的響尾蛇，其毒物強度和生活在墨西哥西部的墨西哥西海岸響尾蛇（Mexican West Coast rattlesnake，學名：*C. basiliscus*）不分軒輊；Brazilian rattlesnake（學名：*C. durissis terrificus*）則棲息在巴西東南部、阿根廷和巴拉圭。

美國境內的蛇咬事件，百分之九十八來自響尾蛇及相關物種。雖然尾部響環的成因仍有待研究，不過目前科學家推論，這是牠們警告

正在吃草的獸群的演化結果，可以避免遭踩踏。

乙醯膽鹼酶（acetylcholinesterase）是響尾蛇毒液中最活躍的毒素，但是在巴西，南美響尾蛇還有一種毒素「crotamine」，會引發驚厥並極度鬆弛肌肉，使中毒者的頭部彷彿斷掉般下垂。

知名案例

西納農（Synanon）為藥物成癮戒斷組織，後來演變成邪教，幾名代表為除掉立場不合的律師，竟切除響尾蛇的響環投進其信箱。該名律師手掌和手腕被咬，所幸立即就醫，保住性命。

在近期一起自殺案件中，一名使用毒蛇和毒蜘蛛表演的舞者因心情沮喪，刻意挑釁響尾蛇咬傷自己。她於四天後死亡。

其他爬蟲類

儘管近幾百年來，未見死亡紀錄，然而，另一種有毒的北美爬蟲類是美國毒蜥（Gila Monster）。

希拉毒蜥（美國毒蜥）│ Gila monster

▶ 學名：美國毒蜥（*Heloderma suspectum*）、墨西哥串珠蜥（*H. horridum*）

▶ 別名與其他：墨西哥串珠蜥（Mexican beaded lizard）

▶ 毒性：6

▶ 影響和症狀：咬傷處劇痛。全身症狀包括皮膚發青、呼吸問題（如呼吸淺短、急促）、心跳不穩、耳鳴、虛弱、噁心、眩暈，以及無力。若注射的毒液劑量充足，會因呼吸中止而死。人類的死亡案例罕見，但仍有可能發生。

▶ 毒性發作時間：被咬後五十分鐘至數小時。誠如蛇咬，嚴重程度取

決於注射至體內的毒液多寡、咬傷的部位，以及受害者的健康狀況。

▶ **解毒和治療**：未有特定的抗血清。對症治療。

▶ **解說**：希拉毒蜥分布在美國西南部和墨西哥北部的沙漠地區，墨西哥串珠蜥則見於墨西哥南部的密林。

這種毒蜥只有遭到挑釁才會咬人，不過一旦出動攻擊便會緊咬不放。受害者往往必須經由切除擺脫毒蜥。

一隻粗尾的蜥蜴最大可長至二十吋。厚實的身體有著黑色和粉色或橘色的斑點或環紋，以及類似珠狀的鱗片。墨西哥串珠蜥體型稍大、顏色稍深。

凹槽很深的牙齒將毒液（一種神經毒物）從腺體傳輸到下顎。

致死所需的毒液劑量不明，然毒性和蛇毒相當，只要稍微被希拉毒蜥的牙齒刮傷，就會導致類似響尾蛇中毒的嚴重症狀。

在二十世紀之前，對抗蛇咬的威士忌解毒劑也被用來治療希拉毒蜥中毒，且因此送命的患者大概多過實際咬傷致命的人數。

兩棲類

蠑螈、水螈和蟾蜍等兩棲類會分泌對人類有害的毒液。不過，由於沒有注射的管道，鮮少因此致死，除非毒液接觸到傷口或瘡瘍，或者透過黏膜進入體內。使人喪命需要大量毒液。毒性極強的兩棲類，其中之一是箭毒蛙。

箭毒蛙 │ Poison dart frogs

▶ **學名**：*Dendrobates Azureus*

▶ **別名與其他**：箭蛙（dart frogs）、箭毒蛙（dendrobatid frogs）、藍箭毒蛙（blue poison frogs）

▶ **毒性**：6（僅火腹蛇〔學名：*Leimadophis epinephelus*〕對其蛙毒免疫）

▶ **影響和症狀**：毒物對神經和肌肉有獨特作用，幾乎會立刻麻痺受害者。

▶ **作用時間**：立即。

▶ **解毒和治療**：無。

▶ **解說**：這種蛙棲息在熱帶和亞熱帶地區，從墨西哥中部到南美最南端。更有許多變種，包括皮膚有著各種藍色色調、頭上有黑色圓點的藍箭毒蛙，主要分布在南美洲蘇利南南部。其他品種則生活在熱帶南美，哥斯大黎加至巴西南部一帶。儘管牠們是陸地生物，其棲地往往鄰近水源，像是池塘或溪流，並且喜歡熱帶雨林般的潮濕陰暗環境。牠們的食物包括白蟻、蟋蟀、螞蟻和果蠅，這些食物合成為皮膚毒液（人工飼養的箭毒蛙未攝入相同的化學物質，毒性因而較低）。

當成寵物飼養時，年輕的肉食性青蛙具地域性和攻擊性，因此在蝌蚪孵化過程時，必須和親族分開飼養。從蝌蚪轉變為青蛙的變態過程需時十二週。

這些藍色青蛙皮膚中的毒素被用來製作箭毒。當地人將青蛙釘在地上，然後取箭的尖端磨擦青蛙的皮膚。毒性較弱的青蛙則被置於火上串烤，熱氣有助於毒液大量分泌和濃縮利用。

箭毒蛙共有一百七十種，分為四大類。這四大類包括：箭毒蛙屬（學名：*Dendrobates*）、地箭毒蛙屬（學名：*Epipedobates*，又名幽靈箭毒蛙屬）、侏毒蛙屬（學名：*Minyobates*），以及葉毒蛙屬（學名：*Phyllobates*）。不同類種的長度各異，介於一‧五公分至七公分之間，最嬌小的是藍腹箭毒蛙（學名：*Dendrobates minutus*）。公蛙的前趾端吸盤較母蛙來得明顯。

箭毒蛙家族的成員各個顏色鮮豔，有紅色、綠色、黃色以及藍色，再加上圓點或條紋的圖案。

其皮膚表面有保持濕潤的黏液，毒液也透過皮膚分泌，就連舔到都可能致命。並且謹記不可觸摸，因為毒物可經由皮膚的開放性傷口進入血流。

人工飼養的蛙通常會失去毒性。

芝加哥亞培實驗室（Abbott Labs）研發出的一種止痛劑ABT-594，和厄瓜多的三色箭毒蛙（學名：*Epipedobates tricolor*）有關。美國國家糖尿病消化及腎臟病總署（NIDDK）發現，箭毒蛙皮膚萃取物的止痛效力比嗎啡高出兩百倍。其化合物epibatidine似乎沒有嗎啡的任何不良副作用，如阻礙呼吸或消化運動等。

目前這類青蛙因雨林遭到破壞，而面臨生存威脅。

蜘蛛

和蛇咬的情況相同，被蜘蛛螫咬的毒性強弱和發作時間，端視傷處附近的血管密度（外生殖器遠比下肢嚴重）、受害者體重，以及注入體內的毒液多寡而定。所有毒液皆透過螫咬的傷口注入，但也可以特別取出，做為肌肉注射劑。

電影《小魔星》（*Arachnophobia*）中把這些小怪獸（在電影裡沒那麼小）描繪得很無足輕重，但蜘蛛咬人可是會喪命的。

黑寡婦 │ Black widow

▶ 學名：*Latrodectus mactans*

▶ 別名與其他：沙漏蜘蛛（hourglass spider）、鈕扣蜘蛛（button spider）、紅背蜘蛛（red back）、卡提波蜘蛛（〔katipo〕紐西蘭）、紅帶蜘蛛（〔malmignatte〕地中海地區）、karakurt（俄羅斯南部）。

褐寡婦（〔brown widow，學名：*L. Geometrieus*〕見於所有熱帶地區）和黑寡婦有相同特徵，但外表是褐色的，除非必要，否則不會咬人。歐亞大陸中部和北部既沒有黑寡婦，也沒有褐寡婦。

▶ 毒性：4

▶ 影響和症狀：受害者被咬時往往沒感覺，過一陣子才意識到不對

勁。首先會出現類流感症狀，並持續數天。腹部和胸部肌肉變得僵硬。無尿、發冷及出汗，以及噁心、嘔吐。若螫咬為致命性的，受害者將心臟衰竭而死。

▶ **毒性發作時間**：症狀於一小時內出現。多數被咬傷的受害者會康復，且無嚴重併發症。

▶ **解毒和治療**：有抗血清。採對症治療。

▶ **解說**：黑寡婦可見於全美各地和加拿大部分地區，但大多棲息在較溫暖的區域。其他寡婦蛛屬（學名：*Latrodectus*）的成員在溫帶和熱帶地區都很普遍。這些蜘蛛生活在木柴堆、戶外廁所、樹枝堆和穀倉、車庫與家中的陰暗角落，也躲在沙發軟墊、靠墊和馬桶蓋下。後者說明了何以外生殖器官咬傷是最普遍和致命之因。只有具光澤、烏黑、腹部圓鼓且帶有橘紅色沙漏標記的母蜘蛛才具有危險性。

著名的母黑寡婦「沙漏」蜘蛛造成立即死亡的危險性被過分誇大。公蜘蛛和母蜘蛛都具致命性，只是公蜘蛛的毒牙較小，鮮少刺穿人類皮膚。事實上，六種黑寡婦品種皆具有毒性，但很少引發死亡案件。

棕色遁蛛 | Brown recluse

▶ **學名**：*Loxosceles reclusa*

▶ **別名與其他**：提琴蜘蛛（violin spider）、提琴背蜘蛛（fiddle-back spider）

▶ **毒性**：6

▶ **影響和症狀**：甫遭咬傷時，通常不會感到疼痛，但八小時內便會痛苦不堪。

在二至八小時內，咬傷處周圍出現明顯紅圈，有時看起來如同靶心。中心處常見起水泡，水泡在十二至四十八小時後會退去，隨周邊組織壞死，慢慢轉為青色與黑色。未治療的傷口會在一週內逐漸擴大。症狀還包括發燒、畏寒、關節疼痛、起疹、血尿、噁心、嘔吐、發紺，以及譫妄。水泡形成又消失。近咬傷處可能有大面積的壞死。

若造成死亡，通常發生在四十八小時內，因凝血異常而導致腎功能衰竭，所幸在此前受害者通常已尋求醫療救助。

▶ **毒性發作時間**：二至八小時。

▶ **解毒和治療**：無特定抗血清。其毒液較多數蛇類更具殺傷力。可施予腎上腺皮質類固醇（adrenocortical steroid）、切除傷口，可能需要換血。

▶ **解說**：母棕色遁蛛是蜘蛛家族裡危險性最高的。棕色遁蛛分布在全美二十五州（主要從紐澤西州向西到伊利諾州，南至德州和夏威夷）。介於淺黃褐色至中深褐色，背面有塊深色、提琴狀斑點，這種蜘蛛喜歡陰暗、不受打擾的地方。

知名案例

加州一名年輕婦人清理衣櫥時，沒注意到自己被咬傷，直到發癢才發現腳上傷口周圍已有組織壞死。儘管想起是蜘蛛，她仍不以為意。未想症狀迅速發展，幾天後她尋求治療，醫院施予大量的靜脈抗生素才保住她的性命。

二○○二年，阿拉斯加一名男子在搬動薪材時，手臂遭棕色遁蛛咬傷。棕色遁蛛理應不該生活在阿拉斯加如此北方的環境，但確實發生了。咬傷後，立即出現看似水泡的反應。水泡被他一碰即破。接下來十三天，原本水泡的部位變成紅色且面積不斷擴大，最後形成幾乎覆蓋他手臂的五吋乘十吋的斑點。由於棕色遁蛛不該出現在阿拉斯加，使得他一開始遭到誤診。經過一番探究，院方總算做出正確診斷，對他施予日舒（〔Zithromax〕即阿齊紅黴素），到第十五天，病況大幅好轉。他的組織受損情況不嚴重。只是治療期間，他才聽聞阿拉斯加還有其他被棕色遁蛛咬傷的案例，而那些棕色遁蛛的受害者只得將從傷處附近的壞死組織移除。這些毒蜘蛛是從貨運紙箱中來到阿拉斯加。牠們性喜住在紙箱或其他儲藏空間。

其他致命蜘蛛

　　學名 *Loxosceles laeta* 的蜘蛛生長在智利；學名 *Ctenus nigriventer* 的蜘蛛生長在巴西；雪梨漏斗網蜘蛛（funnel-web spider，學名：*Atrax robustus*），可見於澳洲，都是其他種類的毒蜘蛛。

　　狼蛛（wolf spider，學名：*Lycosa tarantula*）屬大型多毛的蜘蛛品種，曾被認為具致命性，但其實只有些許毒性。大型狼蛛可能殺死小型脊椎動物，不過牠們的主食通常是其他蜘蛛。被狼蛛咬到會痛，所幸極少對人類造成危害，然而，東南歐的人認為，牠是癔病的一種神經症狀主因。義大利人過去則迷信治療被這種蜘蛛咬的最好方法是跳塔朗特舞（〔tarantella〕一種充滿活力的民俗舞蹈），藉此甩掉體內毒物。

蠍子

　　美國的毒蠍——學名 *Centruroides gertschi*、德州條紋木蠍（學名：*C. Vittatus*）以及中美樹皮蠍（學名：*C. sculpturatus*）——主要生活在乾燥的西南部（尤其是亞利桑納州）和其他溫暖地區。墨西哥和巴西的毒蠍品種為學名 *Tityus bahiensis* 和巴西黃毒蠍（學名：*T. serrulatus*）。在非洲乾燥地區、印度和巴基斯坦，最致命的蠍子是黃肥尾蠍（學名：*Androctonus australis*）和地中海黃蠍（學名：*Buthus occitanus*）。雖然大部分蠍子喜歡溫暖的環境，這些物種也可見於蒙古和部分歐洲地區。完全沒有蠍子出沒的地方僅紐西蘭、南極、加拿大和阿拉斯加較寒冷地區，以及智利與阿根廷南部。蠍子生活在民宅附近，性喜陰暗溫暖的鞋子和其他無光照之處。

　　淡黃色的沙漠蠍子有細長的螯，比體型較大的黑蠍子更危險。紅蠍子不會致命。蠍子不會主動攻擊人類，除非突然打擾或被惹怒。蠍子用前方的大螯抓住受害者，然後將有毒的尾巴突地刺向前，有時只

攻擊一下，有時反覆戳刺。

條紋蠍 │ Common striped scorpion

▶ **學名**：德州條紋木蠍（*Centruroides vittatus*）、*C. gertschii*（brown scorpion）、中美樹皮蠍（sculptured scorpion，*C. sculpturatus*）、魔鬼蠍（devil scorpion，*Vaejovis spinigerus*）、沙漠金蠍（giant hairy scorpion，*Hadrurus arizonensis*）

▶ **毒性**：4

▶ **影響和症狀**：蠍子螫刺的傷口會產生灼熱感，且傷處可能立即腫脹、變色。被刺到的皮膚往往會形成水泡。作用持續八至十二小時。

　　愈危險的蠍子，螫刺的局部徵兆愈不明顯，只會感到傷處輕微刺痛。刺痛感可能蔓延至末梢，但不會腫脹、變色。受害者刺痛難耐，同時感到噁心、易怒、心搏過速和腹瀉。若嚴重中毒，患者會出現喉嚨痙攣、舌頭腫大、焦慮不安、肌肉抽搐；胃痙攣、震顫、驚厥、極端的高血壓或低血壓、心律過慢、胃腸道出血和肺出血、肺水腫，以及伴隨心血管虛脫出現呼吸衰竭。症狀於被螫刺後四小時開始發作，後果堪慮。多數被螫刺的人顯得焦躁易怒。

▶ **毒性發作時間**：傷口立即腫脹、變色。症狀通常持續二十四至四十八小時，但死亡多發生在螫刺後第四天。

▶ **解毒和治療**：有抗血清，但唯有在螫咬後數分鐘內使用才能發揮作用。其他治療方法包括在近傷口處使用止血帶以減少毒物吸收，一旦受害者獲得醫療照護，採取對症治療即可。

▶ **解說**：一般相信被蠍子螫傷，注定難逃一死，但事實並非如此。所有蠍子中，僅少數品種含有強度足以殺死一名成人的毒物。螫傷的死亡率僅千分之一，因此蠍子的危險程度不若人們所擔憂的。儘管蠍子的毒液更甚於許多蛇類，其一次螫刺往往僅釋放微量毒液；而且若能延遲毒物吸收，可避免劇烈症狀。然而，其毒液可經採集後直接注射

到體內,這種做法的致命性極高。

海洋生物

　　食用魚類中毒可分兩大類:雪卡毒素(〔ciguatera〕珊瑚礁魚毒)和鯖魚毒素(〔scombroid〕常見於鯖魚但不限於鯖魚)。此類中毒多是吃到腐魚所致,雖然受害者因此病得嚴重,卻極少致死。

　　除了自然界的魚毒,人類社會也得應付日趨嚴重的汞中毒問題。由於空污和工業廢水流進海洋,魚類體內的毒汞數值不斷累積。這種情況在旗魚、鯊魚和馬頭魚身上尤其明顯,其壽命較長,加上以食用小型魚類維生,因此接觸汞的機率增加。生育年齡的女性被建議盡量少吃這些魚種,因為子宮接觸到汞會傷害胎兒的神經系統。人類可能因為食用過多汞含量過高的魚類而造成汞中毒。不過,部分海洋生物亦有其自身的、體內生成的毒素。

雙殼貝類│Bivalve shellfish

▶ **毒性**:最毒的季節(五至十月),毒性為6。冬季約為3至4。

▶ **影響和症狀**:貝類中的含氮化合物會產生類似箭毒的肌肉麻痺。這類毒物中毒的初期徵兆為嘴唇和四肢末梢刺痛,接著行動力下降與呼吸困難。隨後感到噁心、嘔吐。有驚厥的可能。最終演變成呼吸麻痺,以及死亡。

▶ **毒性發作時間**:症狀在三十分鐘內開始出現。若受害者撐過十二個小時,可望復原。這類中毒事件的死亡率為百分之十。

▶ **解毒和治療**:若食用貝類後發生上述症狀,標準醫療程序是給氧或使用人工呼吸器。無解毒劑。維持受害者生命跡象,直至體內毒素作用消退是唯一希望。

▶ **解說**:貝類在許多海洋地區大量繁殖,如加州、墨西哥和阿拉斯加

等地。淡菜、蛤蜊、牡蠣、扇貝、鳥蛤和其他貝類在一年之中比較溫暖的幾個月，可能具有強烈的神經毒素，此時牠們食用某些有毒的渦鞭毛藻（dinoflagellates）——如鏈狀膝溝藻（學名：*Gonyaulax catenella*）的微細胞生物。

麻痺性貝毒（PSTs）是強力的神經毒素，由某些渦鞭毛藻所產生。這些毒素經由海洋食物網，人類食用受污染的貝類引發疾病。政府單位經常發布警告，呼籲民眾不要在一年中的特定時段食用某種貝類。食用有毒貝類的致病率相當高。而淡菜是所有雙殼貝類裡致死率最高的一種。

另一個有毒的渦鞭毛藻是腰鞭毛藻（學名：*Karenia brevis*），過去學名為 *Gymnodinium breve*，定期出現在墨西哥灣。這類海藻的增生被稱為紅潮，牠們的出現使海水變成紅棕色，連帶影響魚類的死亡率。牠們在魚類的消化道慢慢累積，並使雙殼貝類——牡蠣和蛤蜊——成為危險的人類食物。

藍圈章魚 | Blue-ringed octopus

▶ 學名：豹斑章魚（*Hapalochlaena maculosa*）、*Octopus maculosa*、大藍圈章魚（*H. lunulata*）、北太平洋巨型章魚（*Octopus apollyon*）

▶ 毒性：6

▶ 影響和症狀：毒素會影響中樞神經系統，使肌肉益發無力至全身麻痺；從口唇周圍刺痛開始，直到呼吸中止。受害者死前意識清楚，言語能力受到影響。有時也會發生驚厥和嘔吐。

▶ 毒性發作時間：立即。

▶ 解毒和治療：立刻施予人工呼吸。這類中毒的死亡比例很高，肇因於神經肌肉毒物。

▶ 解說：這體表布滿棕色斑點的章魚因觸手環繞藍圈而得名。這隻小動物具有危險性——當觸手的圈狀紋路變藍時，代表即將釋放毒素。

這種章魚鮮少打擾人類，除非先受到人類打擾，但因為體型小，許多人以為牠們完全無害。寬度不到六吋，有典型的章魚外觀。

同樣出沒在北美阿拉斯加至墨西哥下加州的是北太平洋巨型章魚，同樣深具致命性。

大藍圈章魚分布在澳洲靠近昆士蘭、新南威爾斯、雪梨和維多利亞的海域，也見於印度洋、印太洋（印度洋、太平洋和印尼連接兩洋的海域），以及日本。這種生物性喜海灣和礁岩。

藍圈章魚近年至少造成兩起死亡案例，皆肇因於受害者主動逗弄牠們。

知名案例

一九六七年，一名年輕士兵將一隻章魚放在手背上一到兩分鐘，完全沒感覺被咬，他將章魚放回水中，才發現手背有血。幾分鐘後，他感到嘴巴周圍一陣刺痛，刺痛迅速蔓延全身；不出十五分鐘，他幾乎全身麻痺、呼吸困難。過了一小時，他出現嘔吐症狀，並且開始抽搐。咬傷一小時後，他被送進醫院時仍有呼吸。他意識清楚，但身體完全麻痺，無肌肉張力、沒有反射，而且喪失說話能力。又過了一小時，他停止呼吸，使用人工心肺機才得以倖存。

一名獨自外出捕魚的漁夫，以藍圈章魚為誘餌，完全沒意識到自己被咬。當他進到水裡才發現身體開始麻痺，可惜已經太遲了，最終溺水而死。他的遺體被發現時，體內並無快速作用型毒素的跡象。而被章魚咬的傷口即使在最佳情況下也不容易看見，何況是泡水腫脹的屍體。弛緩性麻痺的跡象是判定其死因的唯一線索。

芋螺 | Cone shells

▶ 學名：地紋芋螺（*Conus geographus*，又名殺手芋螺）

▶ **別名與其他**：geography cone、conch shells

▶ **毒性**：6

▶ **影響和症狀**：在最輕微的情況下，芋螺毒素會造成四肢暫時性麻痺與長時間呼吸困難。最先失去知覺的部位是嘴唇，隨後遍及全身。受害者會感覺頭暈、胸悶，以及呼吸窘迫。脈搏急促。最後呼吸中止而死。

▶ **毒性發作時間**：初始症狀立即出現。可迅速致死。若受害者撐過頭十小時，預後良好。

▶ **解毒和治療**：尚無抗血清。必要時採支持療法。

▶ **解說**：芋螺是有著斑點或鮮豔外殼的小型有毒軟體動物。殼長約一至八吋，呈圓錐狀，有大隙縫。芋螺分為三類：食蟲類、食軟體動物類和食魚類，皆能致人於死。其如蛞蝓般的頭部有著魚叉狀、半吋長的齒舌，力道足以刺穿薄布。有超過七十個品種，包括僧袍芋螺（學名：*C. magus*）、*C. purcens*、貓芋螺（學名：*C. catus*）、鬱金香芋螺（tulip cone，學名：*C. tulipa*），以及細線螺（striated cone，學名：*C. striatoxicity*）。

　　毒液顏色隨品種不同而各異，可能是白色、灰色、黃色，或是黑色。這類軟體動物棲息在澳洲（近昆士蘭）、新幾內亞和大堡礁附近的熱帶水域，也分布在印太洋的亞熱帶水域，少數品種生活在地中海、南加州和紐西蘭的水域。

　　近年來，所有受害者都是因為碰觸芋螺而被刺傷。芋螺通常是從較窄的一端探頭攻擊，但最好還是用鑷子處理，或者完全不要碰。數起意外則是被裝進袋裡的芋螺，在搖晃中靠近受害者身體時，隔著衣物刺傷人。

知名案例

　　一九三五年，一名澳洲人在海曼島（Hayman Island）中毒身亡。受

害者是健康狀況良好的年輕男性，他手握芋螺並以刀刮擦。殼裡的軟體動物旋即伸出毒牙，刺了他的手心。雖然只是一個小刺傷，卻立刻造成麻痺。他的嘴唇變得僵硬，然後視線模糊。他在三十分鐘內雙腳麻痺，並於一小時內失去意識，墜入重度昏迷。

電影《侏羅紀公園》也曾提到，芋螺的毒素被用在射殺恐龍的短矛上。

水母｜Jellyfish

▶ **學名**：澳大利亞箱形水母（*Chironex fleckeri*）、*Chiropsalmus quadrigatus*、桃花水母（*Craspedacusta*）

▶ **別名與其他**：cube jellies、cubomedusae、海黃蜂（sea wasps）、箱水母（box jellyfish）

▶ **毒性**：6

▶ **影響和症狀**：危險的水母品種，其毒液強度從輕微刺激到致命皆有。症狀有嚴重胸痛和腹痛、吞嚥困難、傷處劇痛、皮膚壞死，以及呼吸與心臟抑制而死。美洲水母（American jellyfish，海月水母屬，學名：*Aurelia*）是北美沿岸常見的扁平狀水母，會使人感到不適，但除非受害者心臟衰弱或有其他健康問題，否則不致喪命。許多澳洲泳客被發現在水中漂浮，是不慎溺斃，直到發現死者生前曾遭水母螫刺。

突然遭螫刺的疼痛和驚嚇往往導致受害者下意識地想拔除水母，然此舉反而刺激觸手釋放更多毒物，加重劑量。在海邊，萬一受害者試圖扯掉攀附在皮膚上的觸鬚，也就是毒物來源，將會有更多毒素釋出。受害者就像被帶倒刺的九尾鞭痛打一頓般。倖存者的紅腫傷口會變成紅紅的水泡，還可能留下永久疤痕。

▶ **毒性發作時間**：致命品種可在數分鐘內造成死亡。

▶ **解毒和治療**：有抗血清，但需即刻施打，並在受傷的肢體綁上止血帶。過去認為使用酒精可盡速移除水母觸手，事實上會適得其反。可

使用醋沖洗，使刺絲胞（〔nematocysts〕觸鬚上的刺囊）失去活性，並盡速就醫。

▶ 解說：水母有帶藍色的、玫瑰紅、紫羅蘭色，也有透明張開的傘膜，邊緣垂擺著四根、八根或更多觸手。水母的種類繁多。牠們漂浮在水面上，或靠近水面，人們經常在未加留意的情況下遭蟄刺。

水母經常大舉入侵世界各地的海濱。牠們分布在溫度較低的水域，也見於熱帶地區，最北曾出現在美國的中部大西洋海岸。

如果海水仍定期浸濕擱淺在海灘的刺絲胞，即使經過數個月，仍可釋放毒物。就連風乾的刺絲囊經數星期後仍有相當毒效。

澳大利亞箱形水母可能是海洋動物中最危險的一種。一九五六年由雨果・佛萊克（Hugo Flecker）博士命名，佛萊克博士斷定其為造成許多泳客死亡的元凶，亦被公認為世界上最致命的生物之一。牠的形狀宛如箱子，體型通常很小，一串串觸手長在身體的各個角落。每個刺絲囊裡含有少量世上最令人恐懼的致命毒液。

知名案例

一九五五年一月，澳洲昆士蘭的某個溫暖夏日，一名五歲男童和家人到海邊遊玩。男童才走到兩呎的海水高度便痛得大吼。母親看到他大腿和小腿的可怕紅腫傷痕驚嚇不已，試圖拉下黏在他身上的觸鬚。男童離開海水不到兩分鐘便虛脫倒地而亡。

昆士蘭一帶有不少淺水泳客自水裡尖聲跑上岸，且身上皆黏著水母觸鬚，當其他遊客在一旁手足無措時，只見這些水母受害者臉色發青，隨後紛紛倒下。

根據一九六五年J・B・克萊藍（J.B. Cleland）和R・V・紹斯卡特（R.V. Southcott）的文章〈澳洲地區海洋無脊椎生物傷害人類之行為〉（Injuries to Man From Marine Invertebrates in the Australian Region），水母攻

擊事件的紀錄最早可追溯至一八八四年。一名目擊者在羅斯島（Ross Island）看目睹一名十一歲男孩游泳時，被水母攻擊後隨即消失。男孩的遺體後來被發現，「某種生物般的透明細繩緊抓著他。（救難人員）毫無防備地將一些細繩從男孩身上剝除，自己卻因此被螫傷。」

僧帽水母（葡萄牙戰士）│ Portuguese man-of-war

▶ **學名**：僧帽水母（*Physalia physalis*）、藍瓶僧帽水母（*P. utriculus*）

▶ **毒性**：4

▶ **影響和症狀**：被螫後，會造成劇烈胸痛及腹痛、吞嚥困難、蕁麻疹、刺痛、發燒、淋巴結腫脹、線狀紅腫，以及休克。其毒液是眼鏡蛇的一點七五倍。胸痛使受害者無法游泳，可能導致溺水而死。

　　傷口會疼痛持續數星期之久。

　　由於這些生物經常數千隻成群漂浮，少有受害者只被一隻僧帽水母螫傷。因此，進入受害者體內的毒素往往足以導致呼吸停止。

▶ **毒性發作時間**：立即。

▶ **解毒和治療**：對症治療。

　　用毛巾或其他輔助工具把可見的觸手移除，絕對不可徒手進行。然後，以清水或鹽水沖洗受傷部位——有些說法建議用醋，那是錯的。若仍感劇痛，可以受害者能接受的熱水溫度沖洗傷口。

▶ **解說**：這種水母棲息在海面，可見於世界各地的溫暖水域。僧帽水母的身體看起來像是古代葡萄牙戰士的頭盔。它由半透明（粉紅、淡藍或淡紫色）充滿氮氣的鰾和藍色觸鬚般的觸手所組成，直徑約三至十二吋。

　　僧帽水母在大西洋墨西哥灣暖流區和印太洋的亞熱帶與熱帶海域最為常見。

　　這種生物仰賴露出水面的頂冠做為風帆移動。充氣浮囊下是一團水螅體（polyp），觸手由水螅體向下，最長可達一百六十五呎。這些

觸手帶有刺絲囊（如盤起的線圈），用來麻痺小魚和其他獵物。牠們鉤住癱瘓的獵物，然後將之消化。基本上，葡萄牙戰士的食物就是被刺絲囊刺中的任何生物。

河豚│Pufferfish

▶ **學名**：白點叉鼻魨（*Arothron meleagris*）

▶ **別名與其他**：toad-blowfish、swellfish、balloonfish、globefish、toado

▶ **毒性**：6

▶ **影響和症狀**：河豚毒素（tetrodotoxin）對神經系統的影響在於阻止神經脈衝（nerve impulses）[6]的傳播。儘管它無法跨越血腦障壁（blood-brain barrier）[7]，河豚毒素仍具抑制神經傳遞訊息到身體其他部位的能力。嘴唇和舌頭略感麻木是身體遇到麻煩的初步徵兆。麻木的感覺迅速增強，並蔓延至臉部某些部位和喉嚨。部分文獻記載的初期症狀同時包括不自主的肌肉痙攣、虛弱無力、頭暈和失去說話能力。分泌過量唾液與汗水，同時心跳速率減慢，體溫下降。受害者很快感到呼吸窘迫，此時他們的呼吸變得又急又淺。

麻痺情形在中毒的第二階段加重，受害者甚至連坐下都有困難。當麻痺的感覺逐漸增強，智力受損和抽搐隨之而來。接著，中毒者勢必出現心律不整。某些智力完全復原的倖存者表示，發作期間他們完全清晰。

河豚中毒事件的死亡率超過百分之五十。

▶ **毒性發作時間**：症狀在十分鐘內開始出現，最長曾經延遲到八個小時後才出現。中毒二十四小時後仍保有生命跡象，代表有機會康復。

▶ **解說**：河豚通常出現在熱帶或溫帶水域，包括中美洲西岸、整個印

---

6 譯注：神經細胞軸突所傳來的刺激。
7 譯注：指在血管和腦之間有一種選擇性地阻止某些物質由血進入腦的「屏障」。

太洋、日本周邊海域以及從澳洲到南非一帶。河豚共有九十多種，其中十一種屬於四齒魨科（*Tetraodontidae*）。受到打擾時，河豚漲大自己的身體，變成球狀體型。

河豚毒素藏在河豚的卵巢和肝臟裡。只要烹煮前將其有毒器官和毒囊移除，食用河豚是無害的。每年約有一百至兩百人由於食用河豚而患病。即使立即送醫救治，其中約有半數的中毒者會死亡。

日本人稱河豚為フグ（fugu），他們認為食用河豚是一種極致的美食享受，廚師必須取得特別證照才能處理、烹調河豚。取得河豚廚師證照必須先擔任二至三年的學徒，然後參加多項筆試和實務考試，其中一項考題是烹煮並食用自己處理的河豚。由於有嚴格的試驗程序，食用日本餐廳提供的河豚基本上不會有安全的疑慮。

河豚毒素的毒性是氰化物的一萬倍，並非僅存在河豚體內，其他含有河豚毒素的生物包括藍圈章魚、小丑箭毒蛙和粗皮蠑螈。特定藻類也能萃取出河豚毒素，此外一些海洋生物，如海螺、螃蟹和某種扁蟲。

這種毒素是海地和西非地區殭屍儀式的主要成分。食用此毒物的部分病人會像殭屍般暫時停止活動數天，然後徹底復原。

某間位於加拿大的小公司曾嘗試用河豚毒素研發幫助癌症病患止痛的藥物，或者幫助海洛因成癮者戒毒。早期調查顯示，此藥物能夠對抗其他藥物都無法克服的疼痛。其專利名為Tectin。

知名案例

自一九五五至一九七五年，在日本因食用河豚中毒的三千人當中，超過一千五百人死亡。

河豚毒素在電影《蛇與彩虹》（*The Serpent and the Rainbow*）中，被用來減緩受害者呼吸、佯裝已經死亡的假象。草草埋葬後，凶手將受

害者挖掘出來，繼續餵食低劑量的河豚毒素，如此一來，他的身體雖可以保持運作，心智卻毫無作用。於是，他變成殭屍，或稱為活死人。

蠍子魚（鮋科） | Scorpionfish

▶ **學名**：斑點鮋（*Scorpaena guttata*）、魔鬼蓑鮋（*Pterois volitans*，又稱獅子魚〔lionfish〕）、毒鮋魚（*Synanceja horrida*，又稱魔鬼魚〔devilfish〕）

▶ **別名與其他**：石頭魚（stonefish）、zebrafish、butterfly cod、火雞魚（turkeyfish）、firefish、岩魚（rockfish）

▶ **毒性**：5

▶ **影響和症狀**：明顯發腫、抽搐，劇痛可能持續數小時，乃至受害者無行動能力，甚至失去意識。抽搐和失去意識、劇痛、四肢麻痺等症狀可能導致泳客溺水。呼吸窘迫往往會引發心臟衰竭。倘若受害者倖存，常見續發性感染，而且可能出現壞疽。忽高忽低的發燒症狀可能導致受害者虛脫，最後心臟衰竭而死。

▶ **毒性發作時間**：立即發作。復原過程緩慢且痛苦，歷時數星期至數個月。可能留下永久傷疤。

▶ **解毒和治療**：石頭魚有抗毒血清，但在偏僻或熱帶地區可能無法取得。

▶ **解說**：蠍子魚可見於加州中部至加利福尼亞灣一帶的太平洋。大部分海域都有各自的鮋科魚類。Zebrafish 分布在紅海、印度洋和日本到澳洲一帶的太平洋。石頭魚的棲地是印太洋和中國、菲律賓與澳洲的周圍海域。

　　蠍子魚長約四至八吋，有大頭、大嘴和鮮豔的紅棕色與白色環紋。生長在礁岩區，牠們常常肚皮朝上躲在珊瑚洞和其他庇護處裡。一旦被激怒，蠍子魚通常會呈迎擊姿勢，甚至主動接近入侵者，背棘聳立。每根棘刺都含有毒液。被棘刺戳傷非常疼痛，可使泳客失去行動能力。蠍子魚的種類多達八十種。

石頭魚外表像一團形狀不規則的肉塊。有一張又大又翹的嘴，方便吸住獵物。石頭魚是蠍子魚的近親，牠是定棲性生物，經常將部分身體藏在珊瑚礁或海底淤泥中。某種程度上，牠能讓身體顏色配合周邊環境。石頭魚的棘刺和毒液腺體很大。一點風吹草動都能讓牠聳起背鰭，萬一泳客或潛水客不幸踩到石頭魚，一定立即感到刺痛。

Zebrafish 是色彩鮮活、魚鰭優雅如蝴蝶翅膀的美麗鮋科魚類。

一般民眾最熟悉的水族館鮋科魚類，幾乎都是毒性最強的品種。石頭魚的棘刺能刺穿拖鞋、薄底網球鞋以及手套。

刺魟 | Stingray

▶ **學名**：光魟（*Dasyatis pastinaca*，又名藍紋魟）、圓魟（*Urobatis halleri*）、雪花鴨嘴燕魟（*Aetobatus narinari*，或稱斑點鷹鱝〔spotted eagle ray〕）

▶ **別名與其他**：California stingray

▶ **毒性**：4

▶ **影響和症狀**：毒液會傷害心臟肌肉，導致心律失常，有時可能引發致命的心臟病發作。尾刺穿透皮膚造成劇痛，導致受害者血壓下降、噁心、嘔吐、頭暈、大量流汗、胃痛、抽筋、虛弱無力、抽搐以及虛脫。部分患者有多處刺傷，傷處可能潰爛壞死。

▶ **毒性發作時間**：立即。如果迅速送醫治療，可在二十四至四十八小時內開始復原。

▶ **解毒和治療**：以手術清除傷口壞死組織，並且對症治療。

▶ **解說**：刺魟分布在波羅的海東北部、地中海及印度洋一帶。斑點鷹鱝活動於大西洋的熱帶水域、紅海和印太洋。圓魟可見於加州創始岬（Point Conception）至巴拿馬灣一帶。

知名案例

在哥倫比亞，五年間（一九一二至一九一七）共有八人死亡、二十三起下肢截肢案例，以及一百一十四名傷者，海岸線不斷地被下令淨空。

二〇〇六年九月，知名的「鱷魚先生」史蒂夫・厄文（Steve Irwin）在拍攝探索頻道電視節目的水底片段時，遭刺魟毒刺刺死。儘管毒物在他身上起作用，然他喪命的主因是被這隻八呎寬的刺魟尾刺傷及心臟所致。

其他毒魚

在熱帶海洋，尤其夏威夷一帶，有毒魚種眾多，如二齒魨科（porcupine fish）、mukimuki、鱗魨科（trigger fish）、鸚哥魚科（parrot fish）、鯙科（moray eel）、刺尾鯛科（surgeonfish）、月魚科（moon fish）、單棘魨科（filefish）、鬚鯛科（goatfish）、箱魨科（trunk fish）、棘冠海星（crown-of-thorns starfish）。這些魚類一年當中僅某些季節有毒，通常是較熱的月份。

8 醫療毒物

MEDICAL POISONS

任何人只要確實服下此物，
就意謂著他在通往另一個世界的路上。
——一九五七年，肯尼斯・巴洛（Kenneth Barlow）
於胰島素殺妻案定罪前

在醫學甫進入蹣跚學步期的十八世紀，許多醫生無法全盤接受或使用民俗／藥草偏方醫治病患。然而，他們開立的所謂科學藥物卻經常導致一心想醫治的病患失去生命。如今，許多古老的民俗藥物反而成為研發新藥的起始，並為順勢療法奠定根基。

新藥研發的進展未曾間斷。雖然美國食品藥物管理局（FDA）針對新藥有非常嚴格的規定，有時，未被注意的副作用仍在核可的過程中為人所忽略，直到廣泛使用後才發現。

當然，因致命副作用而調查某種藥物，並不代表每個服用者都會出現相同症狀。舉凡使用條件以及和該藥物發生作用的其他藥物組合，都會對後果造成影響。

即使無副作用的藥物也有致命的可能。誠如先前所談提及，只要環境、劑量都對了，任何物質皆可能引發災難。

為達到目的——如控制血糖、舒緩疼痛或小說凶手置人於死等——其所需要的藥物劑量因人而異。一般而言，醫生不會故意開立致命劑量（除非是罕見的醫助自殺）。只是，多數死亡案例皆源自藥物合併，例如一名醫生開立巴比妥類藥物，另一名醫生在未得知患者實

際用藥的情況下，亦開以第二帖巴比妥類藥物。藥物成癮者便是利用醫生無法檢視個別病患既有處方中的藥物數量或種類來取得藥物。

服用藥物的方式有可能會加強其致命性。舉例來說，持續性藥效膠囊（time-release capsules）的設計，是為了讓膠囊依預期的速度在體內緩慢溶解。但是，一旦和促進劑合併服用，致使藥效迅速釋放，全部劑量將瞬間進入體內，引發具致命風險的藥物過量。太過突然的停藥也可能導致死亡。

許多藥物一旦長期服用，患者會對藥物產生依賴性（成癮），且為達到預期的藥效，所需劑量會漸漸增加。比方說，如果受害者正在服用煩寧，並逐漸產生依賴性，此時投毒者若想利用過量的利眠寧（Librium）謀殺受害者，就需要更大的劑量才足以致死。這兩種藥物具有關聯性，受害者因服用煩寧而對兩者產生耐受性。

請務必記得，非處方藥也可能致命。例如服用多種含乙醯胺酚（〔acetaminophen〕普拿疼止痛藥成分）的非處方感冒藥很容易導致過量。即使是胃藥次水楊酸鉍（如Pepto Bismol），和其他藥物一起服用，尤其是可邁丁（Coumadin）這類抗凝血劑，也會引發負面影響。

順勢療法用藥、藥草和維生素都是真正的藥物，卻未受FDA列管，因為它們被視為營養補給品而非藥品。諸多看似對健康無虞的替代藥物、草本補給品和維生素（如銀杏、人參和聖約翰草〔St. John's Wort〕）或食物（如大蒜、葡萄柚汁、綠茶、牛奶、胡蘿蔔，乃至菠菜等），和特定藥物一併使用其實會產生交互作用。具體的資訊，請參閱藥瓶上的警示標籤或內附的說明書。千萬別相信聲稱完全無副作用，或不會產生藥物交互作用的草本藥物。這些藥物的效用難以預料，因其不在FDA的列管中。其所含劑量無論是每一罐、甚至各別藥片都不盡相同，誤差值可能高達百分之五十。（在歐洲，順勢療法產業相對有較明確的規範及控管。）

另一種毒物來源是獸醫藥物供應處，因為管理相對鬆散，對飼主

的要求並未嚴加限制。某些獸醫藥物甚至可透過郵購或網購取得。

本章所列藥物依類別來介紹。每種藥物都有各自的安全劑量。若你正在服用某藥物，就必須了解同類藥物所引發的一般症狀、服用過量的情況，或者要留意副作用有哪些。無論是症狀或該類別中特定藥物的補充資訊，本章都會進一步說明，同時一併介紹某些特別引人關注的藥物。本章無法列出所有現行藥物的相關細節；再者，諸多藥物雖列在同一大類中，彼此之間仍有些微不同。

每種藥物的致死劑量因人而異。

阿斯匹靈 | Aspirin

▶ 學名：乙醯柳酸（acetylsalicylic acid）

▶ 別名與其他：乙醯柳酸的緩衝劑如百服寧（Bufferin）、Ecotrin、拜耳阿斯匹靈（Bayer aspirin）、Ascriptin、膽鹼（choline）、水楊酸（salicylate）和水楊酸甲酯（methyl salicylate），以及冬青油（oil of wintergreen）

▶ 毒性：4

▶ 形態：口服（藥錠、膜衣錠和腸衣錠）；阿斯匹靈為略帶苦味的白色粉末，以液態保存會極不穩定。

▶ 影響和症狀：阿斯匹靈刺激中樞神經系統，並引起有機酸聚積，同時干擾維生素K發揮作用。

症狀包括口腔、咽喉和腹部感到灼熱疼痛、昏睡、聽力喪失、耳鳴、發燒、脫水、焦躁不安、運動失調、頭暈、腦水腫、瘀青、肺水腫、抽搐、發紺、寡尿、尿毒、昏迷，以及呼吸衰竭。慢性中毒則會引發胃出血。檢驗結果顯示，阿斯匹靈服用過量者的尿液帶有血液和蛋白質，血液呈現酸性。

▶ 毒性發作時間：四到六小時。

▶ 解毒和治療：一般而言，不建議催吐，因為毒素具腐蝕性。此外，受害者嘔吐時，可能伴隨呼吸功能衰退而抽吸（將嘔吐物吸入體內，

堵住肺部，並損害肺部內膜）。異常出血必須輸血或血小板輸注治療。

▶ **解說**：阿斯匹靈除了是消炎劑，其鎮痛、解熱功能亦廣為人知。阿斯匹靈引起出血並非因為抗凝血功效，而是因為提高血液的酸性並攻擊胃黏膜，因此才有緩衝劑型的阿斯匹靈。如Ecotrin這類腸衣錠的設計，便是為了讓藥物進入腸道後再行溶解，以避免刺激胃部內膜。它們需要更多時間方能發揮藥效，而且務必整顆服用才能適當溶解。

　　阿斯匹靈促使普拿疼（乙醯胺酚）的肝毒性劇增。和可邁丁合併服用時，也會減緩血液凝結的速度。因此，若某人在服用可邁丁期間同時取得一劑阿斯匹靈，極有可能因傷口失血過多而喪命。

　　阿斯匹靈遇潮會迅速變質，必須存放在密封、乾燥的容器中，所以此藥並無液態的劑型。分解後的阿斯匹靈聞起來像醋酸。

　　若將高劑量維生素C和阿斯匹靈合併服用，其交互作用對身體有害，但未必致命。

　　不建議幼童及青少年服用阿斯匹靈，因為有可能引發雷氏症候群（Reye's syndrome），這種疾病侵襲器官，尤其是肝臟和大腦。

　　許多心臟病患者服用低劑量阿斯匹靈（八十一毫克）以防心臟病發作。

　　由於阿斯匹靈會減緩凝血作用，手術前不得服用，不過增加阿斯匹靈的劑量並不會顯著增加凝血困難。

阿托方 ｜ Atophan（已停用）

▶ **學名**：Phenylquinoline carbonic acid

▶ **別名與其他**：Cinchophen、Atochinol。內含阿托方且極其有害的合成藥物有Uro-Zero、Arkanol和Gorum。

▶ **毒性**：6

▶ **形態**：口服。

▶ **影響和症狀**：此藥物促進尿酸分泌而且傷肝。受害者的尿液呈深黃

色。症狀包括嘔吐、黃疸和凝血時間過慢，伴隨全身各處出血。死因大多為急性肝萎縮。

▸ **毒性發作時間**：數天。

▸ **解毒和治療**：立即停止用藥。目前沒有明確的治療方法。

▸ **解說**：阿托方普遍用於治療風濕及痛風。

知名案例

印度一名二十六歲男子的父親注意到兒子的眼白發黃。據悉，這名男子在三個月前扁桃腺炎發作之後，為舒緩鏈球菌引發的風濕熱，每日服用八片阿托方。

辛可芬和新辛可芬｜Cinchophen and Neocinchophen（已停用）

▸ **學名**：Cinchophen methyl ester、Neochymotrypsinogen

▸ **別名與其他品名**：此藥物的市售商品名包括Acitrin、Agotan、Artamin、Atochinol (Aatoquinol)、Atophan、Atophanyl、Atophanurotropine、Biloptin (Ddiiodo-atophan)、Cass rheumatism treatment、Chloroxyl、Cinchophen、Fantan、Farastan (Mono-iodo-cinchophen)、Harrell's rheumatism cure、Hexophan、Iriphan、Isatophan、Leukotropen、Lytophan、Neocinchophen、Novato pan、Oxyliodide、Paratophan、Phenylcinchoninic acid Phenoquam (phenoquin)、Quinophan、Renton's rheumatic tablets、Synthaline、Siilphatophan、Tolysin、Van Ard's rheumatism remedy（療養院用藥）

▸ **毒性**：5

▸ **形態**：口服或注射。

▸ **影響和症狀**：可能出現的症狀包括胃腸發炎、上腹部不適、厭食、腹瀉、嘔吐、過度換氣（呼吸急促）、體溫過高（發燒）、譫妄、抽搐、

昏迷以及死亡。由於此藥傷肝,屍檢結果可見黃色肝萎縮,以及心臟、腎臟脂肪變性。

▶ **毒性發作時間**:六至十二小時。

▶ **解毒和治療**:治療方式同水楊酸中毒。必須治療肝臟損傷,有時甚至需要進行肝臟移植。

▶ **解說**:辛可芬是透過控制尿酸來治療痛風的止痛劑和解熱藥。服用過量的致命事件時有所聞。如今,辛可芬被認為具危險性,尤其是在沒有醫生指示的情況下,即使依瓶身建議量用藥,仍有高度風險。

諾來舒 | Norflex

▶ **學名**:Orphenadrine citrate

▶ **別名與其他**:Disipal、Distalene、Orpadrex、Tega-flex、Exotag、Flexon、Banflex

▶ **毒性**:6

▶ **形態**:口服或注射。白色結晶粉末,略溶於水,微溶於酒精。聞起來幾乎無味,但嚐起來有苦味。

▶ **影響和症狀**:藥物具有抗副交感神經作用,用於舒緩肌肉疼痛。有害作用包括口乾、瞳孔擴大、視覺模糊、心搏過速、虛弱無力、噁心、嘔吐、頭痛、頭暈,以及嗜睡。在急性中毒案例中,常見疲倦、昏迷、驚厥和心跳驟停。

▶ **毒性發作時間**:症狀在三十分鐘內發生,受害者約在三至六小時後陷入昏迷,並且心臟衰竭。

▶ **解毒和治療**:治療方式同阿托品中毒,首先應立即排去受害者胃裡的藥物,否則身體會迅速吸收。通常以煩寧對付抽搐,因為巴比妥類藥物會嚴重減緩呼吸和心臟系統。

▶ **解說**:自一九五一年研發而來,諾來舒的功效在於鎮靜作用,而且可以減輕平滑肌痙攣,安定神經抽搐。主要用於治療帕金森氏症,控

制精神疾病藥物的副作用，同時做為肌肉鬆弛劑。「毒芹會」(Hemlock Society)[1]出版的文獻中稱其為「幫助自己或摯愛的人終結生命」的最佳管道之一，諾來舒在墨西哥為非處方藥物，在荷蘭也不難取得。其苦味大多以柳橙汁掩蓋。若服用巴比妥類藥物，則會加重昏迷症狀。

因此，若一個人加入「毒芹會」，意謂著他已處於病症末期或有自殺企圖——可藉此排除他殺的疑慮。

泰諾 | Tylenol

▶ 學名：乙醯胺酚 (Acetaminophen)

▶ 別名或其他：普拿疼 (Panadol)、撲熱息痛 (Paracetamol)、安力神 (Anacin)、安匹林複合物 (Emprin Compound)

▶ 毒性：4

▶ 形態：藥錠、膠囊、口服液和速溶含片。

▶ 影響和症狀：泰諾舒緩疼痛的功效仍未獲得研究證明，但服用過量會傷害肝臟、腎臟、心臟以及中樞神經系統。

中毒癥狀包括噁心、嘔吐、嗜睡、思緒混亂、肝臟壓痛、低血壓、心律不整、黃疸，還有肝腎衰竭。中毒三天後，肝臟受損的跡象顯現。受害者最慢可能在服用藥物後兩週因肝壞死不治。

▶ 毒性發作時間：三十分鐘至四小時。

▶ 解毒和治療：除非呼吸不順暢，否則可催吐。通常使用活性炭，只是四小時過後，所有去除藥物的努力都是徒勞。若在攝入後十五至二十小時內使用N-乙醯基半胱氨酸 (N-acetyl cysteine)，可發揮解毒效果。可能需要輸血漿或凝集作用的物質。

▶ 解說：服藥過量情況有二，一是急性（短期大量），二為慢性（長期少量並在肝臟內累積到致死量）。以急性而言，僅憑服用泰諾便想置

---

1 譯注：倡導安樂死的社團，一九八〇年成立於美國聖塔莫尼卡 (Santa Monica)。

人於死，需要非常高的劑量，若與其他藥物或中樞神經系統抑制劑合併使用，便可致命。但通常，最一開始的噁心感便會驅使受害者求診。

如同阿斯匹靈，由於取得容易，泰諾成為多數服藥自殺者的選擇。許多化合物如Emprin、Excedrin或Anacin等，皆含有阿斯匹靈、泰諾和咖啡因及其他止痛藥，藉以加強藥效。只要止痛藥中含有咖啡因，便會增強藥效。

第二級管制藥品

美國緝毒局（DEA）所制定的二級管制藥品需特殊處方箋，而且每個層級的配送單位都得據實呈報。所有二級管制藥的儲存處皆必須加裝鎖頭和鑰匙，無論是在醫院、藥房或醫生辦公室。在醫院，藥劑師隨身攜帶該鑰匙，而且取用鑰匙一定要登記借出或歸還，以便在每一次輪班前核對藥物種類和劑量。這項機制使偷竊二級管制藥相形困難（但並非難如登天）。

即使是醫生，也並非人人都有開啟院方二級管制藥箱的管道，而且只要想取得某種藥物，都必須詢問護理師。部分在私人診所進行手術的醫生雖將二級管制藥存放在他們的個人診間，但仍需加裝鎖頭和鑰匙。（無論一般認知如何，多數醫生的診間並未存放麻醉藥物，壞蛋至多從診間偷取空白處方箋。）

所有二級管制藥皆具高度成癮性，由於受傷或為了止痛而合法、長期使用此類藥品，往往迫使病患成癮。一旦成癮，他們會成為所謂的成癮者，四處就診、進出急診室，抱怨各種不存在的病痛，只為取得藥物。這類藥品也流通於黑市。成癮者一天服用三十至四十顆藥片是很平常的事——這對一般人而言，是足以致命的劑量，不過對長期服用止痛藥的人而言，則致命劑量必須更高。

麻醉止痛藥多為口服和注射兩種形態，有些則是吸入式的。口服

藥通常為白色粉末。使用目的皆為控制劇痛，並透過抑制中樞神經系統而發揮作用。靜脈注射過量會引發立即性的呼吸衰竭死亡，若是口服或經皮下注射，則好發於二至四小時內。

服用或注射的一般症狀包括失去意識、瞳孔縮小、呼吸慢而淺、發紺、脈搏微弱、低血壓、腸胃道抽搐、肺水腫、痙攣以及肌肉抽動。可待因（codeine）、配西汀（meperidine）、阿撲嗎啡（apomorphine）、propoxyphene或口服羥嗎啡酮（oxymorphone）可能引發驚厥。

解毒和治療包括使用藥物納洛酮（Naloxone），它能和麻醉藥品結合，有助於將藥物排出體外。治療必須在使用藥物後兩小時內進行。若是透過注射，有時使用止血帶可延遲藥物吸收。

可待因 | Codeine

▶ 學名：甲基嗎啡（Methylmorphine）
▶ 毒性：6
▶ 形態：藥粉、藥錠或液體。
▶ 影響和症狀：一種具成癮性的鎮靜劑和止痛藥，症狀包括嗜睡、浮動感、暈眩、身體失去平衡、心跳減慢、呼吸困難、昏迷以及死亡。由於能抑制反射動作，經常用來治療咳嗽。
▶ 毒性發作時間：注射後立即見效；攝食後二十分鐘內。
▶ 解毒和治療：施予納洛酮，對症治療。
▶ 解說：可待因近乎透明、無臭，和許多藥物一起服用時有明顯苦味，如泰諾、阿斯匹靈、咖啡因、其他止痛藥或止咳劑。加拿大有一種非處方藥，內含四分之一克的可待因。

一旦暴露在高溫下或接近火光，可待因會成為危險的火源。

嗎啡 | Morphine

類似藥物：鴉片酊（laudanum）、那可汀（narcotine）、原鴉片鹼

（protopine）、邁康定（meconidine）、勞丹辛（laudanoisine）和蘭托品（an-thopine）

▶ **毒性**：6

▶ **形態**：嗎啡是白色結晶粉狀生物鹼；口服（口服液或藥錠）或注射皆可。

▶ **影響和症狀**：一種具成癮性的鎮靜劑和止痛藥，症狀包括嗜睡、脈搏加速、浮動感、暈眩、步態不穩、頭重、噁心、心跳減慢、瞳孔收縮、肌力喪失、呼吸困難、失去意識、昏迷以及死亡。

▶ **毒性發作時間**：攝入後二十至四十分鐘開始發作，注射則五至十分鐘。若受害者撐過四十八小時，預後樂觀。六至十二小時之間死亡，死因多為呼吸衰竭。

▶ **解毒和治療**：若使用納洛酮，最快一至四小時就能恢復。

▶ **解說**：嗎啡是從生鴉片精煉而來，自一八八六年起便被視為止痛藥，不過在美國境內，如今已不再開立液體嗎啡的處方，一種提供癌症病患止痛的藍色糖漿，可摻入顏色相近的甜味烈酒如薄荷酒等以加強藥效。

　嗎啡增強鎮定劑、鎮痛劑、鎮靜劑、抗憂鬱和其他麻醉藥物的藥效。和酒類或其他具溶解力的液體合用，藥效會更快發揮作用。

知名案例

　一九四七年五月二十七日，羅伯特・克萊門茲醫生（Dr. Robert Cle-ments）請助理醫生前往他位於漢普郡普南海城（Southsea）的住處，協助照護他正陷入嚴重昏迷的第四任妻子。克萊門茲醫生告訴這名同事，妻子患有骨髓性白血病。隔天早晨，克萊門茲太太去世，死亡證明上的死因為骨髓性白血病。

　其他兩名身為法醫的醫生無法接受，他們注意到死者的瞳孔收縮，

是麻醉藥物中毒的典型症狀。第三名醫療人員於是執行解剖，並宣稱死因為白血病。法醫對此結果仍不滿意。他們將疑問呈報上級。

警方展開調查，注意到這對夫婦感情不睦。此外，克萊門茲太太過去曾幾度突然失去意識，而她的丈夫似乎總是未卜先知。加上他最近拆除家裡的電話，此舉對於一名忙碌且要照顧患有慢性疾病妻子的醫生而言，可謂反常。她的健康狀況日漸惡化，她習慣性嘔吐，膚色因黃疸而略微泛黃，意謂著肝臟已受損。而她老是昏昏欲睡的樣子，顯然是嗎啡過量的徵兆。

調查發現，克萊門茲醫生為一名幽靈病患開立高劑量嗎啡，因此下令重新解剖。在結果尚未出爐前，未料克萊門茲醫生死於嗎啡中毒。他的自殺遺言寫道，「我無法再忍受近來遭到的妖魔化侮辱。」克萊門茲死後，他謀殺第四任妻子——一名富有的繼承人——罪名成立，且調查顯示，他的前三任妻子也都身價不菲。三人皆死於克萊門茲本人所診斷出的疾病，而且死亡證明都由他簽署。

Percodan

- ▶ **學名**：可待因酮（Oxycodone）
- ▶ **毒性**：5
- ▶ **形態**：口服或注射。
- ▶ **影響和症狀**：Percodan為中樞神經系統抑制劑，會引起嗜睡、便祕、步態不穩、頭昏眼花、暈眩、鎮靜、噁心和嘔吐。如同其他麻醉藥物，Percodan導致木僵、昏迷、肌肉鬆弛、嚴重呼吸窘迫、低血壓，以及心搏停止。若長期服用，患者會對藥物產生依賴性。
- ▶ **毒性發作時間**：三十分鐘內。
- ▶ **解毒和治療**：納洛酮可緩解受鴉片類藥物禁斷症狀影響的中樞神經系統症狀。
- ▶ **解說**：通常與阿斯匹靈、非那西丁（phenacetin）、咖啡因或其他止

痛藥合用。若與鎮靜劑、抗組織胺、抗憂鬱劑、鎮定劑、酒精或其他麻醉藥物合併服用，鎮靜效果會加強。和抗癲癇藥物苯妥英（phenytoin，商品名：Dilantin）併用，則會加速可待因酮代謝，因而降低可待因酮的藥效。醫生通常開立Percodan止咳。

知名案例

一名男性因牙痛服用Percodan後，接著下海浮潛。由於服用此藥而昏昏欲睡，最終命喪海中。

其他止痛藥物

除非特別說明，以下藥物的毒性等級為5。

維可汀（Vicodin）是常見的止痛藥，結合了hydrocodone bitartrate（可待因的一種）和乙醯胺酚。此藥引發鎮靜、精神萎靡、焦慮、恐懼、情緒變動、不快樂、小便痙攣，以及呼吸困難。使用者可能產生藥物依賴性。和單胺氧化酶抑制劑或三環抗憂鬱劑（tricyclic antidepressant）合併服用時，藥效增強。很容易被濫用，並在朋友間彼此分享。

吩坦尼（Fentanyl）或Sublimaze（毒性6）引發的死前肌肉僵直症狀和番木鱉鹼類似。

DFP（diisopropylphosphate）是眼藥水。

Lorfan（levallorphan）和Numorphan（oxymorphone）致使受害者在死前焦躁不安。

Dilaudid（氫嗎啡酮〔hydromorphone〕）是止痛劑。

海可待（Hycodan）或Dicodid為氫可酮（hydrocodone）[2]，常用於止

2　譯注：一種半合成自可待因（存在於罌粟中的生物鹼，鴉片類藥物）的鎮痛藥。口服氫可酮可鎮痛、止咳，通常也用來緩解中度至重度疼痛。

咳。屬於可待因衍生藥物，服用過量會引發顫抖，一旦劑量過高有可能致死，因為它會抑制中樞神經系統。

Levo-Dromoran（左旋嗎汎〔levorphanol〕）是注射劑。

達而豐（〔Darvon，學名丙氧酚propoxyphene〕已停用）為成癮性止痛藥（分類為輕微麻醉性鎮痛藥），有時混合阿斯匹靈、乙醯胺酚和（或）咖啡因，以增加止痛效果，如Darvocet、Darvon Compound 100或Darvon 65。它是無味的結晶粉末，帶苦味，溶於水。多製成口服用的藥片或膠囊。服藥過量的症狀包括噁心、嘔吐、眼瞼下垂、抽搐、昏迷，以及呼吸窘迫。達而豐和鎮靜劑、抗組織胺、抗憂鬱劑、鎮定劑、酒精或麻醉藥一起服用，鎮靜效果更強。《處方藥百科》（*Prescription Drug Encyclopedia*）警告，不可開立此藥給具自殺傾向者，因為服用後會更加沮喪。當然這對企圖製造自殺現場的凶手而言是一大助力。

Talwin（鎮痛新〔pentazocine〕，毒性6）為容易成癮的止痛藥，大多採靜脈注射。它也有口服藥，只是口服會引發嚴重噁心。冒然停用Talwin會引發戒斷症狀。若與鎮靜劑、抗組織胺、抗憂鬱劑、鎮定劑、酒精或麻醉藥物一起服用，鎮靜效果更強。是黑市常見的藥品。

Flexeril（cyclobenzaprine）用於鬆弛肌肉以及舒緩肌肉抽搐的疼痛。它引發嗜睡、頭昏、心跳速率加快、虛弱無力、疲勞、噁心，近期內曾心臟病發作、鬱血性心衰竭復原中，或過去十四天曾使用單胺氧化酶抑制劑的患者不得使用。

Demerol（meperidine）、Dolantin（〔pethidine〕毒性5）引發全身性水腫、昏迷和高血壓，以及上文所列出的所有一般症狀。若與鎮靜劑、抗組織胺、抗憂鬱劑、鎮定劑、酒精或麻醉藥物一起服用，鎮靜效果會加強。若在十四天內合併使用單胺氧化酶抑制劑和Demerol，會引發嚴重後果。

某些毒性較低的藥物，和其他抑制劑或巴比妥類藥物併用仍有風險，如Nisentil、Leritine、Apodol（anileridine）、Stadol（butorphanol）

和Norvad（levopropoxyphene）；羅妙那（〔Romilar〕dextromethorphan）引起頭暈，普遍用於止咳。

某些癌症病患使用的「布朗普頓雞尾酒麻醉劑」（Brompton cocktail），則是把各式各樣的藥物如嗎啡、海洛因、酒精、氯仿（〔chloroform〕鎮靜劑）和（或）止吐藥（如Tigan）等混合製成糖漿。十九世紀時，倫敦皇家布朗普頓醫院（Royal Brompton Hospital）為癌症末期病患而發明的藥物，其原始配方便是嗎啡、海洛因（顯然不再容易與合法取得）、琴酒和大麻各占四分之一。

許多止痛藥，如今也被當作肌肉鬆弛劑的Fiorinal，一旦和鎮靜劑、抗組織胺、抗憂鬱劑、鎮定劑、酒精或麻醉藥物合併服用，鎮靜效果更強。Fiorinal若結合可待因，危險性將提高。

含肌肉鬆弛劑的止痛藥Norgesic由奧菲那特林（orphenadrine）、阿斯匹靈和咖啡因製成，副作用為興奮、幻覺、出血加重、頭昏眼花，以及暫時喪失意識。Norgesic和達而豐一起服用可能導致頭腦不清、焦慮和顫抖。許多治療感冒、咳嗽和過敏的非處方藥物也會和Norgesic產生交互作用。若和鎮靜劑、抗組織胺、抗憂鬱劑、鎮定劑、酒精或麻醉藥物一起服用，鎮靜效果更強。Norgesic也會加強抗凝血藥物的作用，致使病患更容易出血。

消炎止痛藥物

消炎藥本身毒性低。患有腸胃道疾病、胃潰瘍、心臟功能不全，或使用抗凝血藥物的患者屬於高風險群。前文提到的諸多藥物雖也具備某程度的消炎功效，但不足以納入此類別。

某些消炎藥如待福索（diflunisal，商品名：Dolobid）、布洛芬（ibuprofen，商品名：Motrin、Rufen、Advil、Haltrain、Medipren、Nuprin、Trendar）、芬諾普芬（fenoprofen，商品名：Nalfon）、美克芬納梅（meclofenamate，

商品名：Meclomen)、那普洛辛（naproxen，商品名：安鈉百鎮錠〔Anaprox〕、那必治錠〔Naproxen〕）等，不可和阿斯匹靈或其他非類固醇鎮痛藥併用，也不能與可邁丁或其他口服抗凝血藥物合用，否則會拖延血液凝固所需的時間。而制酸劑（antacid）有時會使消炎藥的藥效打折。因此，若一名服用消炎藥過量的受害者奇蹟似地活了下來，很可能正是制酸劑從中作梗。

腎臟有問題的人服用消炎藥可能會致使腎功能惡化。用藥過量將引發腎衰竭以及肝臟嚴重不良反應，包括致命的黃疸。布洛芬也會抑制用來排除體內多餘水分的利尿劑。適度的高劑量布洛芬若結合利尿劑如來適泄（Lasix），將提高鬱血性心衰竭的風險。

布洛芬和鋰鹽（躁鬱症用藥）同時服用將提高血液中的鋰濃度。鋰本身具有相當毒性，務必持續監控。一旦濃度有異，兩者的結合可能致命。

那普洛辛可加強抗糖尿病藥物的效果，因此同時服用這兩種藥物的人很容易陷入低血糖休克，然後死亡。

麻醉劑

局部麻醉作用於中樞神經之外的系統，意謂著在正常劑量下，不致影響大腦，反觀全身性麻醉劑，則是包括大腦在內的全身麻醉。使用過量時，麻醉劑進入體內，影響全身。任何一種麻醉劑的作用皆不盡相同，其影響也因使用者的體質以及藥物施用方式的不同而有極大差異。

麻醉氣體 | Anesthesia gas

多數麻醉氣體的作用相同，故在此一併說明。

▶ **學名**：二乙醚（Diethyl ether）、乙醚（Ethyl ether）、二乙烯醚（Divinyl

ether）、氯乙烷（Ethyl chloride）、氟烷（Halothane）、甲氧氟烷（Methoxy-flurane）、氟乙烯醚（Fluroxene）

▶ **類似藥物**：醚（ether）、氯仿（chloroform）、vinethene、福來生（fluothane）、朋睡靈（penthrane）、福祿麻（fluoromar）、乙烯（ethylene）、環丙烷（cyclopropane）、笑氣（nitrous oxide）

▶ **毒性**：6

▶ **形態**：以液態或氣態保存；以氣態施用。

▶ **影響和症狀**：失去意識和呼吸衰竭。抑制所有中樞神經系統功能；使用過量會造成肝臟受損，干擾自體免疫系統。可見發紺和心律不整。由於大腦缺氧，即使未過量，發紺和心律不整的症狀仍可能出現。

　　氯仿導致的肝臟損傷可能惡化成肝硬化，而且致命。環丙烷和氟烷會提高控制血壓藥物的效果，併用可能引發高度危險的血壓驟降。

▶ **毒性發作時間**：立即。

▶ **解毒和治療**：立刻停用麻醉劑並強制供氧維持呼吸。保持身體溫暖；萬一發燒，使用濕毛巾以降低體溫。至於惡性高熱（〔malignant hyperthermia〕一種遺傳反應，約有百分之十的人在麻醉期間或術後會出現此症狀，體溫飆破攝氏四十三度），則多以單挫林（dantrolene）和普魯卡因胺（procainamide）對症下藥。

▶ **解說**：麻醉氣體會迅速代謝出體外且影響短暫，因而成為理想的麻醉劑。

　　麻醉氣體大多易燃且易爆。

一氧化二氮｜Nitrous oxide

▶ **別名或其他**：笑氣

▶ **毒性**：5

▶ **形態**：易燃、無臭的氣體。

▶ **影響和症狀**：此氣體是中樞神經系統抑制劑，會引發心悸、心律不

整、大腦損傷以及死亡。即使用量不足以致命，仍可能引起頭痛、腦水腫和永久性的心智缺陷。

▶ **毒性發作時間**：幾秒鐘至數分鐘。

▶ **解毒和治療**：輸氧與對症治療。

▶ **解說**：一氧化二氮發現於一七七六年，但首次做為麻醉劑使用是在一七九九年，隨即發現其麻醉效果有限。到了一八六〇年，醫學界已廣為使用。如今，則做為強效麻醉劑的輔助藥物及止痛劑。青少年為追求其所帶來的欣快感而吸食。

其他用途包括提高賽車速度以及火箭推進器。

知名案例

一九六〇年，猶他州一名牙醫利用一氧化二氮蓄意讓數名患者窒息致死。

普魯卡因、利多卡因｜Procaine and lidocaine

▶ **類似藥物**：麻卡因（marcaine）、monocaine、nesacaine、紐白卡因（nupercaine）、duranest、木卡因（xylocaine）、carocaine、oracaine、unacaine、丙胺卡因（citanest）和弗奴卡因（novocaine）。以上，都是與古柯鹼相關的合成古柯葉生物鹼。

▶ **毒性**：5

▶ **形態**：無色液體或濃稠膠狀，經注射給藥或局部使用。一般而言，可透過靜脈注射。

▶ **影響和症狀**：此類麻醉藥物在體內迅速散布，身體局部感到麻木。

起初逐漸感到暈眩，隨後出現壓迫感，接著器官嚴重衰竭、昏迷、驚厥，以及呼吸中止。

注射或大面積使用後，因直接抑制血管張力或中樞神經系統受影

響，導致循環衰竭。其他症狀包括頭暈、發紺、血壓下降、肌肉抽搐、驚厥、昏迷、呼吸不規則且虛弱、支氣管痙攣和心跳停止。靜脈注射過於倉促會引發心搏停止。

反覆塗抹此外用藥物會引起過敏反應（hypersensitivity），包括發癢、發紅、水腫、水泡。對此藥過敏的人可能出現過敏性休克。

▶ **毒性發作時間**：立即。若未在三十分鐘內排除體內藥物，一切努力都是徒勞。只要撐過一小時，受害者大多能復原。

▶ **解毒和治療**：停止藥物注射，在注射部位使用止血帶和冰袋以抑制人體吸收。保持呼吸暢通，以人工呼吸器供氧直到驚厥和中樞神經系統抑制症狀獲得控制為止。

▶ **解說**：普魯卡因被認為是這些衍生藥物中對人體的危害最高的，已造成多起死亡案例。誠如古柯鹼，只要微量的普魯卡因，便可能引起有死亡風險的休克情況。普魯卡因和其他類似藥物都有強化肌肉鬆弛的作用。

知名案例

一九六〇年代曾發生一起醜聞，某退伍軍人醫院提供過量普魯卡因給多名患者，以做為某種形式的安樂死。

硫噴妥鈉｜Sodium pentothal

▶ **別名或其他**：吐真藥（truth serum）、戊硫代巴比妥（thiopental）、sodium thiopental、thiopentone sodium 或 trapanal

▶ **毒性**：6

▶ **形態**：靜脈注射。

▶ **影響和症狀**：減緩心搏速率，降低血壓。抑制中樞神經系統以致呼吸暫停、呼吸道堵塞。副作用影響最長可持續三十六小時，包括頭痛、

譫妄、噁心和長時間睏倦。

▶ **毒性發作時間**：立即。從一百開始倒數到九十七便會進入睡眠狀態。

▶ **解毒和治療**：只能對症治療。

▶ **解說**：硫噴妥鈉為巴比妥類藥物的一種，降低大腦高次機能。由於說謊比說實話更複雜，抑制大腦高次機能可使人洩漏事實，因而此藥亦名為「吐真藥」。

一九三〇年代，任職於亞培實驗室的恩內斯特·沃爾維勒（Ernest Volwiler）和唐納李·塔本（Donalee Tabern）發現此種麻醉劑。一九三四年三月八日，首次進行人體實驗。三個月後，梅奧診所（Mayo Clinic）的約翰·倫迪醫生（Dr. John Lundy）將此超速效巴比妥類藥物做為一般麻醉劑使用。

一九四一年，珍珠港事件後，發生多起硫噴妥鈉麻醉使用不當致死的案例。目擊者被注射吐真藥，好讓他們說出其所壓抑的細節。然而，科學家並未顧慮到受害者因精神受創而對藥物更為敏感，施用劑量應當更低才是。

服用此藥物而呈現鬆懈狀態的人容易接受提議，並且更有配合意願，因此經常用於審訊。不過，儘管讓人變得多話，卻不保證所言屬實。經測試證明，其暫時性的麻醉效果較迷幻藥佳，但由於恢復意識期較長，不再用於手術麻醉。若患者必須維持昏迷狀態，院方仍會以硫噴妥鈉誘發醫療性昏迷。

硫噴妥鈉也是用於死刑注射的三種藥物之一，另外兩種則是氯化鉀（potassium chloride）和泮庫溴銨（pancuronium bromide）。極高劑量的硫噴妥鈉會使患者迅速昏迷，並於十至十五分鐘內死亡。硫噴妥鈉本身便能在四十五分鐘內置人於死。

其他具吐真藥用途的藥物有莨菪鹼和酒精，其鎮靜效果足以干擾大腦的高層認知功能以及判斷力。納粹醫生約瑟夫·門格勒（Josef Mengele）以莨菪鹼做為審訊藥物，但事實證明該藥物使人產生幻覺，

真相往往已遭到扭曲。

知名案例

某集《百戰天龍》（*MacGyver*）中，一名犯人面臨自主認罪或使用硫噴妥鈉的抉擇。

在《24小時反恐任務》（*24*）中，傑克·鮑爾要求醫務官備用另一種吐真藥 hyocine pentathol。

電視劇《雙面女間諜》（*Alias*）曾多次提及吐真藥。

《魔鬼大帝：真實謊言》（*True Lies*）、《魔鬼終結者2》（*Terminator 2*）、《門當父不對2：親家路窄》（*Meet the Fockers*）和《東西戰爭》（*Jumpin' Jack Flash*）中，都曾使用吐真藥。

安眠藥

安眠藥（hypnotic，源於希臘文 hypnotikos，意為「使人睡著」）一詞包含多種藥物。某些只是單純的安眠藥；其他則是巴比妥類藥物，另外一些是麻醉藥。一般來說，這些藥物會減緩中樞神經系統運作，使人睡著。含酒精飲料亦然，這就是為什麼酒精和其他藥物一同服用會增強藥效，而且有可能致命。

巴比妥類藥物源自巴比妥酸（barbituric acid），最早在一八六四年由拜耳藥廠（Bayer Pharmaceuticals）行銷到市面上。它們是兩千五百種衍生物的主要成分，其中五十種用於醫療用途。巴比妥類藥物服用過量是常見的意外死亡原因。瑪麗蓮·夢露的屍檢結果顯示，她的體內含有致命量的巴比妥類藥物。

許多巴比妥類藥物用於鎮靜作用，例如：佛羅拿（Veronal）、魯米那（〔Luminal〕或稱苯巴比妥〔phenobarbital〕，俗名：purple hearts、 goofballs 或 downers)、Amytal（amobarbital，俗名：blue heaves）、Butisol（butabarbital）、Nembutal（pentobarbital，俗名：yellow jackets）、Seconal（secobarbital，俗名：reds、red devils、red birds）、Pentothal（thiopental）、Dialog（allobarbital）、Alurate（aprobarbital）、Medomin（hexobarbital）、Mebaral（mephobarbital）、Brevital（methohexital）、Gemonil（metharbital）和 Surital（thiamylal）。

　　毒性取決於巴比妥類藥物為長效、中效、速效或超速效，但大致落在4到5之間。中效、速效巴比妥類藥物過量的不良影響，如嚴重休克或呼吸衰竭等，通常較長效或超速效巴比妥類藥物更頻繁且更嚴重。複方藥如 Tuinal，內含的化合成分包括速效巴比妥（quinalbarbitone）及異戊巴比妥（amylobarbitone）。

　　多數安眠藥研發於一九四○年代末期至一九五○年代初期之後，因此，若你創作的是時代小說，就必須調查清楚藥物問世的時間。這些藥物皆為中樞神經抑制劑，症狀和水合氯醛（chloral hydrate）中毒相同。毒性發作時間視劑量多寡和受害者體重而定，大多介於十至三十分鐘之間。多製成藥片或膠囊，而且容易取得。

　　安眠藥使用者往往已有藥物耐受性，並可能已有依賴性。各家藥廠不斷推出「最新且效果更佳的」助眠藥物，與先前的產品相較，副作用愈來愈少，只是閱讀密密麻麻的用藥需知後，著實難以判斷其中差異。部分藥廠為避免人們服藥過量，在藥物中添加數種化學成分，一旦一次服用過量，便會引起嘔吐。此添加物在正常劑量下對人體並不構成影響。

　　安眠藥分口服、注射、靜脈注射或直腸劑。作用時間約數分鐘至半小時，取決於攝入方式、胃中食物多寡，以及受害者健康狀況。

　　所有安眠藥只要服用過量，都會失去意識，無論是睡眠中或在手術麻醉狀態下。其主要症狀是鎮靜，但也可能出現頭暈、頭痛、易怒、思緒混亂、心律不整、呼吸變淺和低血壓等問題。靜脈注射

任何安眠藥可能引發嚴重呼吸抑制，造成血壓瞬間下降而喪命，因為氧氣無法在體內循環。胃液分泌可能減少，腸道肌肉和腎臟功能也可能受到影響。

這些藥物若以少量、重複的劑量服用，絕大多數會累積在體內，其作用等同於單次服用過量。安眠藥易為消化道所吸收，所以務必立刻洗胃。其餘採對症治療。若和鎮靜劑、抗組織胺、抗憂鬱劑、鎮定劑、酒精或麻醉藥物一起服用，則鎮靜效果會更加強。

這類藥物對人體的影響同時取決於肝臟代謝和消化的能力，因此有肝臟疾病的人使用鎮靜劑、安眠藥或巴比妥類藥物時，必須特別謹慎。急性肝炎患者由於無法徹底代謝藥物，會更快發揮鎮靜作用，透過靜脈注射的效果更是顯著。

現今的非處方藥所使用的是本身具嗜睡副作用的抗組織胺而非真正的安眠藥，因為事實證明，安眠藥對非處方用藥者而言，風險太高。

低劑量巴比妥類藥物的確有可能增加疼痛感。冒然停用安眠藥會引發情緒波動，也可能致死。

超速效 thiobarbital 為靜脈麻醉劑，對大腦產生影響的速度最為迅速。根據三位醫學博士艾隆・貝克（Aaron Beck）、H・L・P・雷斯尼克（H.L.P. Resnick）和丹・拉提利（Dan Lettieri）共同發表的《自殺預測》（*The Prediction of Suicide*）中所示，超速效 thiobarbital 是醫生自殺時，最常選擇的藥物。

唑吡坦、唑吡坦（緩釋劑型）| Ambien or Ambien CR

▶ 學名：Zolpidem tartrate
▶ 類似藥物：安得眠（Dactive）、諾疲靜（Rapnotic）、舒眠諾思（Seminax）、史蒂諾斯（Stilnox）、史蒂諾斯長效錠（Stilnox CR）、舒夢眠（Sleepman）、安眠諾登（Zodem）、樂必眠（Zolnox）、樂眠（Zolman）、柔眠（Zopidem）、若平（Zopim）、若得（Zoldox）、伏眠（Zopsoon）、悠眠

(Zodenox)、柔拍（Zolpidem）、佐平眠（Zopimen）、優眠（Zoldem）

▶ **毒性**：4

▶ **形態**：藥錠

▶ **影響和症狀**：極度疲勞、視覺模糊、頭暈。不良反應包括頭痛、宿醉感、思緒混亂、癲癇發作、記憶出錯、胃腸不適、憂鬱、焦慮、噩夢、快速動眼期睡眠抑制、幻覺，以及昏迷。

▶ **毒性發作時間**：數分鐘至半小時。

▶ **解毒和治療**：為避免長期服用的病患或服藥過量者出現危及生命的戒斷症狀，施以巴比妥類藥物有其必要性。

▶ **解說**：這是醫生最常開立的安眠藥之一，多用於治療短期失眠。長期服用會輕微成癮，因此必須逐漸減少劑量。報告指出，有些驟然戒斷的人出現攻擊性。醫生根據用藥警告，不可開立給具自殺傾向或精神憂鬱的患者，避免提高自殺風險。有新聞報導指出，使用者會出現夢遊以及在睡夢中開車的行為：受害者睡前服用藥物後，醒來發現自己坐在車裡，仍穿著睡衣，完全不清楚身在何方，或者為何在這裡。這類藥物不是自殺時的選擇，因為（在大多數情況下）服用超過三十分鐘之後，才會對人體造成嚴重傷害。

　　腎臟及肝臟功能障礙者不可服用，否則會造成嚴重負擔。

　　藥效會經母體使哺乳中的嬰兒亦出現因服藥所引發的症狀。

水合氯醛 | Chloral hydrate

▶ **類似藥物**：Triclos、Triclofos、Mickey Finn、Mickey[3]、knockout drops

▶ **毒性**：5

3　編注：無論是Mickey Finn或Mickey，都泛指在飲料中加入安眠藥，尤指水合氯醛。據稱，Michael Mickey Finn原是美國芝加哥一家餐廳的酒保，他涉嫌在幾名顧客的飲料中加入安眠藥，並乘機奪取財物。之後，Mickey Finn便成為此類藥物的代名詞。

▶ 形態：清澈液體、膠囊、粉末（膠囊內）和栓劑。

▶ 影響和症狀：抑制中樞神經系統。症狀包括嗜睡、意識混亂與步態不穩，接著迅速陷入昏迷，呼吸慢而淺、肌肉鬆弛、低血壓、發紺、體溫降低，以及失去反射作用。昏迷所持續的時間取決於攝入劑量多寡。長時間昏迷時，可聽見下肺部發出濕囉音（支氣管內有液體才會出現的水泡聲），這是肺水腫的跡象。此時的二氧化碳滯留會導致酸中毒。肺炎、肺水腫、持續低血壓或呼吸衰竭是可能的致死因素。

服用此藥慢性中毒者，皮膚會起疹、意識混亂、運動失調、頭暈、嗜睡、宿醉、憂鬱、易怒、判斷力不佳、不修邊幅，以及其他行為障礙。

▶ 毒性發作時間：症狀在三十分鐘內出現。中毒者可能在數小時內死亡。

▶ 解毒和治療：洗胃；保持呼吸道暢通，增加攝氧量。

▶ 解說：自一八四七年，詹姆斯・楊恩・辛普森（James Young Simpson）率先以氯仿為麻醉劑，引起人們對止痛藥的好奇。一八三二年，尤斯圖斯・馮・李比希（Justus von Liebig）發現氯仿衍生物水合氯醛，可惜麻醉效果不佳，而且無法徹底使病患鎮靜。其後又發現藥物會經由母體傳給哺乳中的嬰兒。

十九世紀晚期，水合氯醛是常見的濫用藥物，且和酒精混用後，成為致命藥物。之後，水合氯醛為更新的街頭藥物所取代，但仍屬第四級管制藥品，而且一定要有處方箋才能取得。

知名案例

水合氯醛是年代久遠的安眠抑制劑，在一九三〇年代的推理小說中，常以「摻進飲料中」的形式登場。阿嘉莎・克莉絲蒂的《年輕冒險家》（*The Secret Adversary*）和《怪鐘疑案》（*The Clocks*），不乏受害者死於這類飲料中毒。

其著名的《一個都不留》（*Ten Little Indians*）一書中，也可見愛蜜莉‧布倫特的咖啡被摻入水合氯醛，藉以讓她失去意識。（不過，真正奪走她性命的，則是注射氰化物。）

Dalmane

- ▶ **學名**：氟西泮（Flurazepam）
- ▶ **類似藥物**：耐妥眠（Nitrazepam）和相近的苯二氮平類（benzodiazepines，英國稱Dalinane）
- ▶ **毒性**：5
- ▶ **形態**：粉末和液體。
- ▶ **影響和症狀**：一種肌肉鬆弛劑和抗驚厥劑，亦用於紓解焦慮。Dalmane的藥效不如煩寧，較接近利眠寧（Librium）。由於中樞神經系統損傷，以致呼吸受到影響，受害者因氧氣不足而變得昏昏沉沉。
  主要症狀有睏倦、嗜睡和失去意識。酒精或其他中樞神經系統藥物會加強藥效。
- ▶ **毒性發作時間**：十至二十分鐘。
- ▶ **解毒和治療**：洗胃；保持呼吸道暢通、給氧，隨時監控並維持血壓。
- ▶ **解說**：企圖自殺者經常以Dalmane配合其他手段，如開瓦斯、失溫或溺水。可能出現戒斷精神錯亂（妄想症）。
  血中可檢測出大量藥物，攝食後二十五小時以上才逐漸減少。攝食後六天內，尿液中依然檢測的出藥物殘留。

癲能停 | Dilantin

- ▶ **學名**：苯妥英（Phenytoin）
- ▶ **毒性**：5
- ▶ **形態**：藥錠、膠囊、無色液體。
- ▶ **影響和症狀**：牙齦腫脹、發燒、肝臟和腎臟受損、貧血、肺部變異、

淋巴腺擴張、表皮壞死、心律不整、末梢神經受損、顫抖、精神病症狀，以及肌肉僵硬。其他症狀包括咬字不清、意識混亂、頭暈、輕微神經質、毛髮增生，以及高血糖症。

▶ **毒性發作時間**：十五分鐘至一小時，取決於施用方式。

▶ **解毒和治療**：洗胃。

▶ **解說**：大多和苯巴比妥（phenobarbital）一起服用，以抑制癲癇發作；也有助於睡眠。停藥應採漸進式。巴比妥會增強藥物作用。抗凝血劑、抗憂鬱劑或酒精則會降低其藥效。

伯樂｜Paral

▶ **學名**：三聚乙醛（Paraldehyde）

▶ **毒性**：5

▶ **形態**：口服藥錠或口服液、注射劑。室溫下散發香氣的液體，一接觸到空氣便慢慢分解成醋酸。

▶ **影響和症狀**：據信對肝臟有所影響，而且氧化成醋酸，因而造成低血壓、心搏過速、發紺、呼吸急淺、咳嗽、思緒混亂、尿量減少、肌肉顫抖、焦躁不安且易怒、呼吸窘迫、虛弱無力、昏迷，以及死亡。長期服用會上癮，症狀類似酒精成癮。

▶ **毒性發作時間**：立即。

▶ **解毒和治療**：供給氧氣，維持呼吸，然後對症治療。

▶ **解說**：一八八二年首次為產科醫生使用，藉以穩定焦慮的母親，也用於治療酒精戒斷症候群及震顫性譫妄（delirium tremors），針對神經質和精神病，其藥效可使緊張或緊繃的患者冷靜或放鬆，並進入睡眠狀態。屬於第四級抑制劑／鎮靜劑。一般以微量施用，味道不佳。即使如此，許多酗酒者接受治療後仍然成癮。在美國，鮮少使用此藥物。

患者停止用藥後的二十四小時內，仍散發出惱人的口臭。

佛羅拿 | Veronal

▶ **學名**：巴比妥（Barbital）

▶ **別名或其他**：苯巴比妥（phenobarbital）

▶ **毒性**：5

▶ **形態**：藥片、無色注射液體，或吸入式氣體。

▶ **影響和症狀**：感到冷且血壓下降，失去意識。

▶ **毒性發作時間**：立即。

▶ **解毒和治療**：洗胃和對症治療。

▶ **解說**：佛羅拿常用於控制癲癇症發作。也是一種呼吸抑制劑，影響神經傳導、受害者對缺氧的反應，以及血中酸度。

苯巴比妥和許多藥物都會起化學反應，並加速這些藥物的半衰期（〔half-life〕某種特定物質的濃度經過某種反應降低到剩下初始時一半所消耗的時間），更快失去藥效。

知名案例

一九〇二年問世，佛羅拿被視為第一種真正的巴比妥類藥物。據報導，一九一〇、一九一一年曾出現多起死亡案例。佛羅拿被廣為使用，直到一九一二年，拜耳推出艾佛列・豪普曼（Alfred Hauptmann）發明的新藥魯米那（苯巴比妥）。

一九一四年，住在愛達荷州莫斯科（Moscow）的J・M・克魯克斯（J.M Crooks）神父被控為妻子愛莉莎（Eliza）施用兩劑佛羅拿，隨後將她勒死。

其他常見安眠藥

Mogadon（耐妥眠）普遍使用於歐洲國家。

Soma（卡利索普杜〔carisoprodol〕）導致瞬間麻痺、視覺障礙、興奮、起疹、氣喘、發燒，以及高血壓。

Placidyl（ethcholorvynol）引起疲勞、頭痛、意識混亂、噁心、嘔吐、肺水腫、溶血作用、肝臟受損，以及酸中毒。

Valmid（ethinamate）引起溶血作用、發紺、肝損傷。

醫院經常開立 Doriden（glutethimide）和 Restoril（temazepam）給住院和術後返家休養的患者。Doriden 首先在一九五四年用於臨床，導致噁心、白血球細胞數量增加、四肢麻木、毒物性精神病、口乾、瞳孔放大、腦組織腫脹和驚厥。常用於緩解失眠的 Restoril 最常引發頭暈、意識混亂、嗜睡、失去平衡、感覺得到心搏、幻覺，以及過度焦慮，且有成癮性。

而產生生理、心理慣性的酣樂欣錠（Halcion；triazolam），基本上已被唑吡坦取代，如今鮮少使用。其副作用包括頭昏眼花、神經質、運動失調、噁心、嘔吐、心律變快、記憶喪失、抽搐、視覺障礙、飲食習慣改變、口乾、刺痛感、耳鳴、排尿控制不佳、性欲變化、肝臟衰竭，以及幻覺。此藥物如今已不再大量開立，因為有太多人服用後出現幻覺。冒然戒斷會造成精神錯亂和妄想症。

癲通錠（Tegretol；carbamazepine）被分類為抗驚厥劑和止痛藥，但當其他藥物失效時，也用於治療失眠和癲癇症。有時它也用於治療臉部（顳下頜關節）的神經痛。癲通錠服用過量的症狀有尿液滯留、起疹、缺鐵、胃部不適、黃疸、低血壓和心臟衰竭。單胺氧化酶抑制劑的使用者不可併用癲通錠，因為血壓會劇烈飆升。患有高血壓、肝臟疾病、腎臟疾病以及嚴重精神或情緒失調的患者，受癲通錠負面影響的程度尤其嚴重。

Mysoline（primidone）導致牙齦疼痛和極度疲勞。

鎮靜藥和安眠藥沒有特定的解毒劑。有時會施予咖啡因和安非他命等藥物，但這也可能引發像是易怒和高血壓，甚至死亡等問題，以

致服藥過量的情況更為複雜。有時，會出現體溫過低或過高的特殊狀況；在這種情況下，應避免為受害者即時增溫或降溫。

廣為使用的 Seconal（secobarbital）是另一款常見處方藥。多數 Seconal 服用過量的受害者會陷入昏睡。Seconal 和 Tuinal、Nembutal 等相近藥物經常被濫用，高耐受性並非罕見。冒然戒斷會引發致命的副作用。

感冒藥

含麻黃鹼（ephedrine）的非處方藥去充血劑有嚴格的購買數量限制。因為麻黃鹼是製造甲基安非他命（methamphetamine）的關鍵成分。過去含麻黃鹼的減肥藥和運動強化藥物已重新調整配方或不再生產。然而，某些非處方藥去充血劑仍含麻黃鹼，如 Sudafed。

所有抗組織胺藥本身都沒有致命風險。多數抗組織胺藥的毒性為3，只是一旦和其他藥物結合，或具特定健康問題，就有可能引發致命的中毒反應。舉例來說，Dimetapp 和 Entex 的成分皆含抗組織胺藥和去充血劑。高劑量會導致血壓驟升，導致患有甲狀腺或心臟方面疾病的人中風。有些感冒藥（如 Coricidin HBP）的研發，則不會對血壓有所影響。

抗組織胺藥會讓你進入睡眠，當這類藥物和鎮定劑、其他抗組織胺藥、抗憂鬱劑、鎮定劑、酒精或麻醉藥物等一起服用時，鎮靜效果會更加強。另一方面，去充血劑沒有鎮靜效果，其作用反而如同興奮劑。

若同時或在服用抗組織胺藥的十四天內服用單胺氧化酶抑制劑的抗憂鬱藥物，可能會導致血壓劇烈升高，增加中風的風險。

抗組織胺藥 Benadryl（diphenhydramine）常用於治療失眠，但更為人所知的藥效是對抗嚴重過敏反應引發的過敏性休克。其形態有口服

液、藥片以及注射劑與外用等。

　　Optimine 或 Azatadine（trinalin）、Dimetane（brompheniramine）、Chlor-Trimeton（chlorpheniramine）、Claritin、Allegra、Tavist（clemastine）和 Zyrtec（cetirizine HCL）也屬於抗組織胺藥物，其形態包括藥錠、口服液、注射劑和膠囊等。有些為單藥錠，以十二小時和二十四小時的間隔釋放藥效，因此很容易服藥過量。這些治療感冒和流感的抗組織胺藥大多含有乙醯胺酚。不知情的人若因為頭痛服用泰諾超強效錠，加上感冒而服用 DayQuil 和諾比舒冒感冒加強膜衣錠，容易造成服藥過量，導致急性肝衰竭。

　　這類藥物中，還包括 Naldecon（結合去甲基麻黃素〔phenylpropanolamine〕、苯甲麻黃〔phenylephrine〕、苯妥胺〔phenyltoloxamine〕和氯苯那敏〔chlorpheniramine〕等四種成分），若和單胺氧化酶抑制劑結合，會導致血壓升高。

　　非那根（Phenergan）通常用來治療噁心。它降低抗驚厥藥物的抽搐閾值，並加重驚厥的嚴重程度。其形態包括口服液、藥片和注射劑，也有栓劑。服用非那根時，會增強阿托品和相關藥物的藥效。

　　大部分治療過敏和感冒的非處方藥和非那根都會產生負面的交互作用。

　　去甲基麻黃素可用來當作去充血劑、抗組織胺藥並抑制食欲。此藥物在美國已被召回，不再使用於非處方藥。然在召回之前，許多感冒、過敏、咳嗽以及有助於減重的非處方藥都含有去甲基麻黃素。當使用量超過建議量，血壓有可能驟然飆高。服用 Acutrim（已重新調整配方，無去甲基麻黃素成分）之類減重藥物的人，若一併服用感冒藥，極有可能造成反效果。對腎上腺素、麻黃鹼、特必林（terbutaline）和安非他命過敏的人，也會對去甲基麻黃素過敏。若同時服用去甲基麻黃素與毛地黃藥物，血壓可能會急遽上飆升。

　　Tussi-Organidin 是祛痰劑與抗組織胺藥，Tussionex 則是止咳藥，

兩者服用過量後果不堪設想。前者導致驚厥、呼吸頻率慢、鎮靜及失去意識；後者則增加甲狀腺激素，削弱抗甲狀腺激素藥物與鋰鹽（治療躁鬱症）的效果。

右旋美沙酚｜Dextromethorphan

▶ 別名與其他：DXM

▶ 毒性：3

▶ 形態：雖有粉末，然服用時，大多為液態的咳嗽糖漿。

▶ 影響和症狀：步態蹣跚、頭暈、視覺模糊、焦躁不安、幻覺、木僵、昏迷，以及呼吸窘迫。死亡通常發生在和其他藥物併用的案例，尤其是乙醇。

▶ 毒性發作時間：十五至三十分鐘。

▶ 解毒和治療：以活性炭治療；支持照護。

▶ 解說：過去，右旋美沙酚為隨處可得的止咳劑，以致該可待因的替代藥物曾造成意外，多肇因於幼童喝下過量的止咳糖漿。然而，右旋美沙酚在青少年間濫用的情形愈來愈嚴重，因為大量服用會產生幻覺。

　　這款止咳劑於一九五〇年代取得專利，自此便遭到濫用。自二〇〇〇年起，濫用案例的激增令人憂心；《洛杉磯時報》於二〇〇四年刊登的一篇文章中，曾援引加州州立毒物控制中心官員的話，內容表示，自二〇〇〇年起，接獲通報的案例已增加四倍。

　　DXM為多數感冒藥的主要成分，經常和其他藥物合用。在這類合併用藥導致服用過量的案例中，最後造成傷害的，通常是藥物治療中的另一種藥物。

　　由於右旋美沙酚只是有機會造成死亡，而非有明確的可能性，因此若在故事中用來做為致命手段，恐難以說服讀者。反之，用來引發幻覺比造成死亡更具可信度。你筆下的壞蛋可為目標受害者調製由過量葡萄口味止咳糖漿和蘇打水混合而成的飲料。

知名案例

上述《洛杉磯時報》的文章中，報導了兩起右旋美沙酚死亡案例，一起是青少年服藥過量致死，另一起是年輕男性受到右旋美沙酚和其他藥物的影響而攻擊另一名男性，導致對方傷重不治。

Dyphylline

▶ **學名**：7-dihydroxypropyltheophylline

▶ **類似藥物**：Dilor、Lufyllin、Neothylline、Glyphylline

▶ **毒性**：5

▶ **形態**：定時釋放藥錠或口服糖漿。

▶ **影響和症狀**：Dyphylline為支氣管擴張劑。症狀包括頭痛、神經質、顫抖、失眠、噁心、深色或帶血嘔吐物、心搏過速、低血壓、驚厥，以及心臟衰竭。

▶ **毒性發作時間**：一小時內達到高峰。

▶ **解毒和治療**：洗胃和對症照護。

▶ **解說**：由於可鬆弛支氣管，因此有助於呼吸道抵抗刺激。用於治療慢性阻塞性肺疾病或肺氣腫，以及有呼吸問題的嬰兒；可溶於水。Dyphylline為一九四六年採用的支氣管擴張劑，甲狀腺機能亢進患者或攝取大量咖啡因的人不得服用；也不能和其他興奮劑一起使用。屍檢結果的血液和黏膜分析便足以判斷死者是否服用此藥物。

泛得林 | Ventolin

▶ **類似藥物**：Proventil（albuterol）、Alupent（metaproterenol）、Aminophylline、Theolair（theophylline）、Choledyl（oxtriphylline）和Slo-Phyllin

▶ **毒性**：4

▶ **形態**：以液態保存；以霧化液體（噴霧）的形式施用。

▶ **影響和症狀**：過量導致支氣管發炎、心搏過速、頭暈、神經質、口腔異味、口乾、頭痛、失眠、焦慮、緊張、血壓飆升、皮膚發紅、出汗，以及心絞痛或手臂疼痛。

　　致命原因和過度使用吸入器有關。服藥過量可能導致驚厥、幻覺、嚴重呼吸問題、發燒、畏寒、嘔吐和冒冷汗。中風或出血症狀可能源於血壓劇烈變化。若連同其他支氣管鬆弛劑或去充血劑的藥片或口服液一起服用，或接連服用，都可能引發嚴重副作用。

▶ **毒性發作時間**：立即。

▶ **解毒和治療**：給氧；採對症治療。

▶ **解說**：這些藥物做為支氣管擴張劑，用以緩解氣喘、支氣管炎、胸悶和肺氣腫的不適。大多透過霧化器或手持吸入器的方式施用。

　　患有心臟疾病、鬱血性心衰竭、高血壓或糖尿病的人，使用這類藥物將身陷高度風險，因為它們通常干擾心律，和蘿芙木（rauwolfia）製成的藥物（用於治療高血壓；如Enduronyl、Rauzide、Diupres、Hydropres、Regroton、Ser-Ap-Es、Salutensin、Rauwolfia serpentina、Deserpidine和Reserpine）併用尤其危險。

　　過量可能會導致低血鉀，應監測血鉀濃度。

抗焦慮藥物、抗憂鬱劑、興奮劑、鬆弛劑，以及精神藥物

　　此分類裡的多數藥物用於治療思覺失調症（schizophrenia）、躁鬱症和精神疾病的症狀，如妄想症等。此外，也用於術前協助患者紓緩焦慮，並治療破傷風以及兒童行為障礙。這類藥物的症狀和影響基本上相同，在此僅列出幾種較常見的藥品。

帝拔癲 | Depakene

▶ 學名：丙戊酸（Valproic acid）

▶ 類似藥物：Depakote（sodium valproate 或 divalproex）

▶ 毒性：4

▶ 形態：藥錠、無色液體、注射劑和長效注射液。

▶ 影響和症狀：帝拔癲屬中樞神經抑制劑，引發的症狀包括胃腸道不適、脫髮、精神方面異常、凝血時間變長，以及肝衰竭致死。

▶ 毒性發作時間：三十分鐘內。

▶ 解毒和治療：洗胃；對症治療。

▶ 解說：自一九六七年起，開始使用的抗驚厥劑，常溫下為無色液體，散發獨特香甜氣味。同時被視為抗精神病藥物，並對付癲癇發作。

Elavil

▶ 學名：阿米替林（Amitriptyline）

▶ 別名與其他：瑞彌持寧（Amitriptyline）、心挺（Modup）、平躁（Pin-saun）、得利穩（Tripyline）、德利能（Trynol S.C.）

▶ 毒性：5

▶ 形態：口服（藥錠和液體）以及注射。

▶ 影響和症狀：初期症狀為刺痛感、顫抖、癲癇、耳鳴、口乾、視覺模糊、尿液滯留、性欲變化、體重增加、黃疸、嗜睡、頭暈、疲勞、頭痛和喪失平衡感。接著，出現幻覺、譫妄、焦慮、不安、失眠、躁狂行為，最後則是血壓變化、心搏不穩或心搏劇烈、心臟病發作、鬱血性心衰竭、中風以及死亡。

▶ 毒性發作時間：十五至四十分鐘。

▶ 解毒和治療：洗胃。確保呼吸道暢通並穩定血壓。

▶ 解說：Elavil 用於治療憂鬱性精神官能症、躁鬱症以及和抑鬱症有關的焦慮症狀。有時，也會讓酒精成癮者服用 Elavil，以紓緩戒斷時

的抑鬱症狀。使用此藥物可能會增加有癲癇傾向者的發作次數。與降血壓藥物併用，抗血壓作用會被降低。百憂解（Prozac）則會增加血液中此藥物的含量，以及三環抗憂鬱劑的潛在毒性。阿米替林會使抗凝血劑的效果大增，因而導致使用者中風或嚴重內出血。

　　這類三環類抗抑鬱劑改變大腦兒茶酚胺的活動，和單胺氧化酶抑制劑產生危險的交互作用，可能引起焦慮不安、顫抖、昏迷、驚厥加劇以及死亡。

知名案例

　　一九七〇年，伊利諾州立醫院將一名患者的高劑量Elavil（他因為產生藥物耐受性，使用劑量比一般人高）誤用在另一名病患身上，導致後者出現精神病症狀且自殺身亡。

好度 | Haldol

▶ **學名**：氟哌啶醇（Haloperidol）

▶ **毒性**：5

▶ **形態**：藥錠、糖漿、注射劑和栓劑。

▶ **影響和症狀**：好度是中樞神經系統抑制劑，用於治療精神疾病，也是主要的鎮定劑。不良作用包括嗜睡、視覺模糊、錐體外症候群（〔extrapyramidal symptoms〕肌肉僵硬和全身或局部肌肉震顫）、心搏過速、低血壓、昏迷以及虛脫。其他症狀有抑鬱、低血壓、頭痛、思緒混亂、僵直陣攣發作（grand mal seizures）、心搏急促、精神疾病惡化、皮疹、上呼吸道疼痛、過度深呼吸、猝死。健康的人服用後會引起精神錯亂的反應。

▶ **毒性發作時間**：一旦嚴重服藥過量，有可能立即死亡，反觀慢性中毒，則需時數天。藥性具累積作用，且累積速度極快。

▶ **解毒和治療**：Artane或Cogentin可用來對抗錐體外症候群，除此之外，治療中毒的唯一方法是停止用藥。

▶ **解說**：近年來，許多病患在接受好度藥物治療期間過世。目前原因不明。美國最早於一九七六年用來做為抗精神疾病的藥物，也用於治療妥瑞氏症（Tourette's syndrome），以及兒童嚴重的行為障礙。

現今，洛杉磯郡立醫院常用於控制病情的雞尾酒療法中，包括好度（五毫克）、安定文（〔Ativan〕二毫克）和貝咳華納（〔Benadryl〕五十毫克）。

利彼攣 | Librax

▶ **學名**：鹽酸氯二氮平（Chlordiazepoxide hydrochloride）、Clidinium bromide

▶ **類似藥物**：利眠寧（Librium）

▶ **毒性**：3

▶ **形態**：藥片、膠囊、液體、注射劑。

▶ **影響和症狀**：利彼攣為鎮定劑，亦用於控制痙攣性結腸（spastic colon）的神經作用。症狀包括嗜睡、運動失調、皮疹、思緒混亂、經期不規律、站不穩、昏厥，以及視覺模糊。

▶ **毒性發作時間**：三十分鐘或以上。

▶ **解毒和治療**：洗胃和對症治療。

▶ **解說**：利彼攣和利眠寧雖會成癮，卻少見致命的案例；但若和其他藥物混用，則可置人於死。

戒斷症狀包括神經質、顫抖和驚厥。抑鬱的患者可能顯現出自殺傾向。若此藥和單胺氧化酶抑制劑一起服用，會引發高度鎮靜狀態以及驚厥。

鋰鹽 | Lithium

▶ 學名：碳酸鋰（〔Lithium carbonate〕藥片）或檸檬酸鋰（〔Lithium citrate〕口服液）

▶ 毒性：5

▶ 形態：藥片、口服液、注射劑和栓劑。

▶ 影響和症狀：迅速達到對身體有害的毒性，引發致命酸中毒或鹼中毒。一開始的明顯症狀包括顫抖、肌肉抽動、表情呆滯、說話困難、思緒混亂、反射作用過度、血壓不穩、循環衰竭，最後陷入昏迷與死亡。

▶ 毒性發作時間：症狀在十五分鐘至一小時內開始出現，數小時至數天後喪命。

▶ 解毒和治療：停止用藥。靜脈輸注氯化鈉溶液以減少鋰鹽，這意謂著必須控制並調整鉀含量。

▶ 解說：口服鋰鹽主要用來治療雙極性疾患（〔bipolar〕即躁鬱症）。鋰離子的吸收有可能導致體內鈉和鉀的含量受到干擾。尤其當受害者採低鹽或無鹽飲食時，效果會更明顯。

務必持續監控血壓。服用此藥物的病患每隔幾天就要進行抽血檢驗，以確保未過量服用，因為這類藥物在體內累積的速度非常快。

鋰鹽不可和武都力錠（〔Moduretic〕降血壓藥）合併服用，否則會導致血壓驟降。鋰鹽也會增強好度的毒性。

鋰鹽最初於一九六〇年代進行藥物測試。

Norpramin、Pertofrane、
Apo-Deispramine、PMS-Desipramine

▶ 學名：Desipramine

▶ 類似藥物：妥富腦（Tofranil；imipramine）、Vivactil（protriptyline）、Aventyl（nortriptyline）

▶ **毒性**：5

▶ **形態**：藥錠、糖漿、注射劑。

▶ **影響和症狀**：為抗憂鬱劑和鎮靜劑。副作用包括癲癇發作、昏迷、低血壓以及心電圖異常。服藥過量會出現昏迷、失溫、陣攣性動作（反覆抽搐）或驚厥、血壓下降、呼吸不順暢、瞳孔擴張、心律異常和神經傳導異常。心臟驟停可能發生在患者明顯復原之後，由此為故事裡的凶手提供了不在場證明。

▶ **毒性發作時間**：症狀通常在一小時內出現，而死亡則發生在數小時乃至數天後。

▶ **解毒和治療**：洗胃。

▶ **解說**：一九六三年，中樞神經系統抑制劑 Norpramin 首次為人所使用，據說較此分類中的其他藥物作用更迅速，且更容易為人體吸收。

這類藥物和單胺氧化酶抑制劑必須間隔十四天以上才能服用。

驟然戒斷會誘發精神疾病。

Permitial

▶ **學名**：氟奮乃靜（Fluphenazine）

▶ **類似藥物**：Serentil（mesoridazine）、Levoprome（methotrimeprazine）、Trilafon（perphenazine）、Sparine（promazine）、Dartal（thiopropazate）、Mellaril（thioridazine）、Navane（thiothixene）、Versprin（triflupromazine）

▶ **毒性**：5

▶ **形態**：藥片、注射劑。

▶ **影響和症狀**：這些藥物導致持久的頭暈和姿勢性低血壓（〔orthostatic hypotension〕突然起身時，血壓降低）。這些藥物都會導致明顯鎮靜效果。其他症狀包括嚴重姿勢性低血壓、體溫過低、心搏過速、口乾、噁心、運動失調、厭食、鼻塞、發燒、視覺模糊、肌肉僵硬、尿液滯留、昏迷和死亡。

低血壓和心室性心律不整是最常見的死因。高劑量的長期影響包括臉部、手部和頸部出現紫色色素沉著（紫斑）。實驗結果顯示，肝功能亦會受損。在尿液中加入幾滴三氯化鐵（ferric chloride）試劑可檢測出吩噻嗪化合物（phenothiazine compounds）；而被硝酸酸化的尿液會變成紫羅蘭色，顯示受到藥物影響。

精神藥物服用過量導致的錐體外症候群的症狀，如前所述，包括臉部、頸部肌肉抽搐性收縮，並伴隨著吞嚥困難、坐立不安、流涎、驚厥，而在非哺乳期間（甚至是男性）異常泌乳的內分泌失調，經期受干擾，還有甲狀腺亢進。

即使甲狀腺亢進，也常見體重異常增加。

▶ **毒性發作時間**：二十分鐘至數小時。

▶ **解毒和治療**：貝咳華納常用來逆轉錐體外症候群的徵兆。苯妥英則用來治療心室性心律不整。

Prolixin、Prolixin decanoate

▶ **學名**：鹽酸氟芬那辛（Fluphenazine hydrochloride）、氟奮乃靜癸酸酯（fluphenazine decanoate）

▶ **毒性**：6

▶ **形態**：口服藥錠、酊劑[4]、注射劑。

▶ **影響和症狀**：初期症狀可見口乾、臉部泛紅、噁心及嘔吐、厭食、發燒、嗜睡、喉嚨痛、不正常出血、虛弱、顫抖、深色尿液、淺色糞便或起疹。常見錐體外症候群。也會出現高血壓、心搏過速、心搏停止、鬱血性心衰竭、心臟肥大、肺水腫和心律不整，以及支氣管痙攣、瞳孔擴張、咳嗽反射抑制、抽吸，以及因窒息或心搏停止而死亡。其中一個致命卻罕見的副作用是抗精神病藥物惡性症候群（neuroleptic

---

4　譯注：為口服、澄清的甜味液體，用於治療不適症狀。當成製劑使用時，至少含有一種有效成分。

malignant syndrome）或體溫過高，達攝氏四十度以上。

▶ **毒性發作時間**：數分鐘至半小時，視藥物施用方式。

▶ **解毒和治療**：洗胃和對症治療。

▶ **解說**：屬於抗精神疾病藥物，抑制網狀活化系統（〔Reticular Activating System〕RAS 為腦幹核心，專司覺醒、行為反應和肌肉張力）。腦部此處受損將導致永久昏迷。此藥加重青光眼、泌尿道問題和呼吸窘迫。每天使用超過二十毫克的人要特別注意。注射劑每日劑量為十毫克。對阿斯匹靈或吩噻嗪過敏、處於昏迷狀態、白血球數或紅血球數不正常、有呼吸或肝臟問題，以及患青光眼的人不得使用此藥。它降低癲癇發作的閾值，提高乳癌患者的催乳激素，且更容易對陽光過敏。

　　長效劑的藥效會在體內停留一至三週左右。

百憂解｜Prozac

▶ **學名**：氟西汀（Fluoxetine）

▶ **別名與其他**：安保福憂停（Apo-Fluoxetine）、Novo-Fluoxetine、Prozac Weekly、Sarafem

▶ **毒性**：3

▶ **形態**：膠囊（日用及長效）

▶ **影響和症狀**：孕婦、胃部不適、肝功能受損的人不得使用。有癲癇發作病史的患者則應謹慎使用。

　　其副作用包括頭痛、神經質、失眠或嗜睡（影響因人而異，取決於個人體質）、焦慮、顫抖、頭暈、出汗、起疹、發癢、腹瀉、厭食症、消化不良、性功能障礙、經痛、異常排尿、體重變化，以及發燒。

▶ **毒性發作時間**：口服的藥效必須在體內累積數星期後，影響才會顯現。

▶ **解毒和治療**：洗胃和對症治療。

▶ **解說**：具抗憂鬱劑的作用，普遍用於治療抑鬱症、強迫症和暴食症。

服用四個星期後才能產生效果，十八歲以下的患者不建議服用。若與單胺氧化酶抑制劑合併服用，會引起嚴重後果。Sarafem常與雪蘭芬（〔Serophene〕口服排卵藥）混淆。

安眠酮 | Quaalude

▶ **學名**：甲喹酮（Methaqualone）

▶ **毒性**：5

▶ **形態**：藥片和注射劑。

▶ **影響和症狀**：安眠酮用於紓解焦慮和緊張，亦可誘發睡意。症狀包括噁心、胃炎、嘔吐、感覺異常（〔paresthesia〕刺痛、針扎的感覺）、肺水腫、驚厥，以及死亡。

▶ **毒性發作時間**：五至三十分鐘，取決於施用途徑和劑量。

▶ **解毒和治療**：洗胃和對症治療。

▶ **解說**：安眠酮於一九八〇年代遭濫用後，便自美國市面上消失。然今日仍可自海外取得。

神寧健 | Sinequan

▶ **學名**：鹽酸多塞平（Doxepin hydrochloride）

▶ **類似藥物**：Adapin

▶ **毒性**：5

▶ **形態**：液體和藥片。

▶ **影響和症狀**：服藥過量導致焦慮不安、產生幻覺、嗜睡、心搏過速、高血壓、頭暈，以及昏迷。

▶ **毒性發作時間**：一小時內。

▶ **解毒和治療**：洗胃和支持性治療。

▶ **解說**：過去幾年，至少接獲十七起致死案例。它是阿米替林的衍生藥物，最早做為抗憂鬱劑使用是在一九六三年。

Stelazine

▶ **學名**：三氟拉嗪（Trifluoperazine）

▶ **毒性**：5

▶ **形態**：藥錠、糖漿、注射劑和栓劑。

▶ **影響和症狀**：為中樞神經系統抑制劑，Stelazine引起嗜眠、焦慮不安、驚厥、發燒、昏迷、低血壓和心搏停止。

▶ **毒性發作時間**：若是注射，會立即發作；口服需時二十分鐘或更久。

▶ **解毒和治療**：以Cogentin排除錐體外症候群，並進行洗胃。其餘症狀則是對症治療。

▶ **解說**：Stelazine用於治療精神性焦慮和焦慮不安而引起的抑鬱。不常使用。

托拉靈 | Thorazine

▶ **學名**：氯普麻（Chlorpromazine）

▶ **毒性**：5

▶ **形態**：藥片、糖漿、注射劑或栓劑。

▶ **影響和症狀**：托拉靈為中樞神經系統抑制劑，用於治療兒童和成人精神方面的焦慮以及嚴重的行為障礙。由於托拉靈弱化咳嗽反射，服用鎮靜劑的受害者可能會被嘔吐物噎到。用藥過量會引發嗜睡、昏厥、低血壓、心搏過速、顫抖、頭昏、心電圖變化、昏迷，以及驚厥。目前已知，服用高劑量托拉靈或其他吩噻嗪類藥物的精神病患會出現吩噻嗪猝死症候群（phenothiazine sudden death）。猝死通常起因於癲癇發作所導致的窒息。

服用過量的症狀包括錐體外症候群（抗精神病藥物的神經性副作用——症狀有步態不穩、流涎、結巴或咬字不清、背部肌肉僵硬、焦躁不安、臉部和頸部肌肉收縮，以及雙手顫抖。）

▶ **毒性發作時間**：十分鐘至一小時。

▸ **解毒和治療**：Artane、貝咳華納和Cogentin是對抗錐體外症候群的選擇。對於嚴重過量的情形，則必須洗胃，再對症治療。嚴重低血壓需採輸液治療。

▸ **解說**：一九五二年托拉靈首度為人們使用，經證實能有效治療精神性失調。由於精神科急性病患的使用劑量相當可觀，以致托拉靈使用者往往產生耐受性。若使用在昏迷狀態的受害者身上，或者結合巴比妥類藥物，都具有危險性。

糖漿餘味是苦的。

知名案例

一名護理師發現某病患以小紅莓汁緩和高劑量托拉靈的苦味後，出現不合理的反應。但當她換成柳橙汁，藥效卻奇蹟似地發揮了。小紅莓汁或酸度與它相當的果汁，顯然會使此類中字尾為「zine」的藥物失去效用。儘管造成此結果的原因未被深入研究，據數名護理師的說法，柳橙汁是唯一能和此藥物一起服用的果汁。

煩寧 | Valium

▸ **學名**：地西泮（Diazepam）

▸ **毒性**：5

▸ **形態**：藥片、注射劑。略溶於水。

▸ **影響和症狀**：做為抗焦慮藥物，也用於治療酒精戒斷，煩寧是一種肌肉鬆弛劑、鎮靜劑和抗驚厥劑。症狀包括嗜睡、運動失調、肌肉無力、耳鳴、興奮、狂怒、口瘡、皮膚和眼睛變黃、幻覺、昏迷和心搏停止。此藥促使其他抗憂鬱劑的藥效增強。

▸ **毒性發作時間**：五至三十分鐘。

▸ **解毒和治療**：對症治療。

▶ 解說：此藥會被濫用且具成癮性，即使如此，仍屬於常見的處方藥。使用者會產生耐受性。多數濫用或致死的案例為煩寧和其他藥物結合，其中又以酒精和巴比妥類藥物為主。呼吸道有問題的人不得使用。

尿液篩檢可驗出藥物殘留。

其他精神科藥物

以下皆為精神病學領域的常見藥物。在治療精神方面的疾病上，它們各司其職，但對身體的不良反應大致相同。

* 百可舒（Paxil；paroxetine hydrochloride）同樣屬抗憂鬱劑／抗焦慮劑，專治社交恐懼症、恐慌症和創傷後壓力症候群。以藥片或懸液劑（suspension）[5]的形式服用，會造成性欲降低、頻尿、頭痛、顫抖、暈眩、嗜睡、神經質、口乾、腸胃脹氣、胃不適和腹痛。和可邁丁產生交互作用，且據悉促使患者萌生自殺動力，不建議青少年服用。藥片不可磨碎或咀嚼。一旦和其他選擇性血清素再攝取抑制劑（Selective Serotonin Reuptake Inhibitors, SSRI）[6]如百憂解一起服用，可能引發血清素症候群（〔serotonin syndrome, SS〕如高血壓、發燒）；若和聖約翰草一同服用則會強化鎮定效果。

* 利他能為興奮劑和抗憂鬱劑，具成癮性，大多鎖櫃保存。儘管屬於興奮劑，卻對過動兒和過度亢奮的成人帶來截然不同的影響，且經常用來穩定他們的情緒。長期服用會逐漸產生藥物耐受性或依賴性。為常見的成人中樞神經系統興奮劑，服藥過量將引發噁心、嘔吐、顫抖、昏迷和驚厥。毒性等級為4。此藥和單胺氧化酶抑制劑結合將導致血壓大幅飆升。若和抗驚厥劑一起使用，可能改變癲癇發作的模式。服用利他能也會強化抗凝血藥物和抗憂

5　編注：固體藥品的細粉混懸於適當溶液中所製成的藥劑。

6　譯注：是一類常見的抗抑鬱藥，用來治療抑鬱症、焦慮症、強迫症及神經性厭食症。

鬱藥物的效果。現今也被獸醫用來治療亢奮的狗。

- 氯普麻和相關藥物是衍生自酚噻嗪的合成化學物質，主要做為止吐劑和鎮定劑。具強化止痛藥和安眠藥的作用。

抗焦慮藥物和數種抗憂鬱劑

苯二氮平類藥物（benzodiazepine class of drugs）可舒緩創傷或壓力所造成的暫時性焦慮。也用於舒緩因酒精戒斷而引起的焦慮不安及譫妄等，效用如肌肉鬆弛劑，同時有助於患者入睡。

這些藥物大多具成癮性，有助於增強其他藥物的作用，且受酒精的影響。有口服及注射兩類；部分製成栓劑。在此未能詳盡說明之處，可於《醫生案頭參考手冊》（Physician's Desk Reference）和《默克診療手冊》（Merck Manual）中參見詳解。

一般症狀包括嗜睡、虛弱無力、眼球震顫（nystagmus）、複視以及運動失調，乃至驚厥昏迷、發紺、呼吸窘迫。慢性症狀包括皮疹、胃痛、頭痛和視覺模糊。這些藥物的發作時間介於數分鐘至數小時之間。毒性為5。

同時服用泰胃美（Tagamet）和這些藥物，會適度增強其藥效。

首先介紹速效的溫和抗焦慮藥贊安諾（Xanax；alprazolam）。其他常見處方藥有利眠寧（chlordiazepoxide）、Tranxene（chiorazepate）、煩寧（前文已介紹）、Dalmane（flurazepam）、Serax（oxazepam）、Centrax（prazepam）和酣樂欣（Halcion；triazolam）。

除了此類藥物常見的症狀，Trancopal（chlormezanone）還會引起眩暈、皮膚泛紅和憂鬱。

Klonopin（氯硝西泮〔clonazepam〕）導致脫髮或完全相反的多毛症、胃腸不適、牙齦疼痛和排尿疼痛。

安定文（勞拉西泮〔lorazepam〕）多用於治療焦慮、抑鬱、強迫思

想以及行為、恐懼及混和反應患者，也用於手術前。服藥過量導致噁心、改變食欲、頭痛和睡眠障礙。雖具高度成癮性，但對鎮定激進的患者非常有效。

Dantrium (dantrolene) 導致肝臟受損、胃痛和出血。

Equanil (meprobamate) 用於鎮定且有助於入眠。它會導致運動失調、平衡感喪失、頭痛、低血壓、心悸、水腫、發燒、喘鳴，以及休克。

Inapsine (droperidol) 引發的症狀包括幻覺、低血壓和呼吸抑制，尤其和麻醉藥一起服用時更甚。這些藥物很容易產生依賴性。冒然停用 Equanil 會引發嚴重焦慮、顫抖、幻覺、驚厥且有休克的可能。若與抗驚厥藥物一起使用，Equanil 將改變癲癇發作的模式。

單胺氧化酶抑制劑（MAOI）

和三環精神藥物相較，單胺氧化酶抑制劑為不同等級的藥物，它們對中樞神經系統和肝臟會造成影響。其主要功能是中樞神經系統興奮劑，這些藥物和其他抗憂鬱藥一樣，會改變大腦的化學成分。常見有口服或注射兩種，可用來治療高血壓和憂鬱症。一般症狀包括噁心、嘔吐、無精打采、口乾、運動失調、木僵、血壓下降、發燒、心搏過速、酸中毒、驚厥、肝臟受損和黃疸。通常因心臟或呼吸衰竭而喪命。

在美國，如今很少醫生使用這些藥物，因為副作用太多，而且太多藥物會與單胺氧化酶抑制劑產生作用，但在其他國家仍很常見，如 Parnate (tranylcypromine)、Nardil (phenelzine) 和 Eutonyl (pargyline)。

毒性雖為4，但症狀會立即出現。由於幾乎無法和其他藥物混合，任何藥物結合單胺氧化酶抑制劑都將引起不良後果。舉例來說，若和妥富腦或嗎啡之類的鴉片衍生物併用，很可能引發惡性高熱（體溫升高至四十到四十二度）等極端反應。

此外，使用單胺氧化酶抑制劑時，不慎食用乳酪或含酒精飲料，將導致嚴重高血壓，接著引發中風，甚至身陷死亡風險。許多藥物會在用藥說明中警告，不得與單胺氧化酶抑制劑合用。

不幸的是，多數使用此藥物的非住院患者對飲食限制沒有全面掌握，或者他們雖然清楚，卻不了解用藥期間參加紅酒起司派對的後果為何。

單胺氧化酶抑制劑增強巴比妥、抗組織胺、抗憂鬱藥、merperidine、嗎啡和氨基比林（aminopyrine）類藥物的藥效，和許多其他藥物合併使用亦會發揮強化作用。

肌肉鬆弛藥物

神經肌肉阻斷劑以肌肉注射或靜脈注射的方式施打。手術麻醉時，這類藥物能促進肌肉放鬆，有時也用來控制驚厥。在未使用人工呼吸器的情況下，即使只是安全有效的劑量也具有潛在的致命危險。

其他包括妥開利（Tracium；atracurium）以及速弛麻（Flaxedil；gallamine triethiodide），後者和Flexeril不同，兩者雖然都是肌肉鬆弛劑，然而Flexeril的作用溫和許多。此外，還有弛肌儂（Norcuron；vecuronium bromide）；煩寧也屬這類藥物。

其普遍作用是阻擋神經肌肉傳導並抑制呼吸，卻可能造成呼吸衰竭和循環衰竭。症狀包括眼瞼沉重、複視、吞嚥及說話困難，以及末梢、頸部、肋間肌肉和橫隔膜迅速麻痺。死因為窒息。立即性的毒性發作。即使停止施打，症狀仍會持續一至十分鐘。

可選擇Tensilon（edrophonium）或Prostigmin（neostigmine）解毒。

若同時服用多種神經肌肉阻斷劑會提高死亡率。

如上述，所有中樞神經系統抑制劑（包括酒精）無不增強彼此的作用，且對某藥物產生耐受性等同於對另一種藥物也有耐受性。安眠

藥、抗組織胺和麻醉止痛藥都會減緩腸道蠕動。

人們使用這類藥物已有數百年歷史。做為麻醉前用藥，可有效減少唾液和支氣管分泌物；當特定抽搐發生時，可鬆弛消化道；這些藥物也是膽鹼酶抑制劑（Cholinesterase inhibitor）的解毒劑。

琥珀膽鹼｜Anectine

▶ 學名：Succinylcholine

▶ 毒性：6

▶ 形態：液體，透過肌肉或靜脈注射；或為白色、無臭、略苦的粉末狀，極易溶於水。

▶ 影響和症狀：呼吸麻痺。

▶ 毒性發作時間：立即。

▶ 解毒和治療：無。

▶ 解說：通常用於手術和下毒。當施予使用毛地黃的患者琥珀膽鹼時，由於處方中或同時服用過多的鉀，往往引發心律不整進而導致心臟病發作。

此種對骨骼肌造成傷害的超速效藥在鹼液中不太穩定，而在酸液中相對穩定。溶劑應冷藏以確保藥效。

過去曾經發生頭部受傷後施打琥珀膽鹼，卻引發心搏停止的醫療情況。

阿托品｜Atropine

▶ 學名：Dl-hyoscyamine

▶ 類似藥物：天仙子鹼（Hyoscine）、曼陀羅鹼（hyoscyamine）、顛茄（belladonna）、莨菪鹼（scopolamine）

▶ 毒性：6

▶ 形態：藥片、膠囊、注射劑、吸入劑和眼藥水。

▶ **影響和症狀**：其作用是藉由抑制神經末梢的乙醯膽鹼釋放，進而麻痺副交感神經系統。功能正常的腎臟方足以代謝此藥物。

　　阿托品中毒的徵兆和症狀發展迅速。一名受害者曾形容其過程「躁如野兔、瞎如蝙蝠、乾如枯骨、紅如甜菜、狂似遇水的母雞」。患者立即感受到初期症狀的口乾和灼口，隨後變得極度口渴。說話和吞嚥愈來愈困難，甚至完全辦不到。瞳孔放大導致視覺模糊且對光敏感。中毒者會失去現實感，或許會有攻擊行為，且在數小時或數天內，可能會出現定向力障礙和妄想症。其他症狀包括脈搏及呼吸急促、尿滯留、肌肉僵硬、發燒、驚厥和昏迷。部分中毒者會起疹，接著脫皮，尤其是臉部、頸部和軀幹上部。循環系統和呼吸系統崩潰，導致死亡。

▶ **毒性發作時間**：數分鐘。撐過二十四小時的患者大多可以康復。

▶ **解毒和治療**：有時靜脈注射水楊酸毒扁豆素（physostigmine salicylate）。通常需要供氧，煩寧能幫助紓解驚厥。

▶ **解說**：使用阿托品的患者尤其容易引發熱衰竭。

　　若想達到同樣的效果，阿托品口服劑量必須是注射劑的兩倍。五成的使用者會產生幻覺。

　　購買這類強效抗副交感神經劑需有醫生處方。不過，少數治療感冒、花粉熱、胃腸病和氣喘的非處方藥物亦含有少量阿托品。而且儘管具毒性，它也有可能救人一命。（詳見〈第十二章：生物、化學與放射性武器〉）

　　莨菪鹼被用作約會強暴藥物，因為會使人產生逆行性失憶症（忘記強暴前的事）。警方大多認定受害者不過是精神疾病發作罷了。莨菪鹼中毒的徵兆之一是發燒卻不出汗。用藥過量會引發譫妄、妄想、麻痺、木僵以及死亡。哥倫比亞和委內瑞拉境內有一種名為 Burundanga 的藥劑含莨菪鹼，且被用於許多犯罪活動。由於具麻痺眼部肌肉的功能，可用於進行眼部療程；為患者插管時亦能派上用場。它被證實能有效對抗暈動症，因此也為深海潛水者所使用，只是若潛水者

降至海平面下五十至六十呎深，會造成眼睛疼痛。（據稱，這種疼痛感在潛水者上升至海平面下四十呎便能消退。）

知名案例

　　克里朋醫生（Dr. Crippen）是維多利亞時代著名的天仙子鹼中毒案的主角。他為了成全妻子的野心而犧牲自己，而她竟公然炫耀自己的婚外情。於是，他購買植物性藥物東莨菪鹼（〔hyoscine hydrobromide〕今日用於治療暈動症）。他根據在美國治療精神病患的經驗得知，此藥物抑制用藥者性欲，據信他買來是為了阻止妻子紅杏出牆。不幸的是，他卻失手殺害了妻子。屍檢結果發現，死者身上有天仙子鹼殘留。他或許是歷史上第一個以此藥物殺人被記錄在案的凶手。推理作家麥克李歐德在其作品《家庭保險箱》（The Family Vault）中，亦有受害者遭阿托品眼藥水毒殺。

　　亨利・韋德（Henry Wade）《致命藥滴》（No Friendly Drop）裡，一名勳爵猝死的原因便是天仙子鹼中毒。

　　天仙子鹼也出現在阿嘉莎・克莉絲蒂的戲作《黑咖啡》（Black Coffee）中。

腎上腺素 ｜ Epinephrine

▶ **學名**：Adrenaline

▶ **類似藥物**：正腎上腺素（norepinephrine）、萘甲唑啉（naphazoline）、安非他命（amphetamine）、麻黃素（ephedrine）、eppie、羥間唑啉（oxymetazoline）、tetrahydrozoline、xylometazoline

▶ **毒性**：6

▶ **形態**：注射、吸入、外用、肌肉或靜脈注射。

▶ **影響和症狀**：症狀有噁心、嘔吐、神經質、易怒、心搏過速、心律

不整、收縮、瞳孔縮小、視覺模糊、幻覺、畏寒、蒼白或發紺、發燒、自殺行為、抽搐、驚厥、胃腸潰瘍、高血壓、肺水腫、喘息、昏迷，以及呼吸衰竭。

▶ **毒性發作時間**：立即。

▶ **解毒和治療**：治療重點是排除心臟問題和其他系統性反應。

▶ **解說**：腎上腺素可塗抹在黏膜上。治療嚴重氣喘發作和過敏反應時，腎上腺素可謂一種天然的血管收縮劑。吸入氣體會使人產生幻覺和妄想。皮下注射則導致皮膚壞死並脫落。

　　許多非處方藥的成分都含麻黃素，如咳嗽糖漿和解鼻充血劑。持續使用的話，經常引發酸中毒和死亡。

　　倖存的受害者將持續受危及性命的高血壓所苦。

　　不建議腎上腺素搭配葡萄柚汁使用。

麻妥儂 | Pavulon

▶ **學名**：Pancuronium

▶ **毒性**：6

▶ **形態**：注射劑，通常透過靜脈施打。

▶ **影響和症狀**：據載，百分之八十出現麻痺症狀的受害者僅使用少量麻妥儂。麻妥儂對腎臟或肝臟有問題的患者的作用非常快。

　　藥物以原形態經尿液代謝出體外，若病理學家在第一時間進行解剖，就能發現麻妥儂。

▶ **毒性發作時間**：立即。

▶ **解毒和治療**：edrophonium和新斯的明（neostigmine）可做為解毒劑。

▶ **解說**：此為一九六四年研發的神經肌肉阻斷劑，為箭毒（tubocurarine）的替代選擇。經常用於手術，也是用於死刑注射的三種藥物之一。

毒扁豆鹼 | Physostigmine

▶ **別名與其他**：毛果芸香鹼（pilocarpine）、新斯的明（neostigmine）、甲基膽鹼（methacholine）

▶ **毒性**：5

▶ **形態**：攝食、注射、外用藥膏。

▶ **影響和症狀**：主要症狀為呼吸困難。其他症狀包括顫抖、大小便失禁、瞳孔縮小、嘔吐、肢端冰冷、低血壓、支氣管緊縮、喘鳴、肌肉抽搐、昏厥、脈搏減慢、驚厥，以及窒息或心律減緩致死。

▶ **毒性發作時間**：立即。

▶ **解毒和治療**：若投予阿托品，可即時復原。

▶ **解說**：反覆使用低劑量可能會重現急性中毒的症狀。屍檢結果包括腦水腫、肺水腫和胃腸道充血。

用來治療重症肌無力症、低張力膀胱等問題，也可對抗特定心臟異常狀況，這些藥物對副交感神經系統會產生影響。

其他同類藥物包括注射用的乙醯膽鹼、Urecholine、Tensilon、Mecholyl，再加上肌得力（Mytelase）、毒蕈鹼（muscarine），以及Prostigmin、Humorsol、復視明（Phospholine）和舒樂津（Pilocarpine）。愛爾康縮瞳液（Miostat）可外用，亦可注射。

Tubarine

▶ **學名**：氯化筒箭毒鹼（Tubocurarine chloride）

▶ **毒性**：6

▶ **形態**：注射劑，有液體和粉末兩種。

▶ **影響和症狀**：意外過量導致低血壓和呼吸衰竭。中毒者身亡後的短時間內，藥物仍集中在肝臟裡。

▶ **毒性發作時間**：立即。

▶ **解毒和治療**：Edrophonium或新斯的明可解毒。

▸ 解說：對醫務人員以及有管道取得醫院藥物者而言，這是極其常見的毒物。此藥物以氯化物鹽類的形態裝填在安瓿中，注射前必須以注射用蒸餾水調和。

這是一種南美洲植物衍生而來的箭毒生物鹼（參見〈第五章：有毒植物〉）。奎寧定和普魯卡因胺會加劇箭毒之害。奎寧定、普魯卡因胺、利多卡因和普萘洛爾（propranolol）、苯妥英則降低心臟收縮，進而增加麻醉期間心臟衰竭的風險。

知名案例

Tubarine 曾被懷疑是導致美國東部某醫院連續死亡事件的毒物。這些病患皆被認定因心臟病發而死，但當某實習醫生的置物櫃中被發現一只用罄的小藥瓶後，於是再次檢驗死者遺體。法醫在腐壞的組織中驗出藥物殘留。

抗凝劑

這類藥物藉由干擾凝血酶延緩血液凝結的過程。

可邁丁 | Coumadin
▸ 學名：華法林（Warfarin）
▸ 類似藥物：Dicumarol、雙香豆素乙酯（ethyl biscoumacetate）、肝素（heparin）、phenindione、diphenadione、醋硝香豆素（acenocoumarol）
▸ 毒性：4
▸ 形態：口服或注射。
▸ 影響和症狀：可邁丁抑制肝臟內仰賴維生素K生長的幾個凝血因子的形成。症狀包括咳血（咽喉、氣管或肺部出血所引起；血液味鹹、

鮮紅、帶泡沫）、血尿、血便、內臟出血、大片瘀青。重複使用引起急性中毒。由於血液凝結所需的時間變長，受害者一旦服用過量，可能因嚴重外傷失血致死。有可能出現黃疸、肝臟腫大的現象。還有皮疹、嘔吐、血性腹瀉、橙色尿液、腎臟受損以及發燒。由於大量血液流經肝臟及腎臟，因而對這些器官造成傷害，是常見致命原因。

▶ **毒性發作時間**：據報導，每日使用抗凝血劑已造成多起死亡案例。患者在停藥兩週後仍可能有致命風險。

▶ **解毒和治療**：施以Mephyton並輸血，且務必臥床休息以避免更嚴重的出血和內出血。維生素K能在四十八小時內將凝血酶原（pro-thrombin）恢復到正常數值。PTT可用來進行血液檢驗。

▶ **解說**：可邁丁抗凝血劑強化甲狀腺素的作用。只是，此藥物的療效有限，必須持續監控病患。且許多藥物及食物會和可邁丁產生交互作用，導致藥效增強或減弱。使用者失血致死的風險極高。

撲滅鼠（Bromadiolone）、Talon、鼠剋命（Racumin）和氯殺鼠靈（Coumachlor）用來當作滅鼠劑。

鉀離子、鈣離子和鈉離子

鉀離子、鈣離子、鈉離子皆屬於人體元素，稱為電解質，對於維持平衡對健康非常重要。過多或過少都會使心跳停止。腎臟負責維持其平衡，因此當一個人出現腎衰竭，這些電解質的濃度相形不穩定。腎臟有問題的人，應密切監測身體電解質平衡。呼吸困難或心臟疼痛的患者被送到醫院時，通常會檢測電解質及血中氣體濃度。

單單一種電解質便足以使身體機能出現問題，引發呼吸性酸中毒，乃至心搏停止及死亡。部分含鉀離子的藥物包括明礬（potassium alum）、重鉻酸鉀（potassium bichromate）、溴酸鉀、碳酸鉀（potassium carbonate）、氯酸鉀（potassium chlorate）、氯化鉀、氰酸鉀（potassium cyanate)、氰化鉀、碘化鉀（potassium iodide）、過錳酸鉀，以及硫氰酸鉀（potassium thiocyanate）。

　　K-Lyte，或稱碳酸氫鉀（potassium bicarbonate），一種液態或可在水中迅速溶解的柳橙口味藥片，通常是開給使用來適泄之類利尿劑的患者。其他鉀離子藥物尚有Kay Ciel、K-Lor、Klotrix、K-Tab、勞敏士（Micro-K）及緩釋鉀（Slow-K）等。

　　部分含鈣離子的藥物則有砷酸鈣（〔calcium arsenate〕類似砷）、氰基胺鈣（〔calcium carbimide〕類似氨基氰〔cyanamide〕）、二鈉依地酸鈣（calcium disodium edetate）、氫氧化鈣（calcium hydroxide）、氧化鈣（calcium oxide）和磷酸鈣（calcium phosphate）。阻鈣劑藥物會阻斷鈣離子和體內其他化學物質結合。

　　而最為人所知的納離子莫過於氯化鈉（即食鹽），以及蘇打水中的碳酸氫鈉。雖然鹽有明顯的鹹味，有時卻可用糖來掩蓋；當體質敏感的人體內鹽分過高，則會導致血壓增高，引發中風。天氣過熱時，若抑制鹽分攝取，可能引發中暑及死亡。

　　這類藥物種類多樣，有注射、口服或栓劑。初期症狀包括輕微的四肢麻痺、噁心、腹部不適、嘔吐、腹瀉、思緒混亂、異常虛弱、呼吸急促，緊接著是呼吸衰竭，因其作用相當快速。中毒者會意識清醒直至最後一刻。鉀離子、鈣離子或鈉離子的毒性為4。腎病患者的致死劑量遠低於一般人。使用代鹽產品的人意謂著已攝入大量鉀離子。

　　安體舒通（Spironolactone）或Triamterene（〔Dyrenium〕一種抗高血壓藥物）若和鉀補充劑一起服用，可能引發具死亡風險的血鉀濃度劇增。

知名案例

在某集《女作家與謀殺案》（*Murder She Wrote*）電視劇中，一劇中角

色因攝取過量鈉離子而心臟病發。該名病患送至急診室後，醫護人員依心臟病發作的標準療程施予碳酸氫鉀，卻反而導致她死亡。

收斂劑和抗菌劑

　　此類藥物若非用於下毒，可消滅引起疾病、發酵或腐爛的微生物。

　　在〈第四章：居家毒物〉中也曾介紹過的酚，亦用在與酚化合的凡士林裡。危險毒物酚是所有抗菌劑的基本成分，且是英國外科醫生約瑟夫・李斯特（Joseph Lister）發明消毒技術時所使用的殺菌劑。

　　M131非特務代號，而是日用李施德霖（Listerine）的藥典牌號。以桉葉油醇（eucalyptol）、薄荷醇（menthol）、水楊酸甲酯和百里酚（thymol）製成，早期琥珀色產品（非薄荷口味）為多用途外用藥，可治療灼傷、蟲咬和皮疹——美國國家毒物管制中心（National Poison Control Center）將其列為毒物，並警告民眾一旦誤食須立即尋求醫療協助。

硼酸 | Boric acid

▶ 類似藥物：硼酸鈉（sodium borate）、硼砂（borax）、五硼烷（pentaborane）、十硼烷（decaborane）以及二硼烷（diborane）為驅蟲劑。

▶ 毒性：5

▶ 形態：白色化合物，硼酸略溶於冷水，一接觸熱水隨即分解。可經攝食或透過皮膚及黏膜吸收。

▶ 影響和症狀：高濃度硼酸對所有細胞皆具毒害。對器官的影響取決於毒物的濃度為何。高劑量中毒的情形通常發生在發腎臟。

　　硼酸粉塵會刺激黏膜，並且使人感到興奮、失去意識、嘔吐、血性腹瀉、嗜睡、臉部肌肉與四肢抽搐，接著出現驚厥、發紺、血壓下降、虛脫、昏迷和死亡。

　　慢性中毒時，受害者體重下降、嘔吐、脫髮、抽搐、貧血、皮疹

以及其他症狀。

屍檢結果可見胃腸炎、肝臟和腎臟脂肪變性、腦水腫，以及各個臟器充血。

▶ **毒性發作時間**：立即。受害者吞食或皮膚接觸到高濃度硼酸粉末、溶液後，死亡隨之而來。

▶ **解毒和治療**：沖洗皮膚或黏膜可洗淨硼酸。清除體內毒物需使用吐根催吐和洗胃。

▶ **解說**：硼酸亦有工業用途，大量稀釋後可做為洗眼液。屬於不會破壞環境的殺蟲劑，對爬行昆蟲尤其有效，如甲蟲和蟑螂。過去，硼酸曾被用作抗菌劑，以及使爽身粉更為平滑。硼酸鈉（硼砂）做為清潔劑使用；過硼酸鈉（Sodium perborate）則製成漱口水和牙粉（牙齒清潔劑）。

碘｜Iodine

▶ **別名與其他**：碘仿（iodoform）、碘痢疾粉（iodochlorhydroxyquin）、喹碘仿（chiniofon）、優碘（povidone-iodine）、碘化物（iodides）。還有許多其他的外用的碘藥物。優碘的基底是水，不含酒精，不具刺激性。

▶ **毒性**：5

▶ **形態**：碘是藍黑色粉末，溶於酒精，略溶於水。碘仿是淡黃色粉末或結晶物質，帶刺激性氣味，不溶於水，但可溶於醇。碘化鈉和碘化鉀則是水溶性白色晶體。

▶ **影響和症狀**：碘藉由沉澱蛋白質，直接對細胞產生作用。受損的細胞通常會死亡。對人體的影響類似腐蝕酸。碘會抑制中樞神經系統。

接觸高濃度的碘致使皮膚灼傷。

攝食引發嚴重嘔吐、頻繁水便、腹痛、口渴、口中有金屬味、休克、發燒、無尿、譫妄、麻木，最終死於尿毒症（因腎臟無法代謝有毒物質）。復原的病患可能出現食道狹窄的後遺症。塗抹於皮膚可能

流膿、結痂和起水泡。

碘染液用於許多不同的放射性研究。倘使受害者對碘過敏，注射碘製劑可能造成突然的、致命的過敏性反應。症狀有呼吸短促、發紺、血壓下降、失去意識，以及抽搐導致死亡。

▶ **毒性發作時間**：立即。如果受害者撐過一小時，則有倖存的可能。

▶ **解毒和治療**：硫代硫酸鈉可立即將碘弱化為碘化物。

▶ **解說***：屍檢結果可見腎臟壞死。

甲殼類過敏是碘過敏的觀察指標。在實驗室中，碘的用途為細胞染色。

手術前，醫護人員會用碘消毒大面積皮膚。

碘晶體結合氨水產生非常不穩定的爆炸物，稱為三碘化氮（nitrogen triiodide）。

你或許記得幼時曾在傷口上塗碘液，不過由於抗菌劑會破壞傷口邊緣的健康細胞並干擾修復過程，今已不建議使用碘液。當然，在緊急狀況下仍可使用，畢竟擺脫感染比避免留疤重要多了。

硝酸銀｜Silver nitrate

▶ **毒性**：5

▶ **形態**：一種可溶於水的鹽類，若做為鹽或鹽水食用會致命。亦有硝酸銀棒的形態；尾端沾濕後可塗抹於皮膚傷處。

▶ **影響和症狀**：攝食會傷害腎臟和肝臟，導致受害者疼痛且灼口，皮膚、黏膜、喉嚨和腹部發黑，唾液分泌增加，以及黑色嘔吐物、腹瀉、無尿、虛脫、休克、驚厥或昏迷而死。重複使用或食用，皮膚和黏膜會留下半永久性的瘀青色，尤其是眼睛四周。

▶ **毒性發作時間**：立即。

▶ **解毒和治療**：此藥物可以食鹽水稀釋；以灌腸劑將藥物排出腸道；喝牛奶和止痛藥可舒緩胃部疼痛。

▶ 解說：曾有使用高於一般致命劑量的患者康復的案例。其作用在不同人之間差異懸殊。

硝酸銀藥水同時用於新生兒眼部護理以及皮膚科。

心臟藥物

現今常用心臟相關疾病的藥物約二十五種。其中大多為處方藥。

以下略為介紹幾種心血管藥物，如治療心臟衰竭的強心苷（cardiac glycosides）、治療心絞痛（狹心症）的血管擴張劑（vasodilators），以及治療血壓異常的兒茶酚胺（catecholamines）。

醫生為鬱血性心衰竭病患開立強心苷。強心苷包括長葉毛地黃苷（digoxin）、毛地黃毒苷、毛地黃、去乙醯毛花苷（deslanoside）和烏巴苷，主要用來強化心臟收縮。使用後心律更強，更多血液送至腎臟，以排除體內多餘的含鹽體液。藉此可改善靜脈充血的情況，減輕心臟負擔。服用長葉毛地黃苷和毛地黃毒苷的患者可能出現低血鉀症。這些強心苷也用於治療不正常的心臟電子脈衝並穩定心律。

主要用來預防並治療心絞痛的則是硝酸鹽藥物，如硝化甘油（nitroglycerin）和硝酸異山梨酯（isosorbide dinitrate）。這些血管擴張劑會擴充靜脈和小靜脈（〔venules〕大小介於為血管和靜脈之間），促使更多的血液通過血管回到心臟。它使心臟在輸送血液上更為省力；如此一來，心臟出現心肌氧氣不足導致心絞痛或心肌缺氧的機率便下降。這些藥都是舌下錠。

其他心臟藥物還包括易適倍（Isordil）、硝酸戊酯、耐絞寧（Nitrostat）、Nitrospan、寧心必妥軟膏（Nitro-bid ointment），以及特立得（Tridil）。

毒毛旋花子苷（strophanthin）也是心臟藥物，效果類似，但在歐洲較為普遍，阿嘉莎·克莉絲蒂在《裁決》（Verdict）中，曾用來解決

掉煩人的妻子。

毛地黃毒苷、毛地黃 | Digitoxin、Digitalis

▶ **別名與其他**：隆我心、Crystodigin（口服）、Purodigin（靜脈注射）

▶ **毒性**：6

▶ **形態**：藥片或液體。

▶ **影響和症狀**：用於鬱血性心衰竭以控制心律，所有心臟藥物的作用皆為強化心肌收縮、減少體液滯留。

服用過量會引起噁心、嘔吐、腹瀉、視覺模糊，伴隨出現心臟方面的症狀，像是心搏過速、心律不規則以及心臟其他放電變化，導致心臟處於不平衡狀態，無法順暢輸送血液。

▶ **毒性發作時間**：立即。

▶ **解毒和治療**：以活性炭洗胃，並且讓受害者維持平躺。施予苯妥英、利多卡因、阿托品等藥品。

▶ **解說**：衍生自植物毛地黃，幾世紀以來，美洲原住民用來治療心臟方面的問題，可口服、肌肉注射或靜脈注射。

胃中若有食物會影響口服吸收的時間。而施用利血平（Reserpine）或琥珀膽鹼，以及濫用瀉藥或利尿劑誘發鈣離子和鉀離子流失，無不提高毛地黃中毒的風險。

隆我心（Lanoxin）引發的症狀和毛地黃毒苷大同小異，也是治療鬱血性心衰竭的藥物。單獨使用的毒性為5，毒性發作時間是六小時。隆我心和奎寧定、奎寧合併使用時，藥效會增強。

知名案例

阿嘉莎・克莉絲蒂在《死亡約會》（*Appointment With Death*）和《命運之門》（*Postern of Fate*）中，曾以毛地黃系列藥物digitoxia做為殺人

手段。服藥過量使脈搏減緩，阻礙心臟收縮，並且增加回流至心臟的血液量，導致心臟病發。

　　馬瑞莎・皮斯曼（Marissa Piesman）在作品《旁門左道》（*Unorthodox Practices*）中，安排受害者因吃下摻了毛地黃粉末的食物而死。

　　一九七〇年代早期，英國一名醫生的患者紛紛離奇死亡，生物檢驗後發現，十四名受害者中，有九名的骨骼肌肉有毛地黃毒苷，而所有受害者分別已死亡約十七至四十個月。原來該名醫生不慎以毛地黃毒苷取代了雌二醇（estradiol）。

來適泄｜Lasix

▶ **學名**：呋塞米（Furosemide）、氯噻嗪（Chlorothiazide）、氫氯噻嗪（Hydrochlorothiazide）

▶ **其他類似藥物**：Diuril、Hydrodiuril、排苦勞（Hygroton）、Esidrix、Enduron、立壓寧（Zaroxolyn）和非處方藥利尿劑（OTC diuretics）

▶ **毒性**：4

▶ **形態**：藥片、液體或注射劑。

▶ **影響和症狀**：此藥主要影響腎小管並促進體液排出體外，藉此降低血壓。過量的症狀包括噁心、嘔吐、頻尿、頭暈、頭痛、低血壓、視覺模糊、刺痛感、虛弱、皮下出血、光敏感、發燒、呼吸困難、肺水腫、休克、高血糖、腎衰竭、脫水、肌肉抽搐、顫抖，以及死亡。

　　所有使用這類藥物的患者多半很脆弱且患有其他疾病，因此通常會監測其體液，以及電解質流失的情況。醫生會對住院患者進行攝取量（水分）和排出量（尿液）的紀錄，來比對兩者之間的比例。藥物劑量太高可能引起酸中毒或鹼中毒，進而演變成心臟衰竭。務必密切觀察服用來適泄的病患，因為任何微小的電解質變化都可能對他們造成嚴重影響。

▶ **毒性發作時間**：攝食約一至八小時，注射約五分鐘或更久。

▶ **解毒和治療**：補充電解質以應付體液流失。

▶ **解說**：來適泄是利尿劑，也是抗高血壓藥物。通常用來治療鬱血性心衰竭、肺水腫、肝臟問題或其他部位水腫，有助組織釋放液體。一般來說，能排除體內多餘水分。它同時也會破壞電解質平衡。

來適泄稍有過量，患者很可能會昏厥且非常虛弱。長期服用利尿劑的人，家中大多備有電解質補充劑（藥片或倍得力〔Pedialyte〕、K-Lyte 之類的口服液）。腎功能不全或有肝臟疾病的人要特別謹慎，因為來適泄不會迅速排出體外。使用利尿劑容易曬傷。

有些人為了快速減重而濫用利尿劑，以致服藥過量。

利尿劑和其他抗高血壓藥結合，會在某些患者身上造成不穩定反應。維持電解質平衡非常重要，而患者家中常備的大多是保鉀利尿劑歐得通（Spironolactone）、Triamterene 或 Amiloride。止痛藥和巴比妥類藥物可能強化其效果。

鋰鹽若和這些藥物混用將迅速達到有毒的程度。

藥物命名為「Lasix」的原因在於其作用持續六小時。

硝化甘油 | Nitroglycerin

▶ **學名**：Glyceryl trinitrate

▶ **其他類似藥物**：寧心必妥、耐絞寧（Nitrostat）、Nitropaste、硝酸戊酯、硝酸乙酯（ethyl nitrate）、硝酸鈉（sodium nitrate）、甘露糖醇六硝酸酯（mannitol hexanitrate）、季戊四醇四硝酸酯（pentaerythritol tetranitrate）、硝酸異山梨酯和 trolnitrate phosphate

▶ **毒性**：4；和威而鋼等藥物併用則毒性更高。

▶ **形態**：藥錠、氣溶膠噴霧劑或口服液。

▶ **影響和症狀**：藉由舒張血管平滑肌，擴張全身血管。若使用過量，它也引發頭痛、皮膚潮紅、嘔吐、頭暈、虛脫、血壓劇烈下降、發紺、昏迷，以及呼吸麻痺。

▶ **毒性發作時間**：立即。

▶ **解毒和治療**：洗胃。

▶ **解說**：醫療用途為擴張冠狀動脈並降低血壓。使用硝化甘油的人都有心臟問題，且身體已相當脆弱。二硝酸酯乙二醇（Ethylene glycol dinitrate）和硝化甘油具爆炸的高風險，而且本身就很不穩定。而黃色炸藥是硝化甘油結合纖維材質化合而成，後者可穩定前者。

檢驗結果可見呈巧克力棕色血液，這是因為血紅素轉變成變性血紅素，而且所有器官積水。檢驗務求迅速，否則停滯的血流會讓變性血紅素消失。

硝化甘油、亞硝酸戊酯、亞硝酸乙酯（ethyl nitrite）、甘露糖醇六硝酸酯、亞硝酸鈉（sodium nitrite）、硝酸異山梨酯和三乙硝胺（trolnitrate）的醫療效果為擴張冠狀血管和降低血壓。

亞硝酸用來維持醃製肉類的色澤，食品容許的殘留量是0.01%。亞硝胺（nitrosamine）應用樹脂、化妝品和殺蟲劑的生產。在工業園區附近的流域中，也可檢出亞硝酸。

威而鋼和其他勃起功能障礙藥物切勿併用，因為亞硝酸藥品導致血壓驟降，部分案例更導致死亡。

知名案例

在電影和電視劇中經常可見有人突然心絞痛，必須服用硝化甘油。拒絕給藥的壞蛋則坐在一旁，親眼目睹受害者喪命。這是不正確的，因為心絞痛固然難受，但少有致命的情形。

潘生汀 | Persantine

▶ **學名**：雙嘧達莫（Dipyridamole）

▶ **毒性**：5

▶ 形態：藥錠。潘生汀為無臭、黃色晶體粉末、帶苦味。可溶於弱酸、甲醇和氯仿，但不溶於水。

▶ 影響和症狀：頭痛、頭暈、噁心、皮膚泛紅、虛弱、眼前發黑、嚴重胸痛、癲癇、心臟病發作、暫時中風、嚴重呼吸困難，以及死亡。

▶ 毒性發作時間：立即。

▶ 解毒和治療：施以胺非林，讓患者躺下以避免更嚴重的血壓下降；視需要提供硝化甘油。有時用於擴張血管的咖啡因和麥角，會刺激中樞神經系統。進行洗胃並對症治療。

▶ 解說：潘生汀為血管擴張藥物，可膨脹或擴張冠狀動脈並增加流向心臟的血液。口服多是為了避免慢性心絞痛所引發的疼痛，但無法阻止急性心絞痛發作。若患者的血壓偏低，它會使血壓降得更低。通常搭配其他藥物，以降低心臟瓣膜置換手術後形成血栓的風險。

和愛憶欣（Aricept）、克腦痴（Cognex）或憶思能（〔Exelon〕治療阿茲海默症藥物）、可邁丁、因多美沙信（Indocin），以及特定心臟藥物如安室律（Adenosine）和帝拔癲一起使用，會改變藥效——強化或減弱都有可能。

抗高血壓藥

抗高血壓藥在醫療上用於降低血壓，可分成多種類型。某些（腎上腺素和去甲腎上腺素）歸類在兒茶酚胺，並透過抑制中樞神經系統的壓力反應降低血壓。

以抗高血壓藥物治療時，任一改變都可能導致思緒混亂、妄想以及昏厥。老年人尤其容易受影響，而且常常被誤診為失智或為阿茲海默症所苦。只要修正劑量或用藥，症狀自然消失、恢復正常。

這類藥物主要分成兩大類：甲型交感神經受體阻斷劑（α-blocker），如脈寧平（Minipress；prazosin hydrochloride）或 phentolamine mesylate；

乙型交感神經受體阻斷劑（β-blocke），如心施德（Sectral）、天諾敏（Tenormin）、舒壓寧（Lopressor）、衛心根（Visken）、思特來（Inderal）和Timolide。這兩類皆透過阻止回應交感神經系統而發揮作用。若冒然停用這類阻斷劑，有可能會造成患者心臟衰竭，特別是主動脈有問題的人。這些藥物所引發的症狀和毒性等級相近。

另有一種抗高血壓藥是中樞性擬交感神經藥，如愛道美（Aldomet）或脈得保（Methyldopa）、Dopamet、降保適（Catapres）、Guanabenz、Guanfacine等。

此外也有諸如脈優（Norvasc）、諾怡（Amlodipine）、合必爽（Diltiazem）、培爾吉平（Nicardipine）、普心寧（Plendil）、導脈順（Isradipine）、冠達悅（Adalat）和衛汝心（Verapamil）等鈣離子通道阻斷劑（calcium channel blockers）。

愛道美｜Aldomet

▶ **學名**：甲基多巴（Methyldopa）
▶ **毒性**：3
▶ **形態**：液體或藥錠。
▶ **影響和症狀**：嗜睡、頭痛、頭暈、虛弱無力、疲倦、頭昏眼花、皮疹、關節和肌肉疼痛、陽痿、白血球細胞減少、發燒，以及夢魘。
▶ **毒性發作時間**：二十分鐘至一小時。
▶ **解毒和治療**：使用咖啡因或阿托品之類的興奮劑。
▶ **解說**：若和酒精一起服用，則鎮靜作用提升，血壓大幅下降。

其他抗高血壓藥若和愛道美併用，可加強藥效；如同時使用可邁丁等抗凝血劑，藥效亦會有所影響。鋰鹽也會在體內迅速達到危險值。此藥和好度一起服用，可能導致行為障礙。若和單胺氧化酶抑制劑一起服用，血壓會劇烈飆高。其他藥劑也因利尿劑而增強。更多資訊請參見個別藥物說明或《美國醫生案頭參考手冊》。

降保適 | Catapres

▶ **學名**：可樂定（Clonidine）

▶ **其他類似藥物**：阿普利素寧（Apresoline）、卡托普利（Captopril）、Capoten、得保命（Dopamine）、肼屈嗪（Hydralazine）、海博舒達（Hyperstat）、恩得品（Intropin）、洛寧錠（Loniten）、酚妥拉明（Phentolamine）、普拉辛（Prazosin）、立致停（Regitine）

▶ **毒性**：6

▶ **形態**：藥錠或注射劑。

▶ **影響和症狀**：症狀包括心搏緩慢、嗜睡、胃腸不適、可能引發肝炎、心臟衰竭、皮疹、對酒精更為敏感、昏迷、低血壓，以及呼吸抑制。

▶ **毒性發作時間**：經由注射，症狀於數分鐘內出現；口服則約三十分鐘。

▶ **解毒和治療**：使用阿托品治療。必須密切觀察心臟及呼吸系統。受害者務必保持仰躺姿勢，同時也必須監控腎臟功能。

▶ **解說**：降保適為白色結晶粉末，略溶於水，有藥錠和注射劑。

　　冒然停藥有引發高血壓的風險，並導致焦慮、精神錯亂、心律不整及死亡。

恩特來 | Inderal

▶ **學名**：普萘洛爾（Propranolol）

▶ **毒性**：5

▶ **形態**：藥片。

▶ **影響和症狀**：恩特來抑制在過度刺激下，心臟及支氣管的反射。它會傷害中樞神經系統，造成低血壓。症狀包括脈搏緩慢、噁心、嘔吐、四肢麻木、姿勢性低血壓、口乾、腹瀉、血壓下降、幻覺、頭痛、睡眠異常、定向力障礙、低血糖、呼吸短促、呼吸抑制、驚厥、昏迷、緊張症（〔catatonia〕亦作僵直症）、身體僵硬、木僵、譫妄，以及死亡。

▶ **毒性發作時間**：三十分鐘內。

▶ **解毒和治療**：異丙基腎上腺素 (Isoproterenol)。

▶ **解說**：冒然停用可能導致心臟病發。

　　若受害者正在接受甲狀腺機能亢進、低血糖、糖尿病或肝腎方面的治療，應密切監控恩特來的作用，因為包括許多副作用在內的嚴重併發症都有可能加劇。氣喘或花粉症患者可能面臨較多呼吸方面的問題，以及致命的低心率。倘若患者飲酒，血壓可能因此下降。而服用此藥物或食用葫蘆巴、大蒜之類的藥草時，抗糖尿病藥物的特性會增強，因此必須監控患者血糖，以避免胰島素休克。

普魯卡因胺｜Procainamide

▶ **毒性**：5

▶ **形態**：清澈液體，採靜脈注射。

▶ **影響和症狀**：脈搏變得不規則，甚至突然停止，最後患者會因循環系統徹底崩潰而衰竭。緊接在後的，便是驚厥和死亡。

▶ **毒性發作時間**：立即。過敏反應或注射速度太快會導致死亡。

▶ **解毒和治療**：治療方式和搶救心跳停止相同。

▶ **解說**：普魯卡因胺可對抗心室收縮異常，包括心搏過速或纖維顫動。

奎寧定｜Quinidine

▶ **別名與其他**：conquinine、pitayine

▶ **毒性**：6

▶ **形態**：藥錠、注射劑。

▶ **影響和症狀**：奎寧定抑制所有細胞的新陳代謝，但影響最大的是心臟。主要影響包括血壓下降和噁心。攝食中毒的症狀有耳鳴、噁心、腹瀉，並伴隨循環系統崩潰的低血壓，眼球震顫、心搏過緩以及呼吸衰竭。心室震顫可能導致猝死。

▶ **毒性發作時間**：立即。

▶ **解毒和治療**：洗胃和心臟系統支持性治療。

▶ **解說**：通常為口服；但也可採靜脈或肌肉注射。後兩種尤其疼痛。它是取自金雞納樹皮的一種白色、可溶於水的生物鹼，專治心律不整。奎寧定會增強肌肉鬆弛劑的效果。

硫氰酸鈉、硫氰酸鉀 |
Sodium thiocyanate、Potassium thiocyanate

▶ **毒性**：5

▶ **形態**：藥錠或液體。

▶ **影響和症狀**：硫氰酸鈉會抑制所有細胞的新陳代謝，但誠如一般鈉離子或鉀離子，它對腦部和心臟的作用特別明顯。症狀包括定向力障礙、虛弱、低血壓、思緒混亂、精神異常行為、肌肉痙攣、驚厥，以及死亡。

▶ **毒性發作時間**：立即。

▶ **解毒和治療**：透過血液透析排出毒物。

▶ **解說**：過去用來治療高血壓，如今已為更安全的藥物取代。

精神異常的行為屢見不鮮，有時患者會因而顯得意志堅定，或造成看似自殺的死亡。至二〇〇六年，因硫氰酸鈉和硫氰酸鉀致死的案例已超過二十起。

若患有腎臟疾病，經尿液排出藥物的速度會比一般人更慢；中毒症狀出現的速度也相對較快。

患者可能在療程結束後出現康復跡象，但即使病況接連幾天有所改善，仍有復發的可能，已知有人在使用藥物後兩個星期喪命。

得保命、恩德品和Dopastat皆為類似藥物，可於心臟病發休克、心臟手術期間以及鬱血性心衰竭時維持血壓。只是藥效不持久。

壓得疏（Nitroprusside）或Nipride以靜脈注射施打，不僅可對抗高

血壓發作時的危險期，還能在手術時控制血壓及出血狀況。藥效在兩分鐘之內發揮作用，並持續十分鐘左右。不可和其他藥物併用。一份護理期刊指出，若患者必須使用此藥超過四十八小時，院方應抽血檢驗硫氰酸鹽代謝產物，因為其藥效不但迅速見效且具毒性。

食欲抑制劑

　　這些藥物中，部分藥物如Dexedrine、Benzadrine、Didrex（benzphetamine）、Tenuate和Tenuate Dose Span（diethylpropion）、Fastin或Ionamin（phentermine），以及Preludin（苯甲嗎〔phenmetrazine〕），不僅降低食欲，且使血壓升高、干擾心律，並造成過動、焦躁不安、失眠、欣快、顫抖、頭痛、口乾、口臭、腹瀉、胃痛、性欲改變和陽痿，以及憂鬱和精神方面的疾病。這些藥非常容易成癮，學生常用來做為保持清醒的興奮劑。長期服用或過量會產生幻覺、具侵略性以及恐慌，最終可能釀成意外死亡。

　　這類藥物大多為定時釋放藥性的膠囊或膜衣錠。冰毒即屬此類藥物。

　　若患有心臟疾病、高血壓或其他血管方面的疾病，不可服用。它們可能降低降血壓藥的作用，因此即使病患服用血壓藥物，仍有死於中風的風險。若和單胺氧化酶抑制劑併用，患者的血壓將劇烈飆升。同時食用某些酒類、巧克力和肉類等，可能致使血壓上升。停藥可能引發憂鬱，甚至自殺。

Preludin（已停用）

▶ 學名：Phenmetrazine hydrochloride
▶ 毒性：5
▶ 形態：藥錠或注射劑。

▶ **影響和症狀**：這類藥物的症狀和安非他命類似，會刺激中樞神經系統活動，使血壓上升。常見心搏過速且上癮，並導致循環衰竭、陷入昏迷。

服用數週後，逐漸產生耐受性。過量的症狀包括食欲不振、判斷力受影響、運動失調、心悸、血壓升高、焦躁不安、頭暈、口乾、欣快、失眠、顫抖、思緒混亂、頭痛、幻覺、恐慌、睏倦、憂鬱且具攻擊性，甚至向他人施暴。口腔散發明顯異味，伴隨腹瀉或便祕，以及噁心、嘔吐等其他胃腸症狀。即使服用正常劑量，也可能出現精神錯亂的情形，且經常被誤以為精神分裂症。

陽痿和性欲改變的問題伴隨發生。用藥過量恐造成循環衰竭、昏迷、高或低血壓以及死亡。冒然停用引發極度疲勞、抑鬱、易怒、過動，而且性格多變。

▶ **毒性發作時間**：一小時內。

▶ **解毒和治療**：以巴比妥類藥物鎮靜。

▶ **解說**：Preludin是一種白色、可溶於水的結晶粉末，用於控制肥胖者的飲食。

其他致命手段

空氣栓塞 | Air embolism

▶ **毒性**：5

▶ **形態**：以針筒注射。

▶ **影響和症狀**：透過阻斷血液輸送到重要部位，空氣也可能置人於死：心臟裡的空氣會起泡沫，阻擋血流；停留在腦中的空氣會切斷腦內的供血及供氧，使人陷入昏迷，甚至死亡。其所引發的症狀，根據空氣栓塞、滯留的部位而不同。

注射少量氣體到血管中會致使受害者非常不舒服或極度疼痛、失

禁並感到生不如死。但是，少量氣體本身通常不足以致命，卻會導致連接在患者身上的所有醫療儀器失控。

進入心臟的空氣會壓縮，阻塞心血管系統，導致氧氣無法通過。

屍檢可檢驗出空氣栓塞。

▶ **毒性發作時間**：數分鐘至半小時。

▶ **解毒和治療**：除了開心手術，沒有其他有效的治療方法。唯有切開胸腔，讓血液注入心室、心臟再次跳動，而非單純進行心肺復甦術。

▶ **解說**：空氣雖然嚴格來說不算藥物，卻和醫療息息相關。通常，在進行頸部手術時，空氣會進入體內，或檢查胸腔時，會注射空氣進入胸腔。有時針頭不慎戳到血管，空氣便進到血液中。

我們經常想像壞蛋潛進主人翁的房間，用充滿空氣的針筒對他進行靜脈注射。這的確有可能造成致命後果，然少量空氣未必使人喪命。置人於死至少需要一百至兩百 c.c.，但在被害者掙扎的情況下，要注射這麼多空氣到血管內並不容易。電影中常見的一般針筒根本不足以成事。

空氣栓塞可能會被誤認為作用相同的其他類型栓塞（或凝血劑）——同時阻礙血液流向心臟以及氧氣進入細胞，因而導致死亡。

誠如前文所述，萬物過量皆為毒——氧氣也不例外。百分之百純氧具腐蝕性，會對身體產生毒害。使用時間稍長，可能會對身體造成嚴重傷害。

知名案例

在多蘿西‧L‧塞耶斯（Dorothy Sayers）的《非自然死亡》（*Unnatural Death*）中，一名女子遭懷疑曾犯下多起命案。她是唯一有動機和機會下手的人，只是所有死因皆被認定為心臟衰竭。彼得‧溫西勳爵發現，她用相當容量的針筒，注射空氣至死者動脈，導致循環系統停擺。

鋇 | Barium

▶ **毒性**：5

▶ **形態**：液體，通常吞服。

▶ **影響和症狀**：鋇離子誘發滲透性變化，或導致所有受刺激肌肉細胞的細胞膜極化。

症狀包括臉部或頸部肌肉緊繃、噁心、嘔吐、腹瀉、腹痛、焦慮、虛弱無力、呼吸困難、心律不整、驚厥，可能因心臟和呼吸衰竭而死。

▶ **毒性發作時間**：一小時。

▶ **解毒和治療**：硫酸鎂或硫酸鈉。

▶ **解說**：一種可吸收的鹽類，碳酸鋇、氫氧化鋇或氯化鋇常見於油漆工業，並用來消滅害蟲。硫化鋇有時用來製作脫毛劑，而可溶解的硫酸鋇可當作顯影劑，尤其照下胃腸道X光時，有助於更清楚呈現腸胃內部。中毒通常是因為使用可溶解的鹽取代不可溶的硫酸鹽。

鋇也可用來為煙火上色。

咖啡因 | Caffeine

▶ **其他類似物質**：胺非林（aminophylline）、dyphylline、配妥西菲林（pentoxifylline）、茶鹼（theophylline）、循能泰（Trental）、No-Doz、加非葛（Cafergot），以及與其他無數藥物的化合物。

▶ **毒性**：3

▶ **形態**：藥錠、存在於飲料及固體食物中、注射劑。

▶ **影響和症狀**：一般人並沒未意識到咖啡因的危險性。輕度成癮的咖啡因對中樞神經系通產生影響，增加刺激乃至亢奮，可能引發驚厥以及死亡。

食用咖啡因過量會造成胃發炎、噴射性嘔吐、肌肉抽搐、改變意識狀態、興奮、易怒、出汗、失眠、無法行走、心律過速、心悸、畏光以及驚厥。此外，亦可見咖啡因誘發躁鬱症和精神疾病的案例。

　　口服茶鹼可能引發嘔吐、昏迷、反射亢進，以及包括纖維顫動的心室性心律不整、低血壓、驚厥和呼吸中止。耐受性會逐漸提高。若要讓一個每天飲用六杯咖啡的人出現中毒反應，需要相當大量的茶鹼。

▶ **毒性發作時間**：一至二分鐘。靜脈注射胺非林有時會引起突然虛脫、猝死。中毒症狀在攝取一公克後開始，不過致命劑量遠高於此。

▶ **解毒和治療**：治療主力為控制驚厥，並保持呼吸道暢通。

▶ **解說**：因茶鹼而引發驚厥的患者中，死亡率達百分之五十。咖啡因所導致的驚厥致命性較低，但若和茶鹼或其他易導致驚厥的藥物併用，仍可能致命。我們飲用咖啡因，而咖啡因也能用來治療休克、氣喘及心臟疾病。這是一種血管舒張劑，用來對付偏頭痛，但也可能適得其反。

　　咖啡因也是一種利尿劑，可透過靜脈注射、口服或直腸栓劑或灌腸液等方式施用。替代療法界將其視為大腸清潔劑和排毒劑。

　　過敏體質的人若注射胺非林，會造成立即性血管張力不足（vaso-motor collapse）以及死亡。對咖啡因過敏的人遠比我們以為的多。隨著年紀增長，人們對咖啡因的耐受度會降低，但世界無奇不有，儘管醫生已提出警告，一名高齡八十歲的婦人仍每天飲用十五至二十杯咖啡。快速靜脈注射可能衝擊心臟，導致心跳停止。

　　就歷史層面來看，咖啡因的來源包括咖啡豆、茶（綠茶和紅茶）、可樂果（kola nut）、巧克力、多青屬植物，以及包括代茶多青（〔yaupon〕北美茶樹）在內的其他天然來源。其中，代茶多青為美國內戰期間的咖啡替代品。

　　雖然平均每杯咖啡僅含六十至一百五十毫克的咖啡因，咖啡因卻也隱身在各式各樣的食物和藥物中。關於咖啡因的研究眾多。某些研究認為，它對身體有益（當然是在適度攝取的情況下），且能改善專注力；其他研究則認為對身體有害。沒有任何研究是絕對的定論。

樟腦 | Camphor

▶ 類似藥物：維克斯舒緩薄荷膏（Vicks VapoRub）、Campho-phe-nique，以及各種外用藥和吸入劑。

▶ 毒性：5

▶ 形態：液態、油質、結晶體、氣體和外用。

▶ 影響和症狀：初期症狀包括頭痛、感覺溫熱、興奮、噁心和嘔吐。呼吸帶有樟腦氣味，皮膚感覺悶濕，臉色忽紅忽白。症狀包括灼口和喉嚨灼燒、上腹疼痛、口渴、緊張感、頭暈、不理智的行為、失去意識、僵硬、脈搏急促、呼吸緩慢、臉部肌肉抽搐、肌肉抽搐、全身性抽搐，以及循環衰竭。而驚厥導因於大腦皮質細胞受到刺激。

▶ 毒性發作時間：十五分鐘至一小時。若經由黏膜，會致使吸收速度加快。攝食後數分鐘內，或長時間吸入其蒸氣都有可能中毒。

▶ 解毒和治療：洗胃和活性炭。不可催吐，否則可能造成癲癇發作。煩寧可對付焦慮不安或驚厥的症狀，有時也會進行血液透析，幫助排除體內毒物。

▶ 解說：樟腦的氣味刺鼻。即使可用於防蛀，樟腦油仍是一種呼吸性輔助劑與刺激物。做為醫療用藥，使用方式包括外用、口服或肌肉注射。

屍檢結果可見充血、腸道腫脹，以及受損的腎臟和大腦。

此外，調查人員的確會在檢查腐爛屍體時使用樟腦，因為樟腦的氣味足以抑制他們的嗅覺，遮蔽其他更難聞的氣味。

斑蝥素 | Cantharidin

▶ 學名：Cantharis vericatoria

▶ 別名與其他：西班牙蒼蠅（Spanish fly）

▶ 毒性：6

▶ 形態：液體。

▶ **影響和症狀**：表現出的症狀主要是嘔吐和虛脫。其他症狀則是嚴重皮膚發炎、黏膜起水泡、腹痛、噁心、腹瀉、吐血、血壓驟降、血尿、昏迷，以及呼吸衰竭而死。

▶ **毒性發作時間**：立即。

▶ **解毒和治療**：無。

▶ **解說**：斑螫素是幾乎無味的白色粉末，用來做為皮膚刺激劑或發皰劑。斑螫素對所有細胞和組織都會造成強烈刺激，卻有著催情劑這不當的名聲。

此迷思源於中世紀，當時西班牙蒼蠅被當作疼痛刺激物以協助牛隻繁殖。它能使牛隻的陰莖勃起，只是過程肯定不是太愉悅。

從屍檢結果可看出食道和胃黏膜壞死，生殖器和泌尿系統血液嚴重鬱塞，腎小管內細胞受損，以及卵巢出血病變。

知名案例

涉及斑螫素最轟動的案件之一，發生在一九五四年倫敦的老貝利街。藥劑師雅瑟・福特（Arthur Ford）被控殺害兩名替他工作的女性並接受審判。婚姻美滿的他在軍中曾聽聞西班牙蒼蠅的催情特性。某天，福特發現斑螫素便是西班牙蒼蠅的專業名稱，且自家店內就有現貨。於是，他向資深藥劑師要來一些，藉口鄰居在繁殖兔子，他認為此藥可能有助於交配。藥劑師告訴他，此藥為「一級」毒物，若施用在人身上絕不能超過微量，否則可能致命。福特買了一袋粉紅色和白色相間的椰子冰糕，回到辦公室後用剪刀將西班牙蒼蠅塞進冰糕裡。他給兩名女員工各一塊，然後自己也吃下一塊。不出一個小時，三人都極度不舒服。兩名女子不久後喪命，他自己卻莫名地倖存。屍檢結果顯示，內臟徹底為藥物腐蝕。

服立治兒 | Flagyl

▶ **學名**：Metronidazole

▶ **毒性**：2

▶ **形態**：陰道栓劑。

▶ **影響和症狀**：對抗厭氧菌感染，最常見的用藥過量症狀有噁心、頭痛和食欲不振。也可能出現嘔吐、腹瀉、腹部痙攣、便祕、口腔有金屬味、喉嚨痛、眩暈、心搏改變、癲癇、運動失調、易怒、憂鬱、思緒混亂、發燒、深色尿液，以及性欲降低等症狀。若和酒精一起使用，受害者會極度不適。

▶ **毒性發作時間**：三十分鐘至數小時。

▶ **解毒和治療**：對症治療。

▶ **解說**：此藥物的作用類似幫助酒精成癮者戒酒的安塔布司。和酒精併用，可能引發嚴重的行為和情緒問題。

知名案例

　　一名使用服立治兒的年輕女性參加友人的婚禮。平常不嗜酒類的她被慫恿喝酒，以慶祝這特別的場合。不一會兒，她漸漸有一股「不對勁」的感覺，且持續演變成噁心、嘔吐、思緒混亂、憂鬱，以及徹底的癲癇發作。

　　女子被送往醫院治療，但醫生完全無法理解，為何從病理檢驗報告看不出任何引發驚厥的原因。她的病情持續惡化。直到她的男友告訴醫生，她正在使用服立治兒，並喝了幾杯紅酒，答案才終於揭曉。女子不記得醫生曾告誡她使用栓劑期間喝酒的風險，「就算他說了，」她補充道，「誰會注意這些？」幸運的是，她最終康復了。

胰島素 | Insulin

▶ **毒性**：6

▶ **形態**：清澈液體，以皮下注射的方式施用，主要用於治療糖尿病；本書撰寫期間，新型吸入式胰島素正在臨床實驗階段。

▶ **影響和症狀**：胰島素使用過量或胰島素休克，會造成使人感到疲憊的低血糖症、面色發紅、飢餓感、神經質、心律急促、噁心、嘔吐、畏寒、出汗、心搏過速、呼吸過淺、低血壓、休克、昏迷，以及死亡。

▶ **毒性發作時間**：注射後十分鐘。

▶ **解毒和治療**：服用葡萄糖（糖類）——如柳橙汁或糖果——使血糖上升以減輕症狀。

▶ **解說**：胰島素注射劑計量單位以專用針筒上的「刻度」為單位，而非毫升，且種類也不同：速效型、短效型、中效型、長效型與混合型。每種所需劑量各不相同。許多病患每日使用劑量不定，視早晨的葡萄糖測試結果而定。

胰島素為胰島的水溶性賀爾蒙。第二型糖尿病是最常見的糖尿病類型，可藉由飲食和注射胰島素控制。

乙型腎上腺素分類中的藥物，如普萘洛爾，明顯強化這類糖尿病藥物的效果並降低血糖，甚至到致命的程度。其他藥物，像是阿斯匹靈、腎上腺激素（adrenal hormones）、腎上腺素、口服避孕藥和利尿劑等，則會減弱其藥效，以致受害者即使正確使用胰島素，仍有可能引發糖尿病休克、陷入昏迷。

一般使用者或服用過量者的屍檢採樣中，其大腦、肝臟或腎臟並不會有大量胰島素殘留，不過在某些案例中，分析注射部位的組織足以證明是否使用過量。

知名案例

　　一九五七年五月，一名男護理師肯‧巴洛（Ken Barlow）請鄰居協助致電醫生到家中，他表示妻子伊莉莎白在泡澡時過世了。醫生抵達後，巴洛解釋他的妻子整晚都不太舒服，約九點半時在床上嘔吐。她決定去泡澡，他則在更換床單後上床，一不注意便睡著了。他十一點醒來，驚覺妻子不在身邊，便趕緊到浴室查看。妻子顯然溺水了，於是他拔掉水塞，發狂似地試圖將她從浴缸拖出來以進行人工呼吸，卻力有未逮。

　　醫生觀察後發現，她躺在空浴缸裡，全身向右傾。她一定曾嘔吐，且身上未見暴力行為的痕跡，不過雙眼瞳孔放大。接著，醫生請警察來到現場，巴洛則是重複說明來龍去脈。而警方留意到，儘管巴洛宣稱自己曾「發狂似地試圖搶救」妻子，他的睡衣卻仍是乾的，浴室地板也沒有水花四濺的跡象。隨後，一名警探發現死者手肘彎曲處仍顯潮濕。由於人工呼吸需要巴洛將她稍微轉向側邊，至少也必須移動她的手臂，手肘彎曲處的水痕顯示，巴洛應該未對妻子進行人工呼吸——事實上，屍體自案發後或許就沒再移動過了。

　　警方在廚房裡搜出兩支皮下注射器，巴洛宣稱，他這陣子用盤尼西林（青黴素）治療疔瘡。而注射器針頭確實殘留盤尼西林，法醫也未在死者體內找到任何藥物。不過，他們用放大鏡地毯式檢查死者皮膚，找尋注射痕跡——這過程相當困難，因為死者身上有非常多雀斑。終於，他們在右臀及左臀下方的皮膚皺摺處分別找到兩處明顯的穿刺痕跡。

　　切片顯示發紅及輕微腫脹，代表死前不久曾進行注射。部分症狀如瞳孔放大和嘔吐符合低血糖（以及典型胰島素休克）的情況；然而檢查心臟，血糖值卻是正常的。生化研究證明因暴力攻擊死亡，心臟的血糖值會提高，因為肝臟在死前試圖藉釋放高濃度糖分到血液中協助

求生。鑑識專家認為，既然死者的血糖值正常，她不可能死於暴力攻擊。由於未進行人體組織的胰島素檢測，警方一籌莫展。

所幸鑑識專家找到另一個方法將巴洛繩之以法。直至當時，醫護人員普遍相信胰島素會迅速自體內消失。但最新的研究證明他們的觀念有誤。人體的酸性不但能保存胰島素，死後肌肉所產生的乳酸更可預防胰島素分解。

一九五七年七月二十九日，巴洛以謀殺妻子的罪名遭到逮捕。被告辯護律師陳述道，意識到自己滑進水裡的恐懼致使巴洛太太的胰臟釋放數值可觀的胰島素———萬五千單位。巴洛最後認罪，坦承曾注射麥角新鹼（ergonovine）至妻子體內，目的是企圖導致流產而非刺激胰島素分泌。他被判有罪。據透露，他的第一任妻子於一九三三年過世，且死因不明。

止瀉寧 | Lomotil

▶ **學名**：複方地芬諾酯（Diphenoxylate-Atropine）

▶ **毒性**：4

▶ **形態**：液體或藥錠。

▶ **影響和症狀**：此藥同時含阿托品及可待因，是併發症狀的主因。首先，是突然高燒、外表泛紅且呼吸急促。第二階段症狀包括腹部不適、嚴重便祕、牙齦腫脹、水腫、精神萎靡、憂鬱、刺痛感、焦躁不安以及逐漸惡化的中樞神經系統抑制，加上瞳孔縮小、發紺、嚴重呼吸抑制、癲癇和昏迷。此藥物最遲在九十六小時後，經尿液排出體外。

▶ **毒性發作時間**：三十分鐘。

▶ **解毒和治療**：洗胃和施予納洛酮。

▶ **解說**：這種止瀉劑為麻醉藥物（可待因促使腸道蠕動減緩），而且可能使人上癮。接獲通報的中毒和死亡案例不計其數。

此藥物含少量阿托品；一般劑量不具成癮性，一旦劑量稍高就有

可能上癮。和鎮定劑、酒精或麻醉藥物一起使用，會增強鎮靜效果。若同時使用單胺氧化酶抑制劑，可能導致血壓劇烈上升。

　　小小的藥錠貌似無害，卻容易服用過量。

非那根 ｜ Phenergan

▶ **學名**：Promethazine hydrochloride

▶ **類似藥物**：Compazine（prochlorperazine）、思瘒靈（Sparine；promazine）

▶ **毒性**：4

▶ **形態**：注射劑、錠劑或栓劑。

▶ **影響和症狀**：症狀包括嗜睡、思緒混亂、耳鳴、複視、視覺模糊、瞳孔放大、失眠、頭暈、頭痛、夢魘、歇斯底里、焦慮不安、心理和生理能力受損，以及錐體外症候群。有時，施用此藥物會妨礙醫生判斷病情，並掩蓋其他中樞神經系統問題、腦部疾病或雷氏症候群。

▶ **毒性發作時間**：十分鐘內。

▶ **解毒和治療**：視情況對症治療。

▶ **解說**：無論是術前或術後，非那根可用來舒緩噁心症狀並發揮鎮靜作用，亦可做為止痛藥的輔助藥物。（非那根通常結合Reglan與Compazine，並透過靜脈注射緩解偏頭痛。）

　　此藥對其他中樞神經系統抑制劑，如酒精、巴比妥類藥物和麻醉藥會產生不良反應，且增強其效果。肝臟或心臟疾病患者一旦使用，特別容易出問題。

　　若經動脈注射，有動脈抽搐的可能，且注射部位可能有壞疽，甚至必須截肢。和單胺氧化酶抑制劑一起使用，則加劇錐體外症候群。

　　栓劑在體內溶解後不會留下痕跡。

奎寧 ｜ Quinine

▶ **類似藥物**：奎納克林（Quinacrine）、氯喹（Chloroquine）、瘧滌平

（Atabrine）、必賴克廔（Plaquenil）

▶ **毒性**：5

▶ **形態**：口服藥錠和注射。

▶ **影響和症狀**：奎寧抑制所有細胞內的運作，尤其是心臟。腎臟、肝臟和神經系統也會受影響。出現漸進式耳鳴、視覺模糊、虛弱無力、血壓下降、血尿、寡尿，以及心跳不規則。注射或攝食大劑量造成突發心肌抑制。驚厥和呼吸中止也可能出現。

▶ **毒性發作時間**：立即。

▶ **解毒和治療**：洗胃排除吞下的藥物。

▶ **解說**：軍隊使用的目的在於治療瘧疾。而通寧水和其他苦味藥酒裡也含有奎寧（參見〈第五章：有毒植物〉，金雞納樹皮，p.104）。

泰胃美 | Tagamet

▶ **學名**：希美替定（Cimetidine）

▶ **毒性**：5

▶ **形態**：藥錠。

▶ **影響和症狀**：腹瀉、頭痛、疲勞、頭暈、肌肉疼痛、起疹、思緒混亂、譫妄以及低血壓。此外，使用過量可能使肝、腎受損，引發腎衰竭。

▶ **毒性發作時間**：十五至三十分鐘。

▶ **解毒和治療**：洗胃與投予活性炭。維持受害者呼吸，有時施予阿托品。

▶ **解說**：泰胃美用於治療潰瘍，減少胃酸分泌。抗凝血藥物的作用可能增強，使人受傷時血流不止。鎮靜劑和安眠藥結合泰胃美，作用也會變強。

一旦停藥，潰瘍可能復發，最終造成胃穿孔。

Thyrolar

▶ **學名**：Liotrix

▶ **別名與其他**：Euthroid、Synthroid、Cytomel、Proloid、Levo-throid、甲狀腺素 (thyroxine)、甲狀腺球蛋白 (thyroglobulin)、三碘甲狀腺胺酸 (liothyronine)、左旋甲狀腺素 (levothyroxine)

▶ **毒性**：4

▶ **形態**：藥片。

▶ **影響和症狀**：如果藥物治療將甲狀腺提升至正常範圍，不會有副作用。服藥過量時，使用者會變得神經質、雙手顫抖、虛弱無力、對熱敏感、出汗減少、過動、體重下降、心臟怦怦跳、眼球突出、頭痛、噁心、腹痛、腹瀉、高血壓，伴隨心臟衰竭的可能。

▶ **毒性發作時間**：二十至三十分鐘。

▶ **解毒和治療**：視情況對症治療。

▶ **解說**：此藥做為甲狀腺機能減退的替代性治療，曾患有心臟疾病的人要特別謹慎使用。抗凝血藥物、毛地黃製劑和三環抗憂鬱劑的藥效會增強。此外，若患者正在使用巴比妥類藥物，其藥效會減弱。

作者說明

　　能做為毒藥的藥物實在太多，此處篇幅無法全部提及，而且也不切實際。多數藥物即使本身不具致命性，但和其他藥物結合便具殺傷力──而組合的方式無法估算。除此之外，如Klonopin（美國版的羅眠樂）之類的許多藥物可能對人造成傷害，卻不致命。更遑論新藥的研發每天都有所進展。

　　你可以利用一些日常資源如下：

- 你的藥劑師或醫生。
- 藥罐瓶身的警語，以及包裝內的仿單。

- 網路資源：MEDLINE資料庫、美國疾病管制與預防中心（CDC）、美國食品藥物管理局，個別藥廠的官網；此外，還有許多醫學相關的網站以及眾多搜尋引擎。
- 居住地所屬消費者事務局：這些機構經常發布警告和回收公告。
- 地方毒物控制中心，和市立、郡立與州立衛生局。
- 美國藥物和化學物質索引。
- 藥物指南，如《美國醫生案頭參考手冊》（*Physicians' Desk Reference*），或者護理師的藥物指南書。

農藥、殺蟲劑
PESTICIDES

> 普惡先生：這是你的砒霜，親愛的。
> 還有你的除草劑餅，
> 我已掐死你的小鸚鵡，
> 我已吐痰至花瓶裡，
> 我已將乳酪放進鼠洞。這是你的……〔門咯吱咯吱地緩緩推開〕
> 好茶，親愛的。
> ──狄蘭・湯瑪斯（Dylan Thomas），〈乳木下〉（*Under Milk Wood*）

農藥、殺蟲劑向來充滿爭議。有證據顯示，許多抑制蟲害、雜草和嚙齒動物的人造毒素嚴重違害人類自身及環境。這種殺傷力通常不如一般毒藥迅速，因此並未引起多數推理小說家的興趣，然而卻會導致癌症或毀滅瀕臨絕種的動、植物。殺傷力緩慢的原因很簡單，終歸恆常的真理：毒性完全操之在劑量。昆蟲體積遠不如人類，即使只是幾微克毒素，也能在不立即影響人類健康的情況下迅速去除蟲害。多數除草劑也是如此，本章將介紹其中幾種。

　　二十世紀期間，隨著殺蟲劑的藥效愈來愈強，長期容忍昆蟲對其農作物大肆破壞的農夫稱頌它們是上天的祝福。今日，態勢再次翻轉，人們愈來愈青睞永續、有機的農業，一般大眾逐漸以懷疑的角度看待農藥。

　　多年來，單純卻高度危險的化學物質被當作農藥使用，如砷和尼古丁。一九七〇年代末期，從DDT研發而來的諸多化學合成物取代

了它們，而DDT則是自二戰期間逐漸普及。接著，膽鹼酯酶抑制劑（cholinesterase inhibitors）相繼問世，其中某些抑制劑據稱毒性較弱，且對環境相對友善。

二〇〇六年五月，探索頻道《流言終結者》（*Mythbusters*）介紹了一個有趣的案例：一九三〇年代，紐西蘭的一名農夫因使用某款除草劑導致褲子爆炸。流言終結者凱莉·拜倫（Kari Byron）、格蘭·今原（Grant Imahara）和托瑞·貝勒奇（Tori Belleci）於是使用紐西蘭當時常見的化學物質（不過，節目拒絕公開是何種物質），並發現該款除草劑確實會致使棉質褲突然起火燃燒。今原指出，那並非真正的爆炸；拜倫卻認為，已經很接近了。

殺蟲劑一般可分為六大類：

- 礦物性：如硫磺和硼砂，儘管嚴格來說不算殺蟲劑，卻是以此為目的最早使用的物質。在〈第四章：居家毒物〉中，已經介紹過硼砂與煤油。
- 植物性：如尼古丁、除蟲菊精（pyrethrin）和魚藤酮（rotenone）。
- 氯化碳氫化合物：像是DDT、靈丹（lindane）和氯丹（chlordane）。
- 有機磷：像是馬拉松（malathion）和大利松（diazinon）。
- 胺基甲酸酯：如加保利（carbaryl）和安丹（propoxur）。
- 熏蒸劑：如廣為人知的萘和氰化氫。前者在〈第四章〉已介紹過，後者可參見〈第三章：經典毒物〉。

介紹氯化碳氫化合物、有機磷和胺基甲酸酯的章節，其架構和其他類別略為不同。這三種關係密不可分的殺蟲劑由許多不同物質組成，但它們的影響、毒性發作時間和解毒方式類似。當然，除了分類名稱外，會接著說明每種分類的一般特性，並按毒性最強至最弱羅列出個別殺蟲劑名稱。

本章同時介紹兩種除草劑和兩種滅鼠劑。另一種著名的滅鼠劑

「華法林」如今不做此用途，反而成為常見的薄血藥。（詳見〈第八章：醫療毒物〉，p.269）。

　　本章介紹的物質幾乎都能透過攝入、吸入或皮膚接觸而為人體吸收。殺蟲劑急性中毒的案例非常罕見。多數涉及殺蟲劑中毒的案例皆為慢性中毒，受害者不外乎務農或負責施用者。急性或致命中毒往往起因於意外或故意攝入（尋短）大量殺蟲劑。

　　然而，急診室人員及其他救助者在搶救殺蟲劑中毒患者時必須尤其謹慎，可能因飛沫或吸入殺蟲劑殘留物而間接中毒。

殺蟲劑

胺基甲酸酯（胺基甲酸鹽類）| Carbamate

▶ 毒性：
- 5：得滅克（aldicarb）、免敵克（bendiocarb）、加保扶（carbofuran）、異索威（isolan）、滅加松（mecarbam）、納乃得（methomyl）、歐殺滅（oxamyl）
- 3至4：免扶克（benfuracarb）、丁基加保扶（carbosulfan）、二氧威（dioxacarb）、普滅克（promecarb）、安丹（propoxur）
- 2至3：丁基滅必益（BPMC）、加保利（carbaryl）、治滅蝨（MTMC）、滅克蝨（XMC）

▶ 形態：各種形態都有，或液態，或粉末，有些甚至是顆粒狀。

▶ 影響和症狀：大量出汗與流涎、胃腸痙攣、腹瀉、嘔吐、抽搐、呼吸困難和肌力喪失，一旦劑量過高，可能導致呼吸中止。

▶ 毒性發作時間：一小時以內。

▶ 解毒和治療：首要之務是維持呼吸系統運作，包括進行插管。可施予阿托品對抗毒物的作用，或注射巴姆（Pralidoxime, PAM），但未必需要，因為抗酵素（anti-enzyme）的動作本身會逆轉。

▶ 解說：一般人（相較於農夫）比較可能在居家殺蟲劑中找到胺基甲酸酯，因為其毒性較有機磷低，且停留在環境中的時間較短。本章介紹胺基甲酸酯的原因在於，它們也有高毒性產品。其作用和有機磷相同，中毒後引發同樣的症狀，唯一且主要的不同之處是，胺基甲酸酯產生的酵素抑制劑作用隨時間逆轉，長時間來看，危險性較低。

氯化碳氫化合物 | Chlorinated hydrocarbon

▶ 別名與其他：有機氯（Organochlorine）、有機氯化合物（Organochloride）
▶ 毒性：

- 5：阿特靈（aldrin）、地特靈（dieldrin）、安特靈（endrin）、安殺番（endosulfan）
- 3至4：可氯丹（Chlordane）、滴滴涕（DDT）、飛佈達（heptachlor）、奇膦（kepone）、靈丹（lindane）、滅蟻樂（mirex）、毒殺芬（toxaphene）
- 2至3：蟲必死（benzene hexachloride）、甲氧DDT（methoxychlor）

▶ 形態：各種形態皆有，或液態，或粉末，有些甚至為顆粒狀。
▶ 影響和症狀：這些皆為神經毒素，抑制中樞神經系統，尤其是大腦。腎、肝有受損的可能。攝入後，隨即出現噁心、嘔吐等症狀。根據劑量及攝入物質，發展成癲癇、昏迷、血尿，以及呼吸衰竭。由於氯化碳氫化合物會滯留在脂肪組織中，有時癲癇可能延遲數小時發作，或再次發生。一旦身體開始燃燒脂肪，滯留在脂肪組織中的毒物將被釋放至血液中。因此，少許非致死劑量經長期累積，可能隨著體重急速下降（如節食期間）而變得致命。
▶ 毒性發作時間：攝食後三十分鐘。
▶ 解毒和治療：根據症狀給予支持性治療。在皮膚接觸的情況下，移除受到毒物污染的衣物，並以肥皂水徹底清潔患者。由於癲癇發作可能延遲，必須監控病患達八小時。
▶ 解說：DDT是第一個問世的氯化碳氫化合物，普及於二戰期間。

自一九四〇年代起，氯化碳氫化合物是使用量最高的殺蟲劑之一，直到六〇年代，人們才漸漸意識到它們對環境所造成的嚴重傷害。

DDT之所以如此危險，原因之一在於其脂溶性的特性：被脂肪組織吸收後就此停留。當研究發現其危及老鷹和其他猛禽類的生存後，更為許多國家所禁止。猛禽類以被農藥污染的嚙齒動物為食。DDT導致猛禽類的蛋殼變得薄而脆弱，在孵化期破裂，新生命根本來不及孵育便死亡。

無論是人類還是動物，食用噴灑這類毒素的蔬菜穀物，或者食用以這些蔬菜穀物為生的其他動物，因而中毒的案例不勝枚舉，甚至死亡。

靈丹是唯一具醫療用途的氯化碳氫化合物（治療蝨子感染以及蟎蟲引起的疥瘡），不過自從二〇〇二年起，加州已經禁用此項藥物。

知名案例

在某案例中，兩名男性因攝入低劑量的氯丹死亡。屍檢結果顯示，長期酗酒（慢性酒精中毒）導致嚴重的肝脂肪變性。在這種情況下，氯丹並非直接的死亡原因，卻足以加重既有的肝臟問題而致命。

一名五十八歲的民眾誤飲一瓶濃度百分之五的DDT。雖然他發現自己鑄下大錯，立即喝下四分之一升的牛奶以及數杯啤酒（他認為如此可稀釋毒物，實則不然），但不到一小時，他出現劇烈胃痛與刺激感，並且每三十至六十分鐘嘔吐一次。攝入毒物三十六小時後，嘔吐症狀持續，手臂和小腿出現痙攣性抽筋。他在中毒第六天被送進醫院。儘管院方為他進行輸血，他仍在幾個小時後死亡。

尼古丁｜Nicotine

▶ **別名與其他**：beta-pyridyl-alpha-N-methylpyrrolidine

▶ **毒性**：5

▶ **形態**：淡黃至深棕色液體，溫熱時有些微魚腥味，毒素可經吸入、皮膚吸收、攝入或眼睛接觸進入人體。

▶ **影響和症狀**：尼古丁刺激並抑制大腦和脊髓，癱瘓包括橫隔膜在內的骨骼肌。口腔出現灼熱感，然主要的症狀是噁心、嘔吐、腹瀉、意識混亂、抽搐、頭痛、頭暈、呼吸困難、心跳加快、驚厥、心搏異常、昏迷，多半因呼吸衰竭而死。

▶ **毒性發作時間**：症狀在中毒後三十至九十分鐘內逐漸出現。若未治療，四小時內隨時都有可能死亡。

▶ **解毒和治療**：尼古丁若潑灑到皮膚上，務必徹底洗淨。若為攝入，可使用活性炭。阿托品也可用來控制驚厥。

▶ **解說**：尼古丁是現行最古老的殺蟲劑。一開始，人們使用的是濃縮菸草液。雖然尼古丁最為人所知的是香菸中的成癮成分，不過直到一九七〇年代，都廣泛被用作殺蟲劑。我們據此而將它列在本章節，不過如今比較容易取得的尼古丁，不外乎來自香菸或戒菸口香糖、貼片、噴霧及吸入器。

知名案例

一九四〇年，英格蘭一名婦人將尼古丁摻進丈夫的鬍後水中。他大量塗抹在臉部和身體上，很快就一命嗚呼。

一九六八年，另一名婦人為謀害她富有而年邁的姊姊，將數個菸頭丟入水壺裡，過濾後，再把毒水放在姊姊床邊。姊姊死了，不過凶手也被繩之以法。

在《畢爾包放大鏡》（*The Bilbao Looking Glass*）中，麥克李歐德安排

他筆下的被害者大口喝下摻有尼古丁的馬丁尼，而且完全沒發現酒被下毒。

艾德·麥可班恩（Ed McBain）的《毒物》（*Poison*）中，一名牙醫兩度以尼古丁謀殺被害人。他從實驗室取得該化學物質，聲稱自己正在進行牙齒染色的相關實驗。那名牙醫接著把些許尼古丁摻進一名被害者的蘇格蘭威士忌瓶中，而後，在另一名病患根管治療的臨時牙套中塞進更多尼古丁，並確保牙套某一處較薄，一旦正常咀嚼或刷牙便會磨損。

有機磷 | Organophosphate

▶ 毒性：
- 5至6：得拉松（dialifor）、一品松（EPN）、巴拉松（parathion）、帖普（TEPP）
- 3至4：毆殺松（acephate）、陶斯松（chlorpyrifos）、大利松（diazinon）、愛殺松（ethion）、益滅松（phosmet）、三氯松（trichlorfon）
- 2至3：溴磷松（bromophos）、益多松（etrimfos）、馬拉松（malathion）、巴賽松（phoxim）、亞培松（temephos）

▶ 形態：各種形態皆有，或液態，或粉末，有些甚至為顆粒狀。

▶ 影響和症狀：症狀包括大量出汗和流涎、胃腸痙攣、腹瀉、嘔吐、抽搐、呼吸困難、肌力喪失，可能導致呼吸中止。即使經過治療，仍有可能在急性中毒後數天再次出現全身無力的狀況。

▶ 毒性發作時間：一至二小時，透過皮膚接觸的話，可能更久。

▶ 解毒和治療：首要之務是維持呼吸系統運作，包括進行插管。可用阿托品中和毒物，但應該盡速注射巴姆，才能更有效解毒。

▶ 解說：這些殺蟲劑是膽鹼酯酶抑制劑中第一批DDT替代品，其中包含某些世上最毒的物質。它們（誠如下文中的胺基甲酸酯）透過抑制乙醯膽鹼酯酶發揮效用，而乙醯膽鹼酯酶有助於控制體內的乙醯膽

鹼。（乙醯膽鹼是將訊息從一個神經突觸傳送到另一個神經突觸、而後抵達大腦所需的物質。）以有機磷而言，酶的抑制作用可以是永久性的，除非立即施以解毒劑巴姆。

　　大多數巴拉松中毒起因於逆風噴灑、清洗噴灑巴拉松的飛機，或採集噴灑巴拉松的蔬果。工廠工人經皮膚吸收導致巴拉松中毒的事件亦時有所聞。

知名案例

　　一九八○年代末期，地中海實蠅感染南加州聖費爾南多谷（San Fernando Valley）鄰近住宅區的樹木，為保護該地區的柑橘產業，當地大規模地噴灑馬拉松。噴灑農藥導致人心惶惶，儘管地方官員努力安撫居民，表示馬拉松對人體無害，仍接獲許多居民通報出現中毒症狀。不過，出現症狀的人大概不是因為馬拉松中毒──儘管他們的症狀可能是真的──而是所謂的集體社會官能症，這在〈第十三章〉會再討論。

除蟲菊精｜Pyrethrin

▶ **別名與其他**：除蟲菊（〔Pyrethrum〕通常是指除蟲菊植物的萃取物，提煉成除蟲菊精）、除蟲菊花（pyrethrum flowers）、除蟲菊粉（dalmatian insect powder）

▶ **毒性**：4

▶ **形態**：除蟲菊精屬神經毒素。雖然以吸入的方式所引發的毒性最為嚴重，但除蟲菊精也會經皮膚吸收而中毒，而攝入的影響最輕微。

　　影響和症狀：多數症狀其實是過敏症狀，舉凡鼻塞、流鼻水，乃至過敏性休克都有可能出現。吸入性中毒的受害者黏膜和上呼吸道可能出現發炎的情況。皮膚接觸大多引起搔癢及皮疹。大量攝入會造成

癲癇、昏迷，或者呼吸中止。

▸ **毒性發作時間**：約三十分鐘。

▸ **解毒和治療**：遠離污染源，並對症治療。

▸ **解說**：除蟲菊花萃取物是已知最古老的農藥之一。雖然對人體的毒害並不嚴重，仍會造成一些傷害，本章之所以詳列之，主要在於其歷史價值，加上又是一種強烈的過敏原，可能造成過敏反應，或氣喘惡化。

若你筆下的受害者對花粉嚴重過敏，不妨安排壞蛋使用除蟲菊精，可能本意是給對方一點教訓，殊不知過敏反應竟使對方喪命。

知名案例

曾有案例記錄，一名十一歲女童死於除蟲菊精誘發的氣喘發作。

魚藤酮 | Rotenone

▸ **別名與其他**：derrin、魚藤屬（derris）、nicouline、毒魚藤（tubatoxin）

▸ **毒性**：4

▸ **形態**：一種白色或紅色的無味結晶質固體，取自魚藤屬植物根部。

▸ **影響和症狀**：魚藤酮會傷害神經系統。吸入後引發口腔麻木、噁心、嘔吐、腹痛、肌肉震顫、運動失調、驚厥以及麻痺。皮膚接觸會造成輕微發炎。長時間接觸會導致肝臟與腎臟受損。

▸ **毒性發作時間**：皮膚立即發炎；其他症狀在幾個小時內接踵而至。

▸ **解毒和治療**：對症治療。

▸ **解說**：魚藤酮曾用作對付疥蟎的外用藥膏，並做為治療疥瘡的乳劑。攝入也可能出問題，但少有致死案例；相較之下，吸入體內的毒害更為嚴重。

除草劑

氯苯氧基類除草劑｜Chlorophenoxy Herbicide

▶ **別名與其他**：2,4-二氯苯氧乙酸（2,4-dicholorphenoxyacetic acid）、2,4-滴（2,4-D）

▶ **毒性**：4

▶ **形態**：依產品別及配方有所不同。

▶ **影響和症狀**：嘔吐、腹痛和腹瀉。攝入後立刻感到肌肉無力和抽搐，乃至全身無力並陷入昏迷。血壓下降，無法恢復，於二十四小時內死亡。皮膚因接觸毒物而發炎。

▶ **毒性發作時間**：三十分鐘內。

▶ **解毒和治療**：使用活性炭與支持性治療。在皮膚或眼睛接觸毒物的情況下，必須透過沖洗和脫除衣物的方式消毒。

▶ **解說**：氯苯氧基類除草劑約有五十種不同配方的產品。視暴露時間和環境條件不同，微劑量也可能致命。但這類除草劑在寒冷的天候或強風的環境下，影響有限。

知名案例

　　落葉劑「橙劑」（Agent Orange）是2,4-D和2,4,5-三氯苯氧乙酸（2,4,5-T）的化合物。然而，造成暴露在該物質環境下的人罹癌率增加、人格障礙以及先天性缺陷的原因是TCDD，也就是製造2,4,5-T所產生的一種戴奧辛。由於2,4,5-T可能遭TCDD污染，而暴露在TCDD環境下的人，有時臉部會長出如青春痘般的疹子。

　　一九九一年，老布希總統（George H.W. Bush）簽署法案，為橙劑對美國越戰退伍軍人所造成的傷害給予賠償。而越南橙劑受害者仍在爭取向美方求償，其中包括人數可觀的嚴重畸形兒。

巴拉刈 | Paraquat

▶ **別名與其他**：百草枯（methyl viologen）、1,1'-dimethyl-4,4'-bipyridin-ium dichloride（或 dimethosulfate）、對草快（gramoxone）

▶ **毒性**：6

▶ **形態**：一般為藍綠色液體，做為除草劑使用。巴拉刈大多經攝食中毒，偶爾傳出因長時間皮膚接觸或經由擦傷處吸收的個案。

▶ **影響和症狀**：初期症狀包括口腔與喉嚨燒灼、嘔吐、腹痛、腹瀉、舌頭潰瘍以及發燒。二至三天後，肝臟和腎臟中毒，出現黃疸和寡尿的症狀。中毒者接著感到呼吸窘迫，並出現致命的肺部纖維化，有時一到二週後才會出現這些症狀。

▶ **毒性發作時間**：初期症狀二至五天出現；後期症狀為五到八天後出現。

▶ **解毒和治療**：務必謹慎處理，因為巴拉刈會腐蝕胃腸系統。在送往醫院之前，鼓勵患者進食，因為食物可與胃裡的巴拉刈結合，或可減緩其影響。抵達醫院後，給予活性炭。儘管有建議使用漂白土（fuller's earth）和膨土（bentonite）等兩種黏土，但沒有證據顯示它們在結合巴拉刈方面，效果優於活性炭。其餘治療則視症狀而定。

▶ **解說**：敵草快（Diquat）是巴拉刈的化學兄弟，引發的症狀雖如巴拉刈，卻不致造成肺部纖維化。毒性略低於巴拉刈，可是誠如某參考資料所言，這種差別不足以令人感到安慰，因為兩者的毒性都非常高。

　　有趣的是，巴拉刈（以及敵草快）雖為劇毒，且吞食會對肺部造成傷害，但巴拉刈噴霧其實超過肺部組織可吸收的大小，因此若經鼻孔吸入，毒素無法對人體造成太大傷害。

知名案例

巴拉刈的惡名始於一九六〇年代末、七〇年代初，當時美國政府決

定透過噴灑毒藥的方式，對非法大麻田斬草除根。歇斯底里的情緒蔓延，吸食者唯恐因吸食來自美國和墨西哥兩地的大麻而中毒。一九九〇年代初期，卡塔州東部一帶種植大麻的面積突然激增，促使美國緝毒局嘗試重施故技，卻也引發強烈抗議。

然而，未曾有大麻吸食者死於巴拉刈中毒的案例出現。理由很簡單。巴拉刈一經噴灑，會迅速和植物、土壤結合，之後便失去毒性。燃燒時，植物中的巴拉刈亦隨之燃燒殆盡，影響微不足道。吸食者的體內或許會累積微量毒素，不過大麻煙本身所造成的傷害，以及吸食者在大麻驅使下可能做出的嚴重傷害行為，比微量巴拉刈高多了。

滅鼠劑 ————————

氟乙酸 | Fluoroacetate

▶ **別名與其他**：Compound 1080、氟乙酸 (fluoroacetic acid)、sodium salt、弗拉倒 (fratol)、氟乙酸鈉 (sodium fluoroacetate)、氟醋酸鈉 (sodium monofluoroacetate)

▶ **毒性**：6

▶ **形態**：精緻、可溶於水的白色粉末；粉塵可能經吸入、粉末或溶液則經攝入進到體內。氟乙酸完全無臭無味。

▶ **影響和治療**：此化學物質阻止細胞新陳代謝，傷害所有的身體細胞，尤其是中樞神經系統。

症狀包括嘔吐、呼吸異常、幻聽、麻木和臉部抽搐、焦慮、心律不整、驚厥以及昏迷。中毒者會因肺水腫或心室震顫導致呼吸衰竭而死。

▶ **毒性發作時間**：最短數分鐘內，最長六小時。

▶ **解毒和治療**：對症治療。

▶ **解說**：已知最毒的物質之一，氟乙酸通常被除蟲業者用來滅鼠，但

由於風險過高，已在美國市場上消失多年。

氟乙酸經由開放性傷口進入體內，反之，只要沒有傷口，不太為皮膚所吸收。

知名案例

在某案例中，一匹馬喝下混入幾滴氟乙酸的水。馬匹因而喪命，而吃下些許馬肉的狗亦隨之死亡。

至今，有些牧羊人仍會將小包裝氟乙酸纏在羊身上，萬一狼或郊狼打算大啖羊排，勢必會中毒——如果你的故事出現牧場，這或許有助於你推演劇情。

必滅鼠｜Vacor

▶ 種類：PNU

▶ 毒性：5

▶ 形態：黃色粉末，顏色和質地都類似玉米粉。在下架前，以每包三十八公克販售。

▶ 影響和症狀：透過誘發胰島素依賴型糖尿病，以及傷害自律神經系統而發揮毒性，而自律神經系統主管身體的不隨意功能，心跳便是其中之一。

初期症狀為噁心、嘔吐。攝入後數小時開始意識不清、木僵，接著陷入昏迷。六到四十八小時之間，由於自律神經系統已受到損害，受害者站立時血壓下降，因而引發頭暈和昏厥。嘔吐可能持續，伴隨著便祕。倘若受害者經歷上述症狀後仍保有生命跡象，糖尿病會在幾天後發作。

即使康復，糖尿病將跟隨受害者一輩子。

▶ 毒性發作時間：初期症狀三十分鐘內出現。

▶ **解毒和治療**：立即注射菸鹼醯胺（Nicotinamide）或可避免糖尿病發作。採支持性治療，包括服用活性炭。在慢性中毒的情況下，醫生有時會建議以高鹽飲食對抗病患站立時的血壓下降問題。

▶ **解說**：這種滅鼠劑於一九七九年自美國市場下架，但少數人家中可能還有，此外合法除蟲業者仍使用此藥。

由於其外觀像玉米粉，不妨讓小說中的壞蛋將一、兩包份量的必滅鼠藏進玉米粉製成的食物或玉米麵包中。不過用來藏毒的食物味道一定要重，以避免目標被害人心生疑慮。此外，若故事背景設定在一九七九年之後，壞蛋必須具備充分可信的理由，才能持有並知道必滅鼠。

10 | 工業毒物
INDUSTRIAL POISONS

> 當我們剝下樹皮，用城裡的鉛白毒害自己，顯然是忘了樹林裡有
> 最豐厚的油漆顏料和牆板。我們沒有將森林的戰利品物盡其用。
> ——亨利・大衛・梭羅（Henry David Thoreau, 1817-1862）

一九五○年以前，工業毒物基本上不過是一些有機物質。隨著工業進展以及愈來愈多的產品需求，新型副產品和毒物也接踵而至。由於死因多為慢性病發的癌症，以致化學物質的致命性往往數年後才會發現。

酸 | Acid
▶ **別名與其他**：鹽酸（hydrochloric acid）、鋨酸（osmic acid）、氯甲酸乙酯（ethyl chlorocarbonate）和氯乙醯氯（chloroacetylchloride）
▶ **毒性**：6
▶ **形態**：液態和氣態。酸可吞食，但皮膚吸收（通常要完全浸入）和吸入蒸氣最容易致命。
▶ **影響和症狀**：對皮膚、眼睛和黏膜具嚴重腐蝕性，酸造成灼傷、潰瘍、脫皮和結疤，破壞接觸到的任何組織。

眼睛接觸可能導致視力衰退或失明。蒸氣的刺激作用可能致使喉嚨、舌頭和肺部發炎。吸入含酸氣體會引發咳嗽、窒息感，有時還會流涎。有肺水腫的可能。

吞食酸的主要症狀是劇烈的灼熱疼痛。喉嚨底部腫脹，導致受害者窒息。

屍檢結果的基本判定是腐蝕和發炎。所有與酸接觸的部位都會留下棕色和黑色污跡。胃部血液通常會變得濃稠、呈咖啡色。

▶ **毒性發作時間**：立即，然而受害者可能數天後才會死亡，視症狀的嚴重性和劑量多寡而定。

▶ **解毒和治療**：以水或牛奶稀釋酸。醫生利用內視鏡檢查並評估傷害程度，或許再進行手術修復。對灼傷採支持性治療。

▶ **解說**：酸用於生產肥料、染劑、人造絲、電鍍、鞣製皮革、提煉肥皂，以及清潔金屬。有些酸是其他化學反應後的副產品。多數酸都具類似的腐蝕性，因此治療方式一樣。酸的強度取決於溶劑的濃度。

即使受害者康復，仍會留下永久疤痕。

丙烯醯胺 | Acrylamide

▶ **別名與其他**：propenamide、acrylic amide、丙烯醯胺單體（acrylamide monomer）

▶ **毒性**：5

▶ **形態**：雪花般的晶體，易溶於水，而且熔點相對低（約攝氏八十四・五度），會分解為氮氧化物氣體，因此必須存放在陰暗涼爽處。可經由吸入、攝食或皮膚吸收進入人體。

▶ **影響和症狀**：丙烯醯胺為神經毒素，透過攻擊身體的感覺神經元，進而傷害神經系統和皮膚。

丙烯醯胺中毒最明顯的跡象是，攝入後，受害者手部皮膚脫落且發紅，有時腳也會出現同樣的症狀。初期症狀為嗜睡和睏倦。急性中毒時，有可能產生幻覺和定向力障礙，外加運動失調、顫抖、偶有癲癇發作，最終嗜心血管衰竭。諸如刺痛和麻木等感官症狀，從手指和腳趾開始，逐漸蔓延到身體核心。在傷害較不嚴重的案例中，神經受損的刺痛感可能在兩週後出現。中毒後的症狀還包括步態蹣跚、虛弱或失去反射作用。

▶ **毒性發作時間**：初步接觸毒物後，中毒反應不會立即出現——有時可能數天後才出現——對需要製造不在場證明很有幫助。

▶ **解毒和治療**：支持性治療，有時會使用吡哆醇（〔pyridoxine〕即維生素B6），藉維生素有助於神經充分運作。

▶ **解說**：丙烯醯胺屬強效毒素，用於處理廢水，也做為造紙製程中的紙力增強劑。也是製造水泥漿、凝膠和黏著劑的成分之一。

苯胺 | Aniline

▶ **別名與其他**：aminobenzene、aminophen、阿尼林油（aniline oil）、benzenamine、phenylamine

▶ **毒性**：5

▶ **形態**：苯胺為黏稠狀液體，易吞食，但最常見吸入含苯胺氣體和皮膚吸收。

▶ **影響和症狀**：苯胺將血紅素（體內負責氧氣運輸的紅血球細胞）轉為變性血紅素，因而阻礙中樞神經系統的氧氣運送。

症狀從發紺、頭痛、呼吸淺、暈眩、意識不清、血壓下降和精神萎靡，演變成驚厥、昏迷、血壓再次下降，隨後不治。屍檢結果可見深棕色血液（變性血紅素）；腎臟、肝臟、脾臟受損；器官因缺氧出現瘀斑。隨組織壞死，某些死者膀胱可見輕微潰瘍。

▶ **毒性發作時間**：初期症狀一至二小時內發生。苯胺作用相當緩慢，不過仍取決於劑量多寡。

▶ **解毒和治療**：亞甲藍（methylene blue）染劑有時可逆轉苯胺對紅血球的作用。或許需要輸血；若病患出現腎衰竭，還需要進行血液透析。

▶ **解說**：一提到苯胺，人們通常會想到苯胺染劑，然而做為化學媒介，苯胺在工業上廣為使用，如加工合成樹脂、香水、沖洗照片的化學用品，以及硫化橡膠等過程中。（苯胺未必出現在上述產品中，但製程中仍少不了。）多數中毒起因於吸入苯胺蒸氣。對潛在受害者而言，

幸好苯胺的蒸氣有味道，而且早在濃度提高至足以致命之前，受害者的眼睛便會輕微發炎。

苯胺染劑在資深木工愛好者之間廣受歡迎（木工新手和業餘愛好者大概不會使用苯胺染劑，因為一般染劑和其他潤飾材料更容易取得，使用上也簡單許多）。某家油漆公司指出，並非所有苯胺染劑都含有苯胺——只是苯胺這個詞已成為所有合成染劑的代名詞，因為它是第一種合成染劑（研發於一八五〇年代）。與其相對應的，則是如藍染等天然染劑。

銻｜Antimony

▶ **別名與其他**：銻錠（antimony regulus）、吐酒石（tartar emetic）和銻化氫（stibine）

▶ **毒性**：6

▶ **形態**：銻是一種銀白色、不溶於水的軟金屬。吐酒石為白色粉末，大多被混在食物裡，略帶苦味。當含銻的礦石或礦渣（採礦過程中的殘餘廢料）接觸酸，便會釋放無色氣體銻化氫。

▶ **影響和症狀**：臨床症狀類似砷中毒。在歷史上，疑似銻中毒的案例皆被診斷為「胃熱病」，因為症狀包括噁心、頻繁嘔吐、脫水以及嚴重腹瀉，有時血便。某些甚至導致肝臟、腎臟受損。吸入銻化氫也會導致脈搏虛弱、黃疸、因紅血球遭破壞而貧血，還有全身虛弱無力。

慢性銻中毒的症狀和慢性砷中毒極其類似，不同之處在於前者會出現頭痛、食欲不振和皮膚炎等症狀。

屍檢結果或許可見肝臟和其他內臟器官受損。

▶ **毒性發作時間**：三十分鐘至數小時。

▶ **解毒和治療**：支持性治療，包括補充因嘔吐和腹瀉而流失的水分。

▶ **解說**：過去，許多化學製品和常用物品都含有銻。在維多利亞時代，銻普遍用於螞蟻藥。今日則通常做為金屬類的硬化劑，如鉛製品，也

用來製作活字印刷的鑄字金屬、電池和釉，並出現在白鑞（pewter）裡。

　　吐酒石（即酒石酸銻鉀）和砷可謂旗鼓相當，是歷史上投毒者最喜愛的毒物之一。事實上，幾個為人所知的維多利亞時代殺人犯（比查特醫生〔Dr. Pritchard〕是其中之一）會混合這兩種毒物。梅迪奇家族的凱薩琳在法國期間，以及義大利的波吉亞家族都曾用來下毒。（詳見〈第一章：令人聞風喪膽的一門技藝〉）

知名案例

　　在十九世紀前後，化名喬治・查普曼（George Chapman）的波蘭移民塞維林・克拉索夫斯基（Severin Klosowski）儘管在美國已和一名女子結婚，仍在倫敦與有夫之婦瑪麗・史賓克（Mary Spink）同居。他用瑪麗的錢創業，不出幾個月，瑪麗就病死了。其後，查普曼僱用酒吧女侍貝希・泰勒（Bessie Taylor）協助他的工作。貝希死時，醫生感到難以理解。直到默德・馬許（Maud Marsh）死亡，她的母親涉嫌謀殺，三名死者才被挖掘出來，並在屍體中發現銻。當時警方懷疑查普曼可能是開膛手傑克，並認為他放棄刀具改以投毒是因為擔心事跡敗露。

　　蘇格蘭格拉斯哥的艾德蒙・比查特醫生（Dr. Edmund Pritchard），以成為這座城市最後一名被公開處死者而臭名遠播。他讓一名女僕懷孕，並且因為她堅決索討金錢而將她殺害。他接著與第二個女孩有染，並向對方承諾，一旦妻子過世，會立刻娶她為妻。當他的岳母懷疑他企圖慢性謀殺自己女兒時，比查特決定一併解決掉這個老女人。在這兩個女人病入膏肓之際，比查特醫生肆無忌憚地要求同事派特森醫生（Dr. Patterson）確認他對胃部疼痛的「診斷」，並在診斷紀錄填寫「胃熱病」。一如多數犯罪者一樣厚顏無恥，他親吻躺在棺材裡的妻子。一封被認為出自派特森醫生的匿名信則呼籲有關當局，挖掘派特森太太及其母親的遺體並驗屍。一開始，比查特醫生推罪於女僕，

後來才坦承犯下三起謀殺案。他受審後被定罪，於一八六五年七月二十八日處決。

苯｜Benzene

▶ **種類**：benzol、phenyl hydride、coal naphtha、phene、cyclohexatriene
▶ **毒性**：4
▶ **形態**：極易揮發的無色液體。散發獨特氣味，被形容為既好聞又刺鼻。

急性中毒最常見的原因是吸入蒸氣或攝入。透過皮膚所能吸收的量極其有限。

▶ **影響與症狀**：此化學物質最先影響中樞神經系統；主要症狀為頭痛、噁心和嘔吐，併發驚厥、昏迷。吸入甚至引發欣快、神經質，乃至運動失調。偶有因心臟問題導致猝死。

在慢性中毒的情況下，苯會攻擊骨髓。首先出現的症狀是疲勞、頭痛、食欲不振和噁心。血液分析顯示貧血。單就檢驗報告，難以區分再生不良性貧血（〔aplastic anemia〕骨髓停止生產新的血液細胞）和因苯中毒所致的骨髓衰竭。

皮膚接觸後會發紅、出現魚鱗狀龜裂。

▶ **毒性發作時間**：吸入後立即出現，攝食的話，約三十分鐘後。
▶ **解毒和治療**：誠如所有有毒蒸氣中毒現象，應立即將受害者帶離受污染的有毒環境，並戴上人工呼吸器。驚厥或抽搐可使用地西泮治療。腎上腺素和麻黃鹼會過度刺激，引發心臟病。
▶ **解說**：苯是最常見的工業化學物質之一。屬於汽油製程中的副產品，可做為油漆和油漆稀釋劑裡的溶劑，而且用於製造數百種其他產品和物質。

由於太多產品含苯，如噴漆和強力膠等，一般人接觸到的機會很

高，因此常見青少年將這些物質噴進塑膠袋裡，藉吸食達到飄飄欲仙的快感。抽菸者一般而言每天吸進一至二毫克。

苯是高度致癌物，已知會導致白血病。

由於攝取苯而導致的明顯酒醉行為模式——稱為苯狂飲——包括步伐不穩、欣快和神智不清。這種情況發生在吸入少量的苯之後。

知名案例

二〇〇六年五月，多家飲料公司訴訟纏身，肇因於產品中無害的化學成分之間產生化學變化，導致飲料中出現微量苯。而光，則被認為是此化學變化的觸發因素。由於苯具有高度致癌性，水裡含超過五 ppb[1] 的苯就被認為是不安全的。被通報的汽水據說苯含量近八十 ppb，安全性令人質疑。不過，一項官方紀錄表示，一般人每天單純藉由呼吸所吸入的苯就高於八十 ppb 了。

鎘 | Cadmium

▶ 毒性：4

▶ 形態：帶藍色光澤的白色金屬，鎘可經由攝食或吸入含鎘氣體進入體內。其氣體明顯更具殺傷力。

▶ 影響和症狀：鎘傷害體內所有細胞，對腎臟的傷害尤其嚴重。無論攝食或吸入鎘，腎和肝都會受損。

吸入含鎘氣體的最初期症狀在接觸毒物數小時後開始出現，包括上呼吸道輕微發炎，接下來可能會持續數小時的咳嗽、胸痛和肺炎，並引發肺水腫。

攝食毒物立即造成噁心、嘔吐、腹瀉、頭痛和腹痛、休克與腎衰

1　譯注：ppb（part per billion），表示液體濃度的一種單位，即十億分之一。

竭。雖然攝食可能具致命性，但由於嚴重刺激消化道，此時要吸收到足夠份量的毒物並導致死亡是有難度的。

慢性中毒的症狀有體重下降、貧血、易怒、牙齒變黃，偶爾感覺骨頭痛。

若受害者倖存，肝、腎損害的復原極為緩慢，可能永遠無法治癒。

屍檢結果可見嚴重肝、腎受損。肺組織留疤；且因肺水腫而積水。

▶ **毒性發作時間**：吸入者症狀出現前會經歷數小時潛伏期。攝食者則是立即出現不良反應。

▶ **解毒和治療**：支持性治療。儘管鎘是金屬，一般不會使用二巰丙醇之類的結合藥物，因為有可能使腎臟受損的情形更加惡化。

▶ **解說**：鎘用於電鍍金屬，以及製造合金。含鎘化合物也常見於釉料、油漆、殺蟲劑中，且廣泛用在影像工業。各式各樣的礦石亦含鎘，開採和提煉鋅、銅、鉛的製程中，普遍暴露在含鎘的環境裡。鎳鎘電池的主要元素當然是鎘。

一旦吸收，鎘有很長的半衰期，會留在體內長達數年。

在早期，胸腔X光照攝出來的鎘中毒很像支氣管肺炎，因此受害者不一定會發現自己中毒了。

鎘是香菸的成分之一，大量抽菸有可能加強中毒反應。

在日本，環境暴露造成的「痛痛病」，便是根據慢性鎘中毒的骨頭痛特徵命名而來。

四氯化碳 | Carbon tetrachloride

▶ **別名與其他**：carbon tet
▶ **毒性**：6
▶ **形態**：四氯化碳是具獨特氣味、無色、不易燃液體。可經吸入、皮膚接觸或吞食而進入體內。
▶ **影響和症狀**：四氯化碳攻擊中樞神經系統、肝臟和腎臟。

　　無論是經由吸入、食入或皮膚接觸中毒，初期症狀包括腹痛、噁心、嘔吐、暈眩和意識不清。食入或吸入該化學物質時，黏膜會受到刺激。若是更大量地暴露在四氯化碳的環境中，則出現呼吸中止、心搏異常和昏迷等情形。更多症狀可能在一天至兩週內出現。此時，肝臟或腎臟受損狀況更為明顯。肝臟受損可能導致黃疸。而由於腎臟受損，會出現尿量減少、水腫和尿毒症。死亡通常肇因於未能及時進行血液透析導致腎衰竭。昏迷和肝臟或腎臟受損的狀況可能單一出現，或同時併發。

▶ **毒性發作時間**：幾乎立即發作。

▶ **解毒和治療**：當毒物進入體內，第一步是戴上人工呼吸器直到受害者恢復意識。脫除任何遭污染的衣物。對症治療。不施打任何興奮劑，因為有誘發心臟病的風險。

　　乙醯半胱胺酸（acetylcysteine）則用來降低毒物對肝、腎的傷害。

▶ **解說**：此工業溶劑是非常危險的化學物質。除了用於製造碳氟化合物，也用作乾洗劑，偶爾可見於滅火器成分中。由於毒性極高，人們逐漸不再使用；然而，一些家庭可能還有含此成分的去污劑。它和著名的迷魂藥氯仿是化學近親。

　　在四氯化碳的工作環境中，禁止工作人員飲用含酒精飲料，以免增強毒物反應。萬一受害者在暴露於四氯化碳的環境中飲酒，對所有器官的傷害更是加倍。

　　在一九五○年代，四氯化碳是清潔飛機引擎的溶劑。

鉻 | Chromium

▶ **毒性**：不等，但最高可達5到6。

▶ **形態**：鉻是金屬，但也以酸和各種鹽的形式存在。無論吸入金屬粉塵、食入或皮膚接觸，都有可能暴露在含鉻環境中。

▶ **影響和症狀**：屬於全身性毒物，具腐蝕性。吸入導致呼吸道發炎、

喘鳴和肺水腫。皮膚接觸通常會灼傷，有時出現潰瘍。食入則造成胃痛、吐血和腹瀉。大量水分流失也可能引發休克和腎衰竭。

▶ **毒性發作時間**：迅速，不過可能數小時後才會出現肺水腫——研究指出，曾有個案七十二小時內都沒出現肺水腫。

▶ **解毒和治療**：採取支持性治療。治療食入中毒者，立即提供水分以稀釋體內的鉻，接著大量輸液、輸血。攝食任一種六價鉻後，醫院有時會施予抗壞血酸，儘管其價值尚未獲得證實，至少這項治療是無害的。

▶ **解說**：多年來，鉻因為有鏡子般光亮的色澤而成為汽車保險桿常見材質。不過，鉻的用途廣泛，且有許多不同形態，包括鉻酸（chromic acid）、鉻酸鉀（potassium chromate）、重鉻酸鉀（potassium dichromate）和二鉻酸鈉（sodium dichromate）。即使是毒性較弱的鉻相關物質仍讓人產生疑慮，因為鉻終舊是一種致癌物質。

鉻也是過敏源。據報導，曾有人因吸入鉻金屬粉塵而引發過敏性休克。但多數時候以接觸性過敏為主，鉻過敏的疹子有時呈黃至橘色。

知名案例

電影《永不妥協》（*Erin Brockovich*）乃根據真實事件改編，太平洋瓦電公司（PG&E）默許鉻滲進鄰近社區的供水系統。只是電影中上演的訴訟案並未涉及任何急性中毒。受害者因為供水被鉻污染，全數罹患癌症。

銅 | Copper

▶ **毒性**：依種類而呈現不同毒性；但最毒屬硫酸銅（copper sulfate），毒性5。

▶ **形態**：銅為紅棕色金屬，存在各種物質中，包括硫酸銅（鹽類）。

有可能吸入含銅氣體或粉塵。硫酸銅和其他銅鹽通常經食用進入體內。

▶ **影響和症狀**：吸入含銅氣體或粉塵時，銅會引起肌肉疼痛和發燒，伴隨打噴嚏、感覺噁心。有時導致腎臟受損。以鹽類的形式食用後，會感到噁心，不久便吐出藍綠色嘔吐物。有可能引起腹瀉和消化道系統出血。由於體液流失造成休克以及最終肝、腎受損，而有致命的風險。

▶ **毒性發作時間**：五分鐘內。

▶ **解毒和治療**：支持性治療，在嚴重攝食中毒的情況下，施予二巰丙醇或青黴胺（penicillamine）螯合銅。

▶ **解說**：多數人一提及銅，最先想到的是一分錢硬幣和電線。但這個基本金屬以各種樣貌存在，不但可用來製造電池，也用於電鍍、配管、焊接、瓷器、石油蒸餾和藥品。每個人體內都含微量銅，單純做為金屬，其毒性對人體不會造成實質傷害——一枚銅幣可能經過人體各個系統後排出體外，而不造成任何問題。但若幼兒吞下一分錢銅幣，仍需及時送醫，尤其是一九八二年後發行的銅幣。銅幣不僅有潛在窒息危害，胃酸會和銅幣中的鋅產生交互作用並導致全身性中毒。

　　威爾森氏症（Wilson's disease）患者的肝臟無法排除體內自然生成的銅。該病症所導致的結果，便是進行肝臟移植。

硫酸二甲酯 | Dimethyl sulfate

▶ **別名與其他**：硫酸（sulfuric acid）、二甲醚（dimethyl ester）、硫酸甲酯（methyl sulfate）、DMS

▶ **毒性**：6

▶ **形態**：硫酸二甲酯為無色、無臭的油狀液體，微溶於水，不過很容易溶解在有機溶劑中，並轉化成硫酸。可經攝食、吸入或皮膚吸收、眼睛接觸而進入體內。

▶ **影響和症狀**：硫酸二甲酯對皮膚具強烈腐蝕性，但接觸後四到五

小時才開始產生影響。暴露在硫酸二甲酯的蒸氣中會立刻流淚和流鼻水，口腔、嘴唇和喉嚨組織腫脹、喉嚨痛、聲音嘶啞、呼吸困難、發紺，以及死亡。眼睛因受刺激而引發結膜炎，毒物穿過鼻竇導致鼻中隔穿孔（很像古柯鹼成癮者的情況），以及永久性的視力問題。肝和腎有損傷的可能。

攝食後六至十二小時內，呼吸窘迫並出現支氣管炎。在可能導致驚厥及死亡之前，出現的症狀包括大腦腫脹，以及對其他中樞神經系統的影響，如嗜睡、暫時性失明、心律不整和神經受到刺激等。也可能出現肺水腫且通常是致命主因。

▶ **毒性發作時間**：除了鼻子和眼睛受到刺激外，中毒不會產生立即性的影響。潛伏期可長達十小時，症狀才慢慢出現。可能在三至四天內死亡，最長拖至數星期。

▶ **解毒和治療**：有肺炎症狀者需提供氧氣，皮質醇（hydrocortisone）可用來降低傷害。其他視症狀表現而對症治療。

▶ **解說**：用於製造染料、藥物、香水和殺蟲劑；多數硫酸二甲酯中毒是因盛裝毒物的設備洩漏液體和蒸氣所致。如果受害者正在喝酒，中毒情形會更嚴重——這對你故事中的反派角色可能很有幫助。

知名案例

曾發生過一起中毒案例，主因是硫酸二甲酯自工廠輸送帶洩漏。一名工作人員才剛開始蒸餾測試，外漏氣體便直撲他的臉。他感到一陣噁心，而且眼睛被灼傷。十一個小時後，他死於窒息。

一九七九年，加州洛杉磯一名小男孩因吸入硫酸廢氣窒息而死。當地某化學公司不慎讓硫酸二甲酯流進地下污水池，之後氣體通往男孩所在的浴室——他因被母親懲罰而遭反鎖在浴室——事後，這名母親對該公司提告。

二氯乙醇 | Ethylene chlorohydrin

▶ **別名與其他**：氯乙醇（glycol chlorohydrin）、2-氯乙醇（2-chloroethanol）、beta-chloroethyl alcohol

▶ **毒性**：6

▶ **形態**：二氯乙醇是一種聞起來像乙醚的無色液體。這種毒性極強的化學物質可經吸入、皮膚吸收或攝食進入體內。二氯乙醇和水或蒸氣交互作用後，產生有毒且具腐蝕性的氣體。

▶ **影響和症狀**：此化學物質為麻醉毒藥，傷害肝臟、脾臟和肺部。初期症狀輕微。數小時後，症狀包括噁心、嘔吐、頭痛、腹痛、興奮、暈眩、譫妄、呼吸減緩、血壓下降、肌肉抽搐、發紺，以及昏迷。

從屍檢結果可看見二氯乙醇滲透到肝臟的脂肪部分，大腦腫脹，而且肺部充血、腫脹。

▶ **毒性發作時間**：症狀通常在一至四小時內開始出現。

▶ **解毒和治療**：離開現場以免再次暴露在有毒環境裡；進行心肺復甦術並供氧。治療休克和肺水腫。

▶ **解說**：屬於具高度危險性的化學物質，多用於工業和農業用途，如製作染料與合成奴佛卡因（〔novocaine〕局部麻醉藥），也是清潔機器和清除衣物焦油的溶劑，並催化馬鈴薯和其他種子發芽。

二氯乙醇可迅速穿透皮膚和大部分的橡膠手套。用手碰觸盛裝此化學物質的容器可能會造成凍傷。

甲醛 | Formaldehyde

▶ **別名與其他**：福馬林（formalin）、甲醇（methanol；可合成甲醛）、formic aldehyde、羰基甲烷（oxomethane）、oxymethylene、氧化亞甲基（methylene oxide）、methyl aldehyde

▶ **毒性**：6

▶ **形態**：甲醛為無色氣體，帶有強烈、難聞的氣味。甲醛最常見的形

式是福馬林，由百分之四十的甲醛和水調和而成，偶爾加入甲醇。經吸入或以溶液的形態進入體內的甲醛最為危險。透過皮膚吸收的話，反而較不嚴重。

▶ **影響和症狀**：甲醛攻擊呼吸系統。誤食的當下，會立刻流淚和劇烈腹痛，而後虛脫、失去意識、肝功能異常，以及呼吸衰竭。有可能嘔吐、腹瀉。吸入甲醛會刺激呼吸道和眼睛。長時間吸入則導致肺水腫和死亡。皮膚接觸甲醛會產生過敏現象，且有可能引發病灶。

屍檢結果主要會看到腐爛、萎縮的黏膜，伴隨肝臟、腎臟、心臟和大腦受損的可能。

▶ **毒性發作時間**：攝食甲醛引發立即性的反應。暴露在氣體中不到半小時，症狀就非常明顯。

▶ **解毒和治療**：先以牛奶、活性炭或自來水稀釋毒物。接著，再治療受害者休克和肝功能異常的症狀。

▶ **解說**：一提及甲醛，多數人聯想到的是保存青蛙和其他生物樣本不致腐壞的溶液，但其使用範疇比人們所想像的更廣。它是消毒劑、防腐劑、夾板和合成木板的黏著劑（不過此用途正逐漸淘汰），也可用來為新織品上漿，甚至出現在某些炸藥裡。

有些人接觸到含甲醛的紙張和衣物會引起皮膚過敏。它也有潛在的爆炸危險。甲醛濃度愈高，燃點愈低，很容易著火燃燒。

金｜Gold

▶ **毒性**：不同化合物的毒性差異懸殊。

▶ **形態**：人們熟知的黃色金屬；製成的藥物有膠囊狀的auranofin（商品名：Ridaura），或注射劑硫代蘋果酸金鈉（gold sodium thiomalate）。

▶ **影響和症狀**：金抑制體內酵素活動，也會阻礙骨髓功能。

症狀包括心搏加速、喘鳴、腹瀉和結腸炎。常見口內小瘡傷。血液細胞和大腦受損，有時演變成麻痺，從腳一路向上至全身。有引發

中風的可能性。

▶ **毒性發作時間**：緩慢，具累積性。

▶ **解毒和治療**：支持性治療，並服用活性炭，以及二巰丙醇或青黴胺的螯合治療。要留意的是，對青黴素過敏的人不得使用青黴胺。

▶ **解說**：以珠寶投毒殺人可能有點瘋狂，但金確實是一種毒素。金是牙科補牙和製作牙套的材料。含金化合物出現在各種類風濕性關節炎藥物裡，你筆下的壞蛋或許可假冒成給受害者的維生素，不過他必須有取得這類藥物的正當理由。

知名案例

在某集《怪醫豪斯》中，豪斯醫生團隊進行疑似重金屬中毒的化驗。化驗的目的是為了檢測出鉛和其他常見金屬，可惜結果皆呈陰性，直到豪斯抽絲剝繭、尋線逮捕到滿手黃金的受害者妻子。當初化驗並非設定找出黃金，大概是因為誠如洛杉磯郡立法醫辦公室的安德森所言，「那是極為昂貴的投毒方式。」

硫化氫 | Hydrogen sulfide

▶ **別名與其他**：硫化氫酸（hydrosulfuric acid）、sulfureted hydrogen

▶ **毒性**：6

▶ **形態**：為氣體，經吸入進到體內。低濃度時為刺激劑。

▶ **影響和症狀**：硫化氫會造成缺氧（減少體內供氧）。硫化氫直接破壞神經系統細胞並麻痺呼吸系統。

吸入低濃度的硫化氫會刺激眼睛和鼻腔，使受害者因嗅覺神經麻痺而喪失嗅覺能力。隨濃度愈高，有可能出現頭痛、噁心、暈眩、癲癇、昏迷等症狀。有肺水腫的可能。極高濃度的硫化氫則會引發立即性昏迷，死亡接踵而來。

在延遲二十四到四十八小時的死亡案例中，曾出現肺水腫。解剖時，散發濃重的臭雞蛋味。

▸ **毒性發作時間**：立即。死亡通常在三十至六十分鐘內發生。

▸ **解毒和治療**：唯一治療方式是帶離中毒現場，並提供氧氣。亞硝酸戊酯或亞硝酸鈉有時被用來結合並排除組織中的硫化物。

若患者立刻清醒，痊癒的機會很高。然而，由於硫化氫氣體會使受害者窒息，一旦大腦缺氧過久，將造成永久性腦損。

▸ **解說**：任何有機物質腐敗都會產生硫化氫。其獨特的臭雞蛋味很容易辨認，即使濃度極低仍相當明顯。硫化氫比空氣重，無論是化糞池、下水道和其他密閉空間等皆可發現硫化氫，也很容易達到致命濃度。中毒事件也發生在煤礦坑。硫化氫也是許多化學反應的副產品，如煉鋼廠鼓風爐和煉油廠。最後要提的是，硫化氫是兩種火山氣體之一；另一種則是二氧化碳。高濃度的硫化氫有時被稱為「一吸靈」(one-whiff) 或「聞必倒」(knockdown gas)，具高度致命性。

知名案例

在某個案中，一名男子進到肥料坑時，受到硫化氫的衝擊而失去意識。他的妻子和一名鄰居進到坑裡救他，亦雙雙昏倒，由此說明救難者在嘗試救援之前，務必確保擁有可保護自身安全的呼吸設備。

二〇〇六年早春，加州猛瑪山（Mammoth mountain）火山爆發，以致雪地出現一鬆軟處。雪地破口當下，一名巡邏員正在尋找滑雪客卻不慎掉進洞裡，旋即窒息而死。

自釀葡萄酒者很熟悉硫化氫。這種氣體產生一股臭味，是自釀葡萄酒常見的缺陷。有時會外洩而出，所幸濃度極低，因而無害。

鉛和鉛化合物 | Lead and lead compounds

▶ **別名與其他**：plumbum

▶ **毒性**：5

▶ **形態**：含鉛的化合物非常多；此金屬呈藍灰色，延展性極佳，而且很沉。

　　鉛和鉛化合物是常見的空氣污染物，可能化作粉塵、廢氣、煙霧或蒸氣，大多經由皮膚接觸。沒有傷口的皮膚不會吸收鉛毒，常見的情形是吸入後，毒物殘留在上呼吸道，可能因此食入鉛。鉛粉塵也可經由食物、菸草、手指，或任何進入口中的物質而進到體內。

▶ **影響和症狀**：鉛會影響大腦及周圍神經系統。

　　慢性中毒會引發諸多症狀，包括牙齦出現藍色鉛線、嘔吐、消瘦，以及其他神經系統症狀。急性中毒者口腔有金屬味、腹痛、嘔吐、腹瀉、深色糞便、寡尿、虛脫和昏迷。

　　大量的鉛進入體內會傷害中樞神經系統，導致嚴重頭痛、驚厥、昏迷、譫妄且有死亡的風險。

　　急性中毒的屍檢結果中，會發現消化道黏膜發炎，還有肝臟一帶受損。慢性中毒則出現腦水腫，神經及肌肉細胞遭到破壞。

　　對作家而言，慢性鉛中毒是很好發揮的情節，因為鉛不會迅速排出體外，可能停留體內長達數年，尤其在骨頭裡，有時甚至導致舊疾復發。

▶ **毒性發作時間**：死亡通常起因於反覆暴露高劑量環境中。

▶ **解毒和治療**：癲癇和昏迷的情況，採支持性治療。解毒劑為二巰基丁二酸、或calcium disodium EDTA，接著再服用青黴胺。

▶ **解說**：多數人所知的鉛，不外乎家中剝落的油漆以及孩童中毒。鉛和鉛化合物用於釉藥、陶瓷釉、合金、焊劑、橡膠、部分汽油、彈藥、墨水、鉛玻璃、電池極板和管線。鉛的粉塵常見於攝影棚，偶爾也出現在鉛管構造不良的蒸餾酒廠釀造的私酒中。

除了少數國家，現今汽油都是無鉛汽油。美國石油生產者自一九七〇年代起，逐漸淘汰含鉛汽油，直到一九九六年，正式禁止銷售含鉛汽油。

含鉛陶瓷釉有可能滲入食物中，消費者也必須警覺，不要使用未清楚標示不含鉛或安全食品器具的瓷器烹煮或儲存食物。

含鉛的家用油漆已被禁用多年。不過，購買一九七〇年代末以前興建的房子必須留意的是，房屋是否塗有含鉛油漆。

鉛中毒是最常見的職業傷害之一。而吸入是毒物進到體內的捷徑。

如果你筆下的壞蛋覬覦親人的財產，卻又不想殺人，鉛中毒所導致的嚴重腦損或許可以做為故事的情節。

知名案例

許多年前，洛杉磯供水系統的老舊鉛管被發現滲出大量的鉛，因而警示孕婦必須飲用瓶裝水。

數世紀以來，愛美的女士——和部分男士——使用含氧化鉛的妝粉和假髮粉，在浮華表相下，無知地將自己置身在有毒的環境中。這些化妝用品造成無數生理問題，甚至奪走許多人的性命，直到十九世紀，鉛的美白效用才被氧化鋅取代。

汞 | Mercury

▶ **別名與其他**：水銀（quicksilver）、汞蒸氣（mercury vapor）、汞液（mercury liquid）和汞鹽（mercury salts）

▶ **毒性**：5

▶ **形態**：元素汞為銀色、流動的液體，容易凝聚成珠狀。汞易蒸發，且蒸發過程中，百分之八十的含汞氣體為人吸入，因此毒性相當高。

汞鹽是固體，而氯化汞（〔mercuric chloride〕俗稱升汞）比氯化亞

汞（〔mercury(I) chloride〕俗稱甘汞）毒性更強。兩者大多經由攝食進到體內。

常見誤食甲基汞（methyl mercury），偶爾可見吸入含甲基汞氣體。

▶ **影響和症狀**：汞會影響中樞神經系統和大腦，因而成為作家所善用的少數慢性中毒毒素之一。

急性吸入元素汞會導致呼吸困難、咳嗽，乃至支氣管炎、肺炎和肺水腫。慢性吸入造成的問題和中樞神經系統有關，包括震顫、失眠以及性格改變，如畏縮、憂鬱、易怒等。口瘡和牙齒鬆動也是典型症狀。

氯化汞具腐蝕性，吞食導致噁心、嘔吐、腹痛、出血、休克和死亡。倘若患者倖存，接下來二十四小時至數天內，有可能出現急性腎衰竭。慢性中毒造成的中樞神經系統病症和元素汞相同。

甲基汞攻擊大腦和腎臟。中毒症狀常延遲數星期，甚至數個月才會出現。症狀包括運動失調、說話困難、聽力受損以及視力障礙。時間愈久，對中樞神經系統的影響愈嚴重，患者最終可能遭受和元素汞中毒一樣的精神狀態改變，或陷入昏迷與死亡。

▶ **毒性發作時間**：吸入高劑量元素汞蒸氣的初期症狀會立即發生；不過，慢性中毒的可能性較高，且毒素累積約耗時數星期至數年。

▶ **解毒和治療**：除了對症治療，也施予二巰丙醇、二巰基丁二酸或青黴胺。

▶ **解說**：最為人所知的汞是溫度計裡銀色的流動液體。其三種主要形態的用途廣泛；然而，對環境造成危害而逐漸為人所詬病，尤其是魚類含汞量的問題。

元素汞（即上述提及的水銀）用在溫度計、氣壓計和其他儀器、補牙材料、螢光燈泡，以及提煉金礦和銀礦。

無機汞通常以鹽類的形式出現在化合物中，絕大多數為工業用途。

有機汞同樣用於多種工業用途，如殺菌劑和木材防腐劑。事實

上，少數成年人或許記得紅汞（mercurochrome）——一種用來塗抹傷口的外用消毒藥。儘管大量食入可造成神經和腎臟受損，有機汞的毒性仍不如甲基汞。

知名案例

《愛麗絲夢遊仙境》中的「瘋帽客」並非全然虛構。在十九世紀，製帽產業多使用汞為呢帽塑型，許多製帽匠因此吸入含汞氣體而顯得瘋瘋癲癲。

多數汞中毒事件都是工業意外。在某通報案例中，一名擔任牙醫助理長達二十年的中年婦女，因經常處理汞合金（含百分之四十的汞化合物）導致汞中毒而死。

甲醇 | Methanol

▶ **別名與其他**：methyl alcohol、木醇（wood alcohol）

▶ **毒性**：5（中毒劑量視個體酒精代謝率而異）

▶ **形態**：如同其他酒精，甲醇在室溫下為液體且揮發快速。甲醇幾乎是經食用進入體內。

▶ **影響和症狀**：甲醇經代謝後，基本上會引發酸中毒——即體內酸失衡，可能導致休克及死亡。初期症狀呈醉酒狀態，也或許伴隨胃痛。經過典型潛伏期，可能出現視覺障礙（資料顯示，猶如站在雪地般視線朦朧）、失明、癲癇、昏迷和死亡。即使患者康復，多半永久失明。

▶ **毒性發作時間**：甲醇中毒的特徵之一，是在嚴重症狀出現前長達八至三十小時的潛伏期，這是由於甲醇代謝為有毒代謝物的過程緩慢。

▶ **解毒和治療**：投予乙醇或fomepizole，抑制甲醇代謝。血液透析可將甲醇從血液中排除。

▶ **解說**：甲醇是乙醇的親戚，具無數種工業用途，可見於香水、防凍

劑、去漆劑以及蟲膠漆和亮光漆裡的溶劑。雨刷液是最常見的用途之一。其毒性遠比任何酒類強，或許是因為甲醇在體內代謝成甲醛的緣故，以致受害者徹底酩酊大醉。

雖然嚴格來說是不合法的，美國某些地方仍可見蒸餾私酒。甲醇的製作方法和乙醇相同，只不過原料是木頭，這也是其殺傷力較強的原因。因此，機敏的壞蛋會安排「不小心」把祖傳釀酒過程中的發酵穀物糊狀物偷換成用木屑做的，進而釀造出致命的烈酒。喝下劣質私酒而失明，在美國南方私酒販之間並非從未聽聞的後遺症。

草酸｜Oxalic acid

▶ **別名與其他**：乙二酸、dicarboxylic acid、ethanedioic acid、ethane-dionic acid、oxalic acid dihydrate

▶ **毒性**：5

▶ **形態**：草酸通常出現在溶劑中，不過其蒸氣濃度高時也很危險。

▶ **影響和症狀**：皮膚接觸後會感到疼痛，未經治療將惡化成壞疽。但以攝食的影響最為致命。皮膚或眼睛接觸會感到刺痛與燒灼，高濃度腐蝕的傷害極為嚴重。吸入則造成喉痛、咳嗽和喘鳴，濃度高或持續接觸，則有併發肺炎和肺水腫的可能性。

食入草酸的影響和食入任何強酸一樣。只是，可溶性草酸鹽（ox-alate）會導致虛弱、肌肉痙攣、驚厥和心搏停止。即使患者食入草酸或小劑量草酸鹽後康復，所有的症狀也將累積惡化成腎衰竭。

▶ **毒性發作時間**：若是草酸，症狀立即出現。而可溶性草酸鹽滲透身體系統則相對耗時。

▶ **解毒和治療**：依症狀給予支持性治療。

▶ **說明**：漂白劑、金屬清潔劑和除鏽劑裡皆含草酸，其影響和其他酸一樣，收錄於此在於它對腎臟的危害。許多植物含草酸鹽，尤其是大黃葉。

光氣（碳醯氯）| Phosgene

▶ 別名與其他：氧氯化碳（carbon oxychloride）、氯化羰基（carbonyl chloride）

▶ 毒性：5

▶ 形態：光氣是氣體，通常經吸入進到體內。

▶ 影響和症狀：光氣為刺激物。不過不太能溶於水，濃度低時，未必會立刻刺激鼻子和喉嚨，必須花更多時間才能使受害者吸入更多光氣。一段時間過後，光氣和體內水分作用轉為鹽酸，導致肺部逐漸壞死。

初期症狀為喉嚨灼燒感以及輕微咳嗽。在一段呼吸困難的症狀後，會發展成嚴重肺水腫，乃至呼吸和循環衰竭而死。倘若患者倖存，肺部可能留有永久性傷害。

屍檢結果顯示氣管和支氣管受損，以及肺炎伴隨的出血與瘀斑。

▶ 毒性發作時間：未見症狀的間隔時間有時不到三十分鐘，有時卻延遲長達八小時以上，毒物濃度愈高，症狀愈快出現。目前已知最長潛伏期為接觸毒物後三天。

▶ 解毒和治療：將受害者帶離有毒環境，並盡速供氧。由於症狀有延遲出現的可能，應持續觀察至少四十八小時。

▶ 解說：光氣是一戰期間研發出的軍用毒氣。現今則用在製作染料和其他化學物質。不過，光氣日漸為人所知肇因於意外事件。大多數氯化物燃燒時會產生光氣。而這也是某些溶劑、去漆劑和不可燃的乾洗劑在火和高溫的環境下會變得極其危險的原因。

人們不會當下警覺到自己吸入危險等級的光氣，由此足以確認，對你筆下想要造成毀滅性傷害的壞蛋而言，是可善加利用的手法。

膦 | Phosphine

▶ 別名與其他：磷化氫、hydrogen phosphide、phosphorus hydride、phosphuretted hydrogen、phosphorus trihydride

▶ **毒性**：5

▶ **形態**：氣體，經吸入進到體內。

▶ **影響和症狀**：膦會攻擊肺臟、大腦、腎臟、心臟和肝臟。初步症狀有咳嗽、呼吸困難、頭痛、暈眩和嘔吐。有突然腎衰竭、肝炎和癲癇發作的可能，以及心臟問題和肺水腫。

▶ **毒性發作時間**：毒性攻擊猛烈，雖然肝炎和肺水腫的症狀較晚出現。

▶ **解毒和治療**：供氧，並對症治療。若一般治療無法排除心臟問題，意謂著可能需要靜脈注射鎂劑。

▶ **解說**：膦是無色、比空氣重的氣體，純膦無味。但一經污染，通常散發出大蒜或魚腥味。膦具備一些工業用途，包括處理半導體產業的矽晶體，然大多為金屬提煉過程中意外釋放的產物。

白磷或黃磷 | Phosphorus (white or yellow)

▶ **毒性**：6

▶ **形態**：半透明的蠟質結晶，有白色和黃色兩種，可溶於脂肪或油，不溶於水。

▶ **影響和症狀**：接觸此化學物質會造成組織破壞；它攻擊肝臟、肺臟和眼睛，也毒害細胞。長時間吸入會破壞頜骨，稱之為「磷毒性頜骨壞死」(phossy-jaw)，並逐漸消瘦。

急性吸入中毒導致上呼吸道發炎、咳嗽、喘鳴、肺炎，以及延遲性肺水腫。

食入黃磷後出現消化道灼傷、腹痛、嚴重嘔吐和腹瀉。嘔吐物和排泄物裡的磷暴露在空氣中會冒煙，而且可能會發出磷光。頭痛、譫妄、癲癇、昏迷和心律不整都有可能發生。

受害者病情或許在一、兩天看似好轉；只是肝和腎衰竭接踵而至，伴隨肝臟壓痛和腫大、黃疸、肌肉痙攣和寡尿。最遲可能在中毒後三週死亡。屍檢結果可見黃疸，肝臟、腎臟和心臟壞死，以及腸道

出血。

　倘若黃磷在皮膚表面耗盡，會造成二至三級灼傷。

　慢性中毒的第一個徵兆是牙痛，接著下巴腫脹，而後頜骨壞死。

▶ **毒性發作時間**：症狀於兩小時內逐漸出現，可能在死前持續長達一到三週。二十四至四十八小時內，心搏停止或昏迷，症狀或許有所好轉，卻在一到兩天後復發。

▶ **解毒和治療**：遠離中毒現場。使用大量清水洗去接觸到皮膚或眼睛的化學物質。治療肺水腫、休克和肝衰竭的症狀。並透過手術切除遭感染的骨頭以治療頜骨壞死。

▶ **解說**：黃磷和白磷不穩定、毒性高且在室溫下可燃。反觀紅磷，雖然基本上不具毒性，不過長期暴露在含紅磷的環境下，據說仍會引起不適。黃磷和白鱗常用來製造煙火、肥料和滅鼠劑。

知名案例

　一九五〇年代，路易莎・梅・梅莉菲爾（Louisa May Merrifield）和丈夫阿弗雷（Alfred）擔任英格蘭黑潭（Blackpool）地區一名老太太莎拉・安・瑞奇茲（Sarah Ann Ricketts）的管家。路易莎對外誇口，雇主留下一份遺產要給夫婦兩人。「她還沒死，」據傳路易莎曾提到，「但時日不多了。」瑞奇茲太太於一九五三年四月十四日過世。屍檢結果顯示，瑞奇茲太太死於含磷滅鼠藥的磷中毒。儘管地毯式搜索後，並未發現任何毒藥，路易莎仍被判有罪，並在同年九月十八日被處以絞刑。她的丈夫則無罪釋放，並獲得瑞奇茲太太一半的遺產。

疊氮化鈉｜Sodium azide

▶ **毒性**：5

▶ **形態**：白色、結晶固體。易酸化成具揮發性且濃度高時具爆炸性的

疊氮酸（hydrazoic acid）。絕大多數中毒反應來自食入和吸入，但曾有皮膚接觸中毒的紀錄。

▶ **影響和症狀**：接觸其氣體或粉塵會造成眼睛紅腫，鼻子和喉嚨發炎可能惡化成肺水腫。

食入和吸入的症狀大致相同，包括低血壓，接著引發各種心搏異常的情形，乃至心臟衰竭。噁心、嘔吐、腹瀉和大量出汗也是常見症狀，還有頭痛、焦慮不安、虛弱、反射不敏銳、癲癇、昏迷，以及呼吸衰竭。

▶ **毒性發作時間**：視情況而異。某些吸入中毒的症狀會立即出現。最快一到兩小時內死亡，慢則七十二小時內。

▶ **解毒和治療**：由於疊氮化鈉在胃中形成疊氮酸，急救人員和醫護人員可能因吸入嘔吐物或任何胃內容物所產生的氣體而中毒。患者必須被安置在通風良好的場所，急救人員應穿戴防護衣及防毒面罩。此外，清除疊氮化物務必謹慎，因為疊氮化物一旦接觸到重金屬（如水管裡的鉛和銅等），會生成具高度爆炸性的金屬疊氮化物。

除了上述防護措施，應採支持性治療。

▶ **解說**：過去實驗室曾使用微量疊氮化鈉做為防腐劑，如今則利用疊氮化鈉瞬間爆炸的特點為汽車安全氣囊充氣。其毒性雖高，但爆炸後會分解成相對無害的氮氣，所以，使安全氣囊膨脹的氣體，其實是氮氣。

知名案例

我們所參考的其中一份資料曾提到某中毒案例：一名科學家刻意嗅聞百分之一疊氮酸溶液的蒸氣。資料並未說明動機，只知他的血壓立刻下降、全身虛脫，他十五分鐘後醒來，只覺得頭痛。

四氯乙烷、四氯乙烯 |
Tetrachloroethane and tetrachloroethylene

▶ **毒性**：5

▶ **形態**：兩者皆為比重高的透明液體，但有時四氯乙烷呈淡黃色。其所散發的微甜、氯仿般的氣味唯有量少時方可察覺，因為兩者都很容易氧化成蒸氣。儘管常見吸入中毒，食入其實也會造成嚴重中毒。四氯乙烷可經由皮膚吸收，四氯乙烯經皮膚吸收的情況較不顯著。

▶ **影響和症狀**：濃度高時，兩種毒素的蒸氣會刺激眼睛和呼吸道。

中毒的初步徵兆為眼睛、鼻子和喉嚨發炎。四氯乙烷中毒的其他症狀包括噁心、嘔吐、腹瀉、意識不清、譫妄和昏迷。四氯乙烯引起頭痛、易怒、起疹、短期記憶喪失、性格轉變、欣快、步態蹣跚、噁心、咳嗽和出汗。

兩者皆對肝臟和腎臟造成傷害。

▶ **毒性發作時間**：初期症狀有可能立即出現。肝、腎受損的輕微症狀可能持續長達三個月，之後突然惡化，最終不治。

▶ **解毒和治療**：給予支持性治療。

▶ **解說**：屬於工業用溶劑。金屬清潔劑、去漆劑、亮光漆和攝影底片中皆含四氯乙烷。四氯乙烯又稱Perc或全氯乙烯（percholoroethylene），也就是乾洗業者用來清洗衣物的原料。雖然四氯乙烯毒性較低，兩者都是中樞神經系統抑制劑，一經加熱，便釋放劇毒且有腐蝕性的氯化氫（hydrogen chloride）和光氣。

鉈 | Thallium

▶ **毒性**：5

▶ **形態**：純鉈為藍白色的軟金屬，以數種化合物或鹽類的形態出現在自然界，而且都有劇毒。

▶ **影響和症狀**：鉈攻擊體內細胞。急性中毒的初始症狀為腹痛、噁心、

嘔吐以及腹瀉。即使受害者撐過水分流失導致的休克，接下來十至十四天會開始掉髮，指甲出現米氏線（〔Mees' lines〕砷或鉈中毒發作後，出現變色的橫紋），而且受害者的四肢會感到疼痛。譫妄、癲癇、抽搐、昏迷，以及心臟功能障礙都有可能出現。

▶ **毒性發作時間**：症狀在食入後十二至十四小時出現。

▶ **解毒和治療**：支持性治療；服用排除體內鉈的藥物普魯士藍（〔Prussian Blue〕這是歐洲通行的藥物，在美國則非醫療用途）。活性炭結合鉈的效果顯著，也可為病患進行血液透析，排除任何殘留在體內的鉈。

▶ **解說**：鉈用於製造珠寶和半導體。過去是可輕易取得的滅鼠劑，但於一九七二年，美國國家環境保護局（EPA）全面禁用。一份資料指出，鉈曾經被當作脫毛劑，這很合理，因為鉈中毒最特別的徵兆之一便是脫髮。只是因為毒性太強，已不再做為此用途。另一份資料則指出，鉈嚐起來無味。

三氯乙烷 | Trichloroethane

▶ **別名與其他**：甲基氯仿（methyl chloroform）、1,1,1-三氯乙烷（1,1,1-trichloroethane）

▶ **毒性**：5

▶ **形態**：三氯乙烷是無色液體，聞起來像氯仿，揮發性高。可能食入，也可能吸入其氣體。

▶ **影響和症狀**：三氯乙烷對中樞神經系統有抑制作用。

　　症狀包括頭痛、暈眩、噁心、暈厥、失去意識、呼吸頻率減緩、心律不整中的少跳症狀，以及血壓下降。

　　屍檢結果未見顯著特殊之處，除了情況嚴重的吸入中毒者，肺部和大腦會有一些瘀點（小出血點）。

▶ **毒性發作時間**：吸入約五分鐘；食入約二十至三十分鐘。

▶ **解毒和治療**：給予支持性治療。

▶ **解說**：這是另一種工業溶劑，過去曾做為打字機的修正液，像是 Wite-Out 或 Liquid Paper。誠如四氯乙烷和四氯乙烯，散發明顯的氯仿氣味，但毒性遠比上述兩者高。

三硝基甲苯 | Trinitrotoluene

▶ **別名與其他**：TNT（俗稱黃色炸藥）、a-trinitrotoluol、sym-trinitrotoluol、2,4,6-trinitroltolune、1-methyl-2,4,6-trinitrolune、sym-trinitrotoluene、triton

▶ **毒性**：5

▶ **形態**：TNT是固態的無色或淡黃色結晶。接觸熱源或電流會爆炸。無論吸入、食入或皮膚接觸都會中毒。

▶ **影響和症狀**：TNT基本上屬中樞神經系統抑制劑，不過一份資料顯示，TNT會破壞紅血球細胞。

吸入粉塵或蒸氣後，開始出現噴嚏、咳嗽、喉嚨痛等症狀。接觸毒物的工作人員或者你筆下的壞蛋，皮膚、毛髮和指甲會變黃。其他症狀包括起疹、蒼白、步態蹣跚、發燒、失眠、暈眩、癲癇、低血壓和頭痛。情況嚴重時則出現譫妄、驚厥並陷入昏迷。心臟功能障礙的症狀也很常見。

▶ **毒性發作時間**：初步症狀在數小時內逐漸出現，可能在二至四天內死亡。

▶ **解毒和治療**：給予支持性治療。亞甲藍注射液可用來對抗紅血球細胞持續遭到破壞。

▶ **解說**：它是一種炸藥。雖然大多應用在爆破方面，卻也可用來製作染劑和攝影用化學藥品。

很多人訝異於炸藥的發明者是阿爾弗雷德‧諾貝爾（Alfred Nobel），他相信，炸藥有助於工業發展並終止戰爭。當他意識到這會帶來毀滅和死亡時，他悄悄修改遺囑並設立五種領域（物理、化學、醫學、

文學以及和平）的獎項，藉此表彰「過去一年，為人類帶來最大貢獻的人」。首次諾貝爾獎在一九〇一年頒發。

TNT屬於相對穩定的炸藥，不致因推擠、碰撞或擦撞到任何物體而輕易引爆。

知名案例

一九六〇年代，一名激進青年在製造炸彈時由於過於大意，忘記戴上手套，以致吸入過多TNT。他被送到急診室，最後因腎衰竭而死。

11 街頭藥物
Street Drugs

（高舉一顆雞蛋）這是你的大腦。

（拿起一個滋滋作響的熱煎鍋）這是毒品。

（敲開雞蛋，打在鍋上煎）這是你的大腦正在服用毒品。

有任何問題嗎？

——一九八七年反毒組織「無毒美國的一分子」

（the Partnership for a Drug-Free America）公益廣告

街頭藥物的定義有二：一是違禁毒品，如古柯鹼、海洛因和搖頭丸；二是黑市販售的處方藥物。為忠於本書主旨，我們將著重在違禁毒品。本章多數藥物是急診室醫生和病理學家要求進行毒物篩檢時的標的物。

　　不過，急診室醫生和病理學家必須隨時警覺，因為藥物濫用的世界瞬息萬變。毒品不斷推陳出新；傳統毒品的盛行有起有落；既有毒品可衍生出新型毒品。毒品盛行也有區域性——當紐約市古柯鹼正在崛起之際，在洛杉磯，愈來愈受歡迎的反而是海洛因。或全然相反。

　　處方藥物中，諸如巴比妥類藥物和可待因酮（如Percocet）等，依然是盛行的毒品。而在〈第八章：醫療毒物〉已介紹過的安非他命藥物利他能，原是用來控制嗜睡症和注意力缺失症，此際已然成為新興的濫用藥物。

　　另一種行之有年的「行規」，是用各種填充劑稀釋昂貴且毒性強的藥物，如海洛因和古柯鹼。多數填充物如玉米澱粉是無害的，但近

年來番木虌鹼成為海洛因常見填充物。非意料之內的高純度藥物也是造成許多人死亡的原因。

有趣的是，儘管海洛因、古柯鹼和PCP（苯環利定，俗名天使塵）毒性極強，多數街頭藥物並非劇毒。事實上，某些街頭藥物並沒有毒害，不過因著受害者在藥物影響下可能做出的行為，因此仍具高度危險性。而其他藥物的毒性雖然極低，一旦濫用，服藥過量致死的可能性便會提高。

此外，新興毒品不斷出現在市面上。二○○五年十一月號的《北美內科臨床》期刊裡的一篇文章中，曾列舉三種新式搖頭丸替代藥物，以及曾短暫出現但近來在北美地區又被濫用的兩種草藥。可惜的是，撰寫本書期間，關於這些毒品的資訊仍不夠充分，因此並未列在此章節。建議你將這些毒品納入小說情節前，先向當地執法人員或戒毒專家詢問相關資訊，以確保你掌握最新的毒品黑話、區域偏好、填充物選擇或新興問題毒品。

昔日的好萊塢電影的橋段裡，常見警方將手指蘸進神祕的白色粉末裡，淺嚐一下，接著宣稱這是海洛因、古柯鹼或其他毒品。這當然是一派胡言。只要是警察都很清楚，光嚐味道是無法分辨毒品種類的；更遑論萬一手上毒品的毒性極強，這嚐一口可能就會是警察的最後一餐了。

最後，稍微談談吸入劑。體驗吸食各種化學製品的風氣，在青少年之間漸長，根據二○○六年四月號的《小兒科新訊》（Pediatric News），涉入人數約一百八十萬人。這不但致命且涉及毒物，卻又難以依特定毒物進行分類，因為吸食的化學製品種類太廣。舉凡鞋油、膠水、汽油、噴式擠花奶油，甚至連噴霧式鍵盤清潔劑裡的壓縮空氣，都能噴進袋裡，就著口鼻吸食。

雖然多數吸食者不過是達到快感或興奮感，卻也有可能造成瞬間極端興奮、心律不穩和心搏停止，以及死亡。也會出現幻覺。做為小

說中壞蛋的殺人手段，其不確定性太高，卻很適合作家用來安排復仇動機或做為多方展開行動以達過失殺人的手段之一。

安非他命 | Amphetamine

▶ **別名與其他**：甲基安非他命（methamphetamine）、結晶甲安（〔crystal meth〕即冰毒）

▶ **毒性**：5

▶ **形態**：安非他命為白色粉末，或無色透明液體。常見口服藥片或膠囊，或注射溶液至體內。

甲基安非他命通常注射使用，但製成結晶甲安也可煙吸。

▶ **影響和症狀**：安非他命刺激中樞神經系統，連帶刺激交感神經系統。症狀包括睡眠障礙、焦慮、顫動、心悸、噁心、嘔吐、腹瀉、厭食、譫妄、幻覺、欣快、神經質、神智不清、易怒、暴躁以及消沉。更嚴重的反應包括發紺、盜汗、驚厥、昏迷和腦溢血。

長期吸食者大多變得偏執妄想，可能出現高熱（〔hyperpyrexia〕突然高燒）。除此之外，由於藥物耐受性經長期吸食而愈來愈高，尋求快感所需的劑量也逐步攀升，最終可能導致服下致死劑量。

▶ **毒性發作時間**：口服在三十至六十分鐘內出現，且持續四至二十四小時。注射僅需數分鐘便發作。

▶ **解毒和治療**：支持性治療，著重以地西泮或其他藥物減緩心律。

▶ **解說**：安非他命屬藥物，含多種各式療效的處方藥物，包括治療嗜睡症和注意力缺乏症。幾乎每一種安非他命藥物都遭到濫用。在法律限制卡車駕駛工時之前，司機習慣服用「快車」（〔go-fast〕即甲基安非他命的俗名之一）保持清醒以延長車程。

一度成為極其普遍的減重藥物，現在卻極少出現在處方箋中，尤其自一九九〇年代後「芬芬災難」[1]起，意外發現氟苯丙胺（fenfluramine）和右旋氟苯丙胺（dexfenfluramine）造成部分患者永久性心臟受損。

甲基安非他命或許是現今最為人所知的安非他命。拜網路之賜，

製毒方法垂手可得。事實上，二〇〇六年冬天，加州聖路易斯－奧比斯保（San Luis Obispo）一份非主流週報為凸顯取得這類資訊何其容易，便直接刊登甲基安非他命製造方法而引起軒然大波。不幸的是，鼻子過敏者所服用的藥物主成分為偽麻黃鹼（pseudoephedrine），過去屬非處方減充血劑，如今為防止人們取得自製冰毒所需的劑量，而變成處方藥。

成癮者經常變得厭食，且在毒品藥效退去後，仍食欲不振最長達八週。安非他命會造成生理及心理成癮。若使用者有高血壓，服用過量可能引起中風和昏迷，並導致死亡。

搖頭丸，或稱MDMA，為安非他命衍生物，也是迷幻藥，詳見下文介紹。

甲基安非他命已成為全美各地防暴小組的隱憂。製造冰毒的地下工廠目前正呈指數級成長，構成嚴重的爆炸威脅，因為製程使用多種極不穩定的溶劑。接觸這些毒素以及多種重金屬也是製毒者及其家庭成員所必須面對的問題。

古柯鹼（可卡因）| Cocaine

▶ 別名與其他：甲基苯甲醯艾克寧（methyl benzoylecgonine）、苯甲醯甲〔基〕艾克寧（benzoylmethylecgonine）

▶ 毒性：5

▶ 形態：介於無色和白色之間的結晶，或者白色、米白色粉末，古柯鹼是成癮性生物鹼。和蘇打粉混合成糊狀，乾燥後即為塊狀古柯鹼，

1　編注：Fen-phen debacle：fen-phen是一種減重療法，患者服用氟苯丙胺和右旋氟苯丙胺所製成的化合物，這種療法在一九九〇年代盛極一時。直到一九九四年，在醫學中心擔任醫生的帕姆・拉夫（Pam Ruff）留意到，兩名心臟瓣膜出現問題的患者皆服用過fen-phen，此種減重藥物的影響才開始被注意到。愈來愈多使用fen-phen的患者出現嚴重心臟問題，其中大多為女性，因而稱為「芬芬災難」。直到一九九七年，官方才完全禁用。

或俗稱的快克（crack）。快克的外觀看起來像髒髒的糖塊。

　　古柯鹼會透過黏膜或皮膚擦傷處為人體吸收，或以鼻吸、口服、注射或煙吸等方式吸食。所謂加熱吸食（即煙吸）指的是，吸食加熱後的液體或混入乙醚所產生的古柯鹼煙氣。此舉經常釀成火災，因為有時混合物經加熱後會爆炸。

▶ **影響和症狀**：古柯鹼一開始刺激中樞神經系統，接著是抑制中樞神經系統。

　　快克、注射和煙吸所產生的快感最為迅速、強烈。

　　急性中毒的症狀包括躁動、瞳孔放大、幻覺、心律快速、腹痛、嘔吐、麻木，以及肌肉痙攣；某些個案則出現不規律呼吸、驚厥、昏迷和心臟衰竭的情形。古柯鹼的影響因人而異。成癮者可能躁動或嗜睡。他們容易有偏執妄想、體重減輕、流鼻涕以及紅鼻子。

　　長期成癮的症狀包括精神惡化、神智不清、幻覺、精神疾病和偏執行為、體重減輕、重大性格轉變，以及鼻中膈穿孔。

▶ **毒性發作時間**：煙吸及注射在數分鐘內便產生作用，相較之下，口服需時較久。鼻吸古柯鹼的作用也相當迅速。其所引發的心臟功能障礙和呼吸中止可在幾分鐘內置人於死。

▶ **解毒和治療**：治療著重在控制陸續出現的症狀，尤其是焦慮不安和心臟問題。

▶ **解說**：過去，古柯鹼非常昂貴，曾被稱為「上帝形容你錢太多的方式」，如今古柯鹼濫用的情形持續成長且擴及各個經濟階層。目前已是美國最常見的濫用藥物，僅次於酒類。其醫療用途為外用麻醉藥，通常用於鼻部手術。不過，目前市面上古柯鹼多為快克。古柯鹼是南美原生植物古柯（coca）的衍生物，而勢力龐大的販毒集團已對當地居民的生活造成嚴重破壞。

　　無論形態為何，古柯鹼極具成癮性。

　　數世紀以來，南美安地斯山脈原住民嚼食古柯葉，並用來算命。

祕魯印地安人最早在六世紀便將古柯葉與石灰混在一起嚼食，是印加宗教的重要傳統之一，並視古柯鹼為印加神話中，太陽神之子曼科·卡帕克（Manco Capac）賜給人類的禮物。

直到一九〇三年，古柯鹼仍是可口可樂使人「興奮」的原料之一。當可口可樂公司意識到該藥物的危險性後，便以咖啡因取而代之。

知名案例

古柯鹼是一九八〇年代的「人造毒品」（designer drug）[2]，幾個最著名的案例皆發生在這個時期。已故喜劇演員理查德·普賴爾（Richard Pryor）於煙吸時自焚，當時大難不死，逃過一劫。

人體運毒，或稱「毒騾」，冒著極高風險吞下橡膠或塑膠包裝的古柯鹼，企圖走私到美國。二〇〇四年電影《萬福瑪莉亞》（*Maria, Full of Grace*）所描寫的，便是一名「毒騾」婦女的故事。包裝在體內破裂導致「毒騾」嚴重中毒的案例時有所聞。

古柯鹼成癮者的子女也處於中毒的高風險之中，孩童誤食毒蟲父母持有的快克例子屢見不鮮，其中更有不少致死案件。

在珍妮特·戴莉（Janet Dailey）於一九八五年出版的小說《榮耀遊戲》（*The Glory Game*）中，內容描寫步調快速的馬球世界，女主角的兄弟因煙吸而引發爆炸身亡。

搖頭丸（快樂丸）| Ecstasy

▶ **別名與其他**：MDMA（3,4-亞甲基雙氧甲基安非他命〔3,4-methylene-dioxymethamphetamine〕的簡稱）

▶ **毒性**：不定

2 譯注：經過特殊生產過程，化學結構或功能類似於管制毒品的藥物。

▶ **形態：**儘管可溶於水後注射，但使用者大多服用製成藥錠的搖頭丸。

▶ **影響和症狀：**既然搖頭丸是安非他命的一種，症狀和（上述）其他安非他命也就相同，不過它也會造成幻覺並激起性欲。

▶ **毒性發作時間：**十五到二十分鐘。

▶ **解毒和治療：**支持性治療，特別是針對焦慮不安和心理作用。

▶ **解說：**搖頭丸是和銳舞（以震耳音樂和特效燈光為特色的超大型派對）文化有關的毒品。搖頭丸為甲基安非他命衍生物，普及原因不僅是有助於銳舞族通宵達旦狂歡（基本上就是讓他們保持清醒），更具迷幻效果，據稱可增加興奮感。銳舞派對上的燈光特效足以刺激神經，使藥效迅速且反覆爆發。搖頭丸有時也被視為約會強暴藥物，倒不是因為使潛在受害者失去意識，而是其催情功能，已知在搖頭丸的催化下，有些女性涉入非自願性的性行為。

儘管此藥最初以「安全」（即不容易致死）著稱，數不清的死亡案例已打破這項觀念。問題在於，沒有明確的致命劑量，即使服用極低劑量，也可能基於完全不可預測的諸多因素而喪命。搖頭丸使用者經常同時處於其他藥物所造成的幻覺中，以致在急診室的搶救相對複雜。

搖頭丸通常為自製而非商業量產，藥錠品質毫無保障，有時候甚至遭到污染——這是搖頭丸危險性極高的另一個原因。

乙醇 | Ethanol

▶ **別名與其他：**ethyl alcohol、穀醇（grain alcohol）、甲基甲醇（methyl carbinol）

▶ **毒性：**3

▶ **形態：**乙醇有液態和氣態兩種，可做為溶劑、防腐劑、化學中間體——意謂著不存在於特定產品中，卻有助於製造產品——其中最普遍用於飲品製造。它同時出現在漱口水、香水和萃取香精裡，如香草精。純粹狀態的乙醇是一種清澈、無色、散發香味的液體，嚐起來有燒灼

感。一般而言，乙醇大多經攝入進到體內，但也有因吸入工業用氣體而中毒。

▶ **影響和症狀**：酒精抑制中樞神經系統，可以做為麻醉劑，但所需劑量極接近致命劑量。症狀因人和攝取量不同而異。

小醉或微醺的人可能腳步略有不穩，並體驗到拋開拘束之感，反應較平常遲緩。其他症狀包括諸如多話、判斷力減弱，以及輕微嗜睡。

再醉一點的話，症狀會更明顯，且稍顯口齒不清。

飲用大量酒精會造成噁心、嘔吐、暈眩、大量出汗、呼吸困難、運動失調、視覺模糊或複視、驚厥、失去意識，以及昏迷。喝得太多、太快往往會導致死亡。二十四小時內飲用一夸脫（約九百四十六毫升）波本酒，人體還能夠代謝並排出體外；然同樣酒量在兩小時內飲用，可能導致昏迷並死亡。

由於乙醇可能造成嚴重噁心、嘔吐，中毒者有輕微的脫水風險，而脫水又可能引發休克。

在工廠作業環境下，若吸入含酒精蒸氣，眼睛和黏膜會受到刺激而發炎，伴隨昏昏欲睡和頭痛。

▶ **毒性發作時間**：死亡通常是在一小時內攝取大量酒精才會發生。否則，酒精的作用時間差異懸殊，即使是好杯中物的人也得視胃裡是否有食物以及飲酒的速度有多快；就連天氣也會影響。沒喝過酒的人酒精作用的速度更是迅速。

▶ **解毒和治療**：對症治療。施打葡萄糖可止住抖動，硫胺素（〔thiamine〕即維生素B1）則可對抗脫水。

▶ **解說**：乙醇是葡萄酒、啤酒和烈酒中所含的酒精的專業用語，也是這些酒產生後勁的成分。它是酵母消耗果汁或穀物中的糖分後所產生的物質，這個過程稱之為發酵。諸如威士忌、伏特加和某些白蘭地等烈酒，還多了一道蒸餾的步驟。雖然合法，乙醇卻也是眾所周知的濫用藥物。

　　當我們提到，葡萄酒或啤酒會致命，通常是指長期酗酒或酒醉駕車的後果。不過，諸多兄弟會派對在在證實了酒喝得太多、太快，會使人產生幻覺、精神錯亂、昏迷，甚至死亡。

　　從最便宜難以入口、燒灼感強烈的劣質酒，到熟成多時風味優雅平衡的波爾多，不同酒精飲料的風味各不相同。有些酒既烈又像糖漿一般甜，如某些甜烈酒，或者幾乎無味——高級伏特加基本上屬於這種。酒精的顏色也是各有變化，有呈電氣藍和綠色的利口酒（對幼齡孩童具潛在危害，因為他們很容易被鮮豔的顏色所吸引），也有深棕色的波特酒或其他麥芽啤酒（ale）。

　　你或許見過一張圖表，其上顯示十二盎司的啤酒、六盎司的葡萄酒，以及一盎司的威士忌，所含的酒精量相同。這是因為啤酒、紅酒和烈酒的乙醇比例不同。啤酒和紅酒的酒精含量以百分比計算，大部分紅酒的酒精含量介於百分之十二至十四之間。（某些「烈」金芬黛〔zinfandels〕的酒精含量高達百分之十五）。烈酒的酒精含量則是以標準酒度（proof）來計算，大約是酒精含量百分比的一倍。標準酒度一百的蘇格蘭威士忌含百分之五十的酒精，而標準酒度兩百則代表酒精含量百分之一百。Everclear是一款接近百分之百的穀醇，其標準酒度為一百九十，亦即百分之九十五的酒精含量。美國許多州禁止販售此款烈酒。

　　調製雞尾酒可掩蓋烈酒酒精的強度和味道，也許誤導人自以為喝的是沒那麼容易醉的酒飲，就像有些人豪飲長島冰茶後，經常連站起來的力氣都沒有。若想把藥物添進酒中，在調酒（如長島冰茶）裡投藥是便少數幾個令人信服的方法之一。部分調酒含有微量苦啤酒，更是適合。

　　酒精可增強許多藥物的藥效，尤其是具鎮靜副作用的藥物。這些化學藥物當中，有些和酒精一樣會產生醉酒反應，如巴比妥類藥物和一氧化碳。

GHB（液態搖頭丸）

▸ **別名與其他**：γ-羥基丁酸（Gamma hydroxybutyrat）

▸ **毒性**：4

▸ **形態**：白色粉末或透明液體，可攝入。

▸ **影響和症狀**：GHB為中樞神經系統鎮靜劑。主要症狀是突然昏睡，有時引發呼吸窘迫、低血壓、心律緩慢、昏迷、幻覺和癲癇。與酒精或其他鎮靜劑一起服用，或者空腹服用，上述症狀都會增強。不過，藥效通常最慢六小時內便會消退。

▸ **毒性發作時間**：十五至二十分鐘。

▸ **解毒和治療**：支持性治療，著重維持患者呼吸道暢通並控制癲癇。

▸ **解說**：GHB為另一種常見銳舞藥物，被稱為約會強暴藥，因為可以迅速使人失去意識。

健美運動員也服用GHB，據說可促使生長激素分泌。GHB多為私人製造，因此純度毫無保障，網路上便能找到調製配方。

海洛因 | Heroin

▸ **別名與其他**：二乙醯基嗎啡（diacetyl morphine、diamorphine）

▸ **毒性**：6

▸ **形態**：海洛因多為白色、無臭、嚐起來略有苦味的結晶體或晶體粉末；不過，顏色從棕色到白色都有，取決於製造地。墨西哥海洛因接近棕色，中東產的則多為白色。可鼻吸、煙吸或注射。

▸ **影響和症狀**：海洛因抑制中樞神經系統，產生欣快感。

若受害者意識清醒，給予過高劑量會出現瞳孔縮小、呼吸慢而淺、視力障礙、焦躁、末梢痙攣、發紺、脈搏虛弱、血壓極低、昏迷等症狀，最後呼吸麻痺而死。

相較於嗎啡和可待因，海洛因對呼吸系統的傷害更為嚴重，毒發反應更劇烈。雖然血液分析足以辨識，但在屍檢結果中，除了有可能

是頻繁注射所留下的疤痕外，海洛因不會留下明顯的跡象。

▶ **毒性發作時間**：靜脈注射的當下，受害者可立即感到一陣快感。但若注射過量，幾分鐘內便會致死。若是鼻吸或皮下注射，可能在二至四小時之內死亡。

▶ **解毒和治療**：通常施打能夠抑制鴉片類藥物作用的納洛酮，然後對症治療。

▶ **解說**：海洛因是具高度成癮性和高度毒性的鴉片衍生物。一份資料指出，海洛因每年造成一萬人死亡；另一份資料則計算出，光是一九九五年，全美急診室報告提及海洛因的次數超過七萬六千次。海洛因的濫用程度僅次於古柯鹼，有時混合這兩種毒品製成「快速球」（speedball）。安非他命也有此用途。

在美國，海洛因不具有合法的醫療用途。和古柯鹼一樣，海洛因通常填充其他物質以增加份量。填充比例不盡相同，但以市面流通的劑量而言，海洛因含量介於百分之二十至六十，含量愈高反映出海洛因純度愈高的隱憂。

誠如古柯鹼，海洛因也經人體運毒，或稱「毒騾」非法挾帶進入美國。毒騾抵達美國後，再將小包裝的毒品裝排出體外，但有時包裝破裂導致毒騾嚴重中毒而喪命。

知名案例

美國喜劇演員約翰・貝魯西（John Belushi）服用海洛因過量身亡，搖滾歌手珍妮絲・賈普林（Janis Joplin）也是。一九六七至一九八二年期間擔任洛杉磯郡首席驗屍官暨法醫的湯瑪斯・野口（Thomas Noguchi）在回憶錄中指出，他相信，上述和許多其他海洛因死亡案例，皆是服用超乎預料的高純度海洛所致。

LSD

▶ **學名**：麥角二乙醯胺（Lysergic acid diethylamide）

▶ **別名與其他**：acid、microdot、dots、blotter acid、window pane、sunshine、boomer

▶ **毒性**：2

▶ **形態**：大多為清澈液體，可經注射或口服。口服滴入 LSD 的方糖是一般常見的食用方法。

▶ **影響和症狀**：LSD 刺激大腦，使人產生幻覺。目前科學家仍不清楚此藥物是如何作用的。

　　除了產生幻覺，症狀可能包括過度興奮、顫動、長期精神解離、過度反射、精神病態人格、驚厥，以及昏迷。殺人或自殺的風險增高。

　　有時患者會因高燒導致併發症，最終不治。

　　長期使用者指出，即使停用毒品多年，仍會出現「閃回」（flash-back）現象。

▶ **毒性發作時間**：使用後二十分鐘內。

▶ **解毒和治療**：地西泮大多能控制過動或驚厥。治療昏迷的方法類似治療巴比妥類藥物昏迷。

▶ **解說**：若說藥物能代表一個時代，LSD 便定義了一九六〇年代。雖然時至今日仍見 LSD，但濫用情形已顯著減少：洛杉磯郡立法醫辦公室的毒理學家安德森提到，他甚至沒有篩檢 LSD 了。LSD 是麥角酸的合成衍生物，被視為誘發精神疾病或產生幻覺的藥物。

　　有幾種迷幻藥所引起的症狀和 LSD 類似，治療方式也相同，包括金盞花種子、卡瓦胡椒（kava-kava）、烏羽玉（peyote）及其衍生物麥司卡林（mescaline）、肉豆蔻。請務必留意，引發這些症狀的肉豆蔻所需劑量不高，而同樣的劑量卻使得烘焙成品難以下嚥。

知名案例

在賈桂琳‧蘇珊（Jacqueline Susann）的小說《春歸》（*Once Is Not Enough*）中，經常提及LSD。披頭四〈露西戴著鑽石在天空〉（Lucy in the Sky with Diamonds）據說是關於LSD的歌曲，即使披頭四宣稱，其靈感來自朱利安‧藍儂（Julian Lennon）描繪同儕露西‧理查森（Lucy Richardson）的作品。

大麻 | Marijuana

▶ **學名**：*Cannabis sativa*

▶ **別名與其他**：大麻脂（cannabis resin）、印度大麻（Indian hemp、Indian cannabis）、哈希什（hashish）、guaza、marijuana

▶ **毒性**：3

外觀：乾燥的大麻葉可能會被誤認為奧勒岡香草。大麻一般為煙吸，但也可以烘焙的方式加入布朗尼或餅乾後食用。即使烘焙成品裡有可能看得見葉子和莖，就目前所知，受害者仍不疑有他地享用。

哈希什通常稱為哈希（hash），是從大麻花提煉出的濃縮樹脂，再油煎成棕黑色大麻樹脂塊，有時候也製成油。

大麻和哈希什皆可煙吸。除了手卷大麻菸之外，玻璃燒管、玻璃煙斗和一般煙斗也是常見的吸食工具，過去只在大麻用品專賣店販售。如今，拍賣網站上便能買到。

▶ **影響和症狀**：大麻的影響和LSD類似，常見產生輕微至劇烈的幻覺。

其症狀包括瞳孔放大、眼球充血、欣快、感覺認知敏銳、飢餓、精神萎靡、深度知覺扭曲、記憶喪失、思考緩慢、不受控大笑、嗜睡、虛弱、僵硬，和喪失意識。儘管大麻一般不具致命性，食用過量或藥效發作時的意外都可能使人喪命。長期且大量吸食的傷害多反應在精神方面的影響，如愈來愈焦慮、偏執以及恐懼症。吸食者也會罹患肺

癌和其他癌症以及肺氣腫；可能產下有先天缺陷嬰兒。

▶ **毒性發作時間**：在吸入燃燒所產生的煙的當下，大麻已發揮作用，而且持續九十分鐘至四小時。而攝入的話，則在兩小時內開始，但持續較久。

▶ **解毒和治療**：對症治療。

▶ **解說**：大麻被認為具心理成癮性，其所造成的問題和心理成癮密切相關。然而，不若多數毒品，大麻反而愈來愈受到關注：其主要作用成分四氫大麻酚（THC）有助於消除青光眼造成的眼壓，同時舒緩化療後的噁心感。大麻可刺激食欲，在對抗愛滋病引起的體重下降問題很有幫助。早期美國拓荒者稱這種植物為「瘋狂草」（loco weed），因為動物食用後經常出現反常行為。

知名案例

二○○六年五月，一名惡作劇的人把一盒馬芬蛋糕留在德州理查森（Richardson）湖區高地高中的教職員休息室。多名職員和教師吃下摻有大麻的馬芬蛋糕，其中可能還有抗組織胺。一名年逾八十歲的職員由於咯咯笑個不停而送醫治療。

加州和其他九個州在二○○○年通過藥用大麻合法化，卻在二○○一年遭美國最高法院撤銷。最高法院裁定，州法律不得抵觸聯邦法律反對給予病患使用大麻的條文。

鴉片｜Opium

▶ **學名**：*Papaver somniferum*

▶ **別名與其他**：鴉片膏（gum opium）、罌粟籽（poppy seed）

▶ **毒性**：5

▶ **形態**：鴉片來自罌粟果實和果汁的黏稠物質。可煙吸或咀嚼，也可

飲用。液態鴉片糖漿大多又稠又甜。和其他藥物結合成為鎮痛劑、鴉片酊（laudanum）或其他鴉片類藥物。

▶ **影響和症狀**：鴉片抑制中樞神經系統，且引發的症狀近似海洛因和嗎啡，包括欣快、瞳孔縮小、呼吸慢而淺、血壓降低、心血管異常、重度昏迷、呼吸衰竭，以及死亡。

▶ **毒性發作時間**：攝入或吸入後二至四小時出現致命反應。

▶ **解毒和治療**：和治療任何中樞神經系統抑制相同；必須維持並監控關鍵生命跡象。對症治療，有時施予納洛酮。

▶ **解說**：本章節介紹鴉片的原因莫過於其過去的普及程度——尤其在十九世紀——而不在於今日。數世紀以來，中國和亞洲其他地區種植鴉片是借助於它止痛、助眠的效用；在現代，則成為包括嗎啡、海洛因、可待因和氫可酮在內的各種鴉片類藥物或麻醉止痛劑的來源。

維多利亞時代尤其依賴此藥物。許多描寫此時期的小說中，過度浪漫渲染神智不清地躺在鴉片館那煙霧繚繞的床上的癮君子。維多利亞時代和愛德華時代的醫生則用鴉片酊治療女性「歇斯底里」和「精神憂鬱」。

二十世紀初期的大眾革新運動終止了許多含鴉片的專利藥物。其中一種稱之為「母親幫手」（Mother's Helper）的藥物，已將無數孩童變成癮君子。

知名案例

有些評論家推測，著名鴉片使用者塞繆爾·泰勒·柯勒律治（Samuel Taylor Coleridge）的〈古舟子詠〉（The Rime of the Ancient Mariner）和其他作品，其實是關於「罌粟夢境」的創作。無論如何，鴉片肯定將這位詩人推向死亡。

據說路易斯·卡羅（Lewis Carroll）創作《愛麗絲夢遊仙境》期間一

直處於吸食鴉片的快感中；故事裡的毛毛蟲所使用的水煙壺，便是傳統上用來吸食鴉片的工具。

在阿嘉莎‧克莉絲蒂的《魔指》(*By the Pricking of My Thumbs*)中，有個角色由於受到嗎啡控制，因此不會洩漏任何她所知道的事。

伊莉莎白‧彼得斯(Elizabeth Peters)筆下人物艾蜜莉亞‧皮巴迪‧愛默森(Amelia Peabody Emerson)在《攪局》(*The Deeds of the Disturber*)中，曾造訪鴉片館。

電影《末代皇帝》(*The Last Emperor*)裡，溥儀的妻子吸食鴉片成癮。

在譚恩美(Amy Tan)的小說、電影《喜福會》(*The Joy Luck Club*)裡，安美不具名的母親吃下填滿毒藥的甜餃子自盡，書中描述道，甜餃子是「重要節日才會吃的」。安美在書中主述這段故事，並聲稱餃子裡包著苦味毒藥，不是像身邊大人所說的包著鴉片。然而在電影裡，安美則說，餃子裡包著鴉片。

苯環利定(PCP) | Phencyclidine

▶ **別名與其他**：天使塵(angel dust)、crystal、hog、tic、zoot

▶ **毒性**：5

▶ **形態**：PCP最常見的形態是結晶或顆粒狀。PCP可以口服、煙吸或鼻吸，偶爾以靜脈注射的方式使用。粉末通常是純度最高的形態。

▶ **影響和症狀**：PCP和K他命(氯胺酮)同屬解離性麻醉劑(dissociative anesthetics)，意謂著能可抑制疼痛的感覺，卻不致影響受害者的呼吸。

PCP和K他命會導致欣快、高血壓、心搏過速、幻覺、攻擊與暴力行為、眼球震顫、喪失痛覺、噁心、嘔吐、高血壓、抽搐、肌肉僵直和昏迷等。

▶ **毒性發作時間**：作用相當迅速，以煙吸的速度最快。

▶ **解毒和治療**：對症治療。

▶ **解說**：在此同時介紹這兩種迷幻藥是因為兩者化學結構非常類似，

其影響和治療方法也幾乎相同。儘管PCP毒性極高,少見致命劑量的案例。即使喪命,較可能肇因於在PCP和K他命的影響下所做出的行為,而非藥物本身。

PCP最早於一九五〇年代開發做為止痛藥和速效靜脈麻醉劑。之後發現其副作用對人體毒害太嚴重,於是更名為Sernyl、Sernylan並用在獸醫治療用途。

一九六〇年代末期,PCP愈來愈受到歡迎,旋即被用來和LSD、迷幻蘑菇或麥司卡林搭配使用。將PCP灑在巴西里或大麻上抽,當作消遣性毒品。這類藥物和安非他命、其他藥物混合,不僅造成致命影響,更導致診斷和治療變得極為複雜。

在獸醫的藥櫃中都有K他命,取得相當容易。K他命是眾多約會強暴藥物之一,且能夠迅速排出體外。症狀可能持續好幾天,因為藥物會自行分泌進入胃中,並透過腸道二次吸收。

PCP讓吸食者覺得自己變得又高又壯,他們在藥效影響下的所作所為,從異常到駭人所在都有。

羅眠樂 | Rohypnol

▶ **學名**:氟硝西泮(Flunitrazepam)

▶ **別名與其他**:FM2、roofies、roaches、rope、墨西哥煩寧(Mexican valium)

▶ **毒性**:4至5,取決於受害者的藥物耐受性。

▶ **形態**:雖有注射劑,最普遍的形態仍是白色錠劑。

▶ **影響和症狀**:中樞神經系統抑制劑;基本症狀有嗜睡、口齒不清和失去意識。

其他可能的症狀包括呼吸困難、步態蹣跚、頭痛、昏迷、失憶、偶有幻覺。嚴重服用過量,受害者可能因心臟功能障礙而虛脫。

▶ **毒性發作時間**:二十分鐘內發作,鎮靜作用持續約八至十二小時。

▶ **解毒和治療**：服用活性炭。

▶ **解說**：羅眠樂是超速效鎮靜劑，使其成為熱門的約會強暴藥物之一。然而據傳濫用者也用它來加強海洛因的欣快感，以及對抗狂嗑古柯鹼後的強烈衝擊。服用者會產生耐受性，意謂著尋求快感所需劑量愈來愈高，最終可能服用造成威脅生命的劑量。

12 生物、化學與放射性武器

BIOLOGICAL, CHEMICAL, AND RADIOLOGICAL WEAPONS

> 「它可能殺死多少人?」
>
> 「六十或七十人。」
>
> 「還不差。」
>
> 「單位是一千。六十或七十乘以一千。一小滴碰到地面,一百呎內都會遭殃。一茶匙這玩意進到空氣中,方圓八條街以內的所有生物都會死光。」
>
> ——《絕地任務》(*The Rock*, 1996)

本章介紹兩種截然不同卻具大規模殺傷力的武器:生物和化學武器。同時觸及第三種有毒武器:放射性武器。

　　生物武器利用微生物毒素,如病毒或細菌等傷害他人或使其喪失行為能力。

　　化學武器如一戰期間所使用的毒氣,利用有害化學物質毒害他人。

　　放射性或核子武器,則是利用放射性物質或輻射源做為破壞主力的武器。放射性武器的另一種使用方式是使人暴露在輻射之中,或污染物品或地區,使目標喪失作用或變得危險。

　　即使真正使用這類武器的機率並不高,最有效率的劑量、投放、釋放特性,以及使用這類武器的環境條件,使其受到軍隊青睞。事實上,《日內瓦公約》禁止各國使用放射性武器,但這並不表示這類武器和科技不存在,只是成為簽署國便代表有責任遵守協議。

生物戰劑

　　部分毒物前文已介紹過，如毒鏢和毒箭等，然此處包含的不僅止於毒物。

　　生物戰劑是將有機體產生的疾病和毒素變成武器。令人意外的是，人類使用這類武器已有很長的歷史。無臭、無味、肉眼看不見，它們可以輕易地散播。此外，其所產生的毒性有時更勝化學武器。

　　除了極少數例外，從接觸生物戰劑到症狀發作之間會有一段延遲期：通常約數天或數星期，但不會少於數小時。若在流感季節發動生物戰劑攻擊，有關當局可能經過一段時間才會意識到眼前的問題並非嚴重流感所致。

　　請記得這些疾病可以治療：生物毒素有解毒劑。

炭疽病 | Anthrax

▶ **學名**：炭疽桿菌（*Bacillus anthracis*，源自希臘文的「煤」〔anthrakos〕——形容皮膚病變的顏色）。

▶ **毒性**：6

▶ **形態**：炭疽病有兩種特殊形態。它可能被吸入造成肺部問題，或者出現在皮膚上。兩種形態都由同樣的細菌所致。

　　炭疽病透過細菌的孢子傳播，可抵抗環境壓力。它們一旦接觸到合適的環境表面（如肺部）就會活化。隨後於體內繁殖，引發疾病。倘若吸入、攝入炭疽孢子，或是炭疽孢子在皮膚上安頓下來，它們會在淋巴結（心臟和肺部之間）裡發芽，並造成肺腔出血及感染。空氣傳播使人吸入炭疽桿菌，其所造成的傷亡最為慘重。

　　孢子可經冷凍乾燥、純化，並製成粉末。

　　炭疽桿菌存在於世界各地的牧草地，不過炭疽病在美國相當罕見。這種疾病最初稱為揀毛匠病（woolsorters' disease），主要是與羊、

牛和其他動物為伍者的職業疾病。

最有效的散布方式是製成噴霧狀製劑傳播。

另一種疾病形態是皮膚型炭疽；炭疽孢子經由任何傷口或皮膚損傷處進入人體。發病過程有些微差異，但最終結果是一樣的。

▶ **影響和症狀**：吸入型炭疽有二至六天潛伏期，之後開始發燒、肌肉疼痛、腹痛或胸痛、咳嗽、疲勞，以及類流感的症狀。受害者的病情可能稍微好轉，只是旋即引發呼吸窘迫、休克、發紺和喘鳴等症狀。此時就算進行治療，死亡率仍高達百分之九十。

胸腔X光顯現模糊的根瘤和陰影，且肺腔積水愈來愈多，導致呼吸過於短促。半數患者會併發腦出血。

吸入的炭疽桿菌被認為不具傳染性，因為從未有過吸入炭疽桿菌傳染的紀錄。但若吸入孢子，則會造成疾病。患者必須進行反向隔離（reverse isolation），因為他們更容易受到其他感染。

相較之下，皮膚型炭疽可透過開放性傷口傳染，因此一定要戴手套和面罩。

一旦進入體內，細菌將繁殖更多孢子。而且孢子一定要夠活躍，抗生素才會開始作用。感染會反覆出現，往往需要長時間的治療。

▶ **毒性發作時間**：症狀在二十四小時內出現，但通常要幾天時間才會全面爆發。

孢子可能維持休眠狀態長達數年，一旦接觸有利的生長環境，便引起各種症狀。（若孢子被噴灑到一大片地區，而且與水接觸，使用這些受污染的水洗澡有可能感染。）

▶ **解毒和治療**：炭疽病患者應接受隔離（戴面罩、穿罩衣、勤洗手，確保感染不會對外傳播），直到清除污染。吸入型炭疽患者應接受反向隔離（即使已清除污染，為免病患受到其他感染），因為有繼發性感染的風險，如肺炎。

在直接受到噴霧攻擊的情況下，脫去衣物便能排除許多表面污

染。以肥皂及清水淋浴沖洗，可除去百分之九十九點九脫除衣物後殘留在皮膚上的微量有機體。多數生物戰劑不會滲入完好的皮膚，僅少數會附著在皮膚或衣物上。衣物應該置放在三層塑膠袋裡。一比十的稀釋家庭漂白水可用在未用肥皂和清水消毒的表面。儘管如此，孢子仍找得到藏身之處。

吸入型炭疽一旦發作便難以治療。使用抗生素是首要之務（環丙氟哌酸〔ciprofloxacin〕是最常見的抗生素選擇，不過近來獲得認可的還有去氧羥四環素〔doxycycline〕和青黴素）。一般而言，病情在三十六至四十八小時會有所改善，但並不表示患者正在好轉。治療將持續六十天，因為很多時候，孢子可能緊抓著未被消毒到的皮膚，在體外保持休眠狀態，卻在最初接觸的數個月後，被吸入體內或找到皮膚的開口（亦即皮膚型炭疽），又開始活動了起來。

皮膚型炭疽需要進行上述建議，徹底清潔身體和衣物。孢子會躲藏並進入休眠。

出現漸進式呼吸困難則需要給氧。患者通常被安排住進加護病房進行監測觀察，控制敗血性和出血性休克，那是炭疽病感染末期的典型症狀。

▶ 解說：美國疾病管制中心將炭疽病列為A級生物病源，由於可能做為生物戰劑，對民眾健康造成最嚴重的危害，並有大規模散布的可能性，需要公眾意識及各種規畫以保護民眾健康。（其他列為同等分級的有天花、鼠疫、肉毒桿菌中毒、兔熱病〔Tularemia〕和伊波拉等絲狀病毒。）

連續發生的病例表示炭疽孢子大規模傳播，而非獨立事件。

知名案例

存在數世紀的炭疽直到第一次世界大戰才被做為武器使用，當時

德國人用炭疽病和馬鼻疽病（一種對人類不會造成影響的牲畜傳染疾病）對付協約國的牲口和載物動物。

一九四二年，英國於格魯伊納島（Gruinard Island）測試炭疽病；日本在滿洲（中國東北）使用炭疽桿菌。

一九七九年，於斯維爾德洛夫斯克（〔Sverdlovsk〕莫斯科東部約八百五十哩的蘇聯城市，今日稱作葉卡捷琳堡〔Yekaterinburg〕），蘇聯生物戰爭研究機構意外將炭疽桿菌釋放到空氣中。

在波灣戰爭發生之前，伊拉克承認擁有十二萬五千加侖的生物戰劑，其中包括裝有炭疽桿菌、黃麴毒素以及肉毒桿菌毒素的兩百枚導彈和炸彈。

一九九〇年代末期，美國各地出現炭疽信件恐慌（含有炭疽桿菌孢子和粉末的信件被交付郵寄）。事實上，真正中毒的人數極少。

一九九一年波灣戰爭，伊拉克生物武器計畫啟動。

二〇〇一年，恐怖分子威脅發動更多大規模炭疽攻擊。

肉毒桿菌毒素 | Botulinum toxin

▶ 學名：Clostridium botulinum

▶ 毒性：6

▶ 形態：罪魁禍首是毒素而非細菌本身（孢子變成細菌，細菌釋放毒素）。肉毒桿菌中毒（Botulism）有多種形式，最常見的是食物中毒，其次是傷口中毒、嬰兒肉毒桿菌中毒，以及肉毒桿菌注射過量。

肉毒桿菌毒素是一種神經毒素，比神經毒劑VX強一萬五千倍——致死劑量僅〇‧七微毫克，神經毒劑VX則是十毫克。

▶ 影響和症狀：所有形式都會產生相同的臨床症狀，包括腦神經麻痺（複視、眼瞼下垂、說話困難、吞嚥困難）、口乾，以及視覺模糊。伴隨對稱性下行性麻痺，嚴重時呼吸衰竭而死。而微量肉毒桿菌的麻痺作用使其成為熱門除皺藥物。

　　患者出現腦神經麻痺和喉嚨疼痛、乾燥等症狀，可能是輕微肉毒桿菌中毒。即使是輕微的麻痺也不能掉以輕心。既有的呼吸問題可能會相形惡化。

▶ **毒性發作時間**：取決於毒素是經攝食或注射進入體內。注射毒素的作用幾乎立即顯現。若為攝食，中毒症狀通常在攝食後十二到三十六小時內出現。

▶ **解毒和治療**：將食品加熱至華氏兩百一十二度（約攝氏一百度），並持續加熱至少十分鐘，毒素即被破壞。抗生素對毒素起不了作用。取自受感染馬匹製成的馬血清抗毒素可能得以暫時阻擋病情，卻無法逆轉疾病。（嬰兒肉毒桿菌中毒不建議使用此法。）

　　三價抗毒素（Antitoxin ABE）可阻斷毒素在血液裡作用。但除非及早診斷──接觸七十二小時後，否則難以發揮作用。由於呼吸和呼吸反射受損，可能需要進行插管治療。除了抗毒素，其他治療採支持性照護，外加以鼻胃管餵食刺激蠕動（消化道運動），並施予瀉劑，兩者皆有助於將毒素從胃腸道排除。

　　即使使用抗毒素，復原仍需要好幾個星期。

▶ **解說**：肉毒桿菌不太可能做為生物武器之用，因為實際污染食物的困難度頗高，而且在造成重大傷亡前，源頭很可能先被發現。(詳見〈第四章：居家毒物〉，p.46)

鼠疫 | Plague

▶ **學名**：鼠疫桿菌（*Yersinia pestis*）
▶ **俗名**：黑死病
▶ **毒性**：6
▶ **形態**：由囓齒動物身上的跳蚤傳播，尤其是老鼠，這種細菌所導致的傳染病共有三大類：腺鼠疫（侵襲淋巴腺，也是最常見的一種）、肺鼠疫（侵襲肺部），以及敗血性鼠疫（侵襲血液）。

▶ **影響和症狀**：腺鼠疫僅透過跳蚤傳染，即使只被跳蚤咬一口都可能致命。淋巴腺發炎腫大（淋巴腺腫〔buboe〕）為典型症狀，並伴隨高燒、寒顫、肌肉痠痛、劇烈頭痛、癲癇及全身不適，於接觸後二至五天出現。多數人最先腫脹的部位是腹股溝，接著移往腋窩或頸部。在發腫之前，這些部位會感到疼痛。

腺鼠疫和敗血性鼠疫不會在人與人之間傳播。

若不加以治療，細菌會引發全身性感染，侵入血流。多數患者會出現敗血性休克。美國的鼠疫案例致死率達百分之十四左右。

美洲原住民、獵人、礦工或遊客是最常感染鼠疫的族群。倘使馴養的動物（尤其是貓）攜帶跳蚤，全家人都會生病。家中飼養天竺鼠或寵物鼠的風險更高。

肺鼠疫是肺部感染，很容易透過咳嗽傳播。肺鼠疫經常來自腺鼠疫的二次感染。這類型的症狀迅速出現——接觸後幾小時內——包括血痰及劇烈咳嗽導致呼吸困難。住院患者需嚴密隔離四十八小時，或者直到膿腫消失。撐過四十八小時隔離的患者，康復的機會很高。

敗血性鼠疫則可以和前兩種鼠疫中的任一者結合，因為它是鼠疫桿菌在血液中繁殖倍增後所造成的全身性感染。通常被這類型鼠疫擊倒的是獵人。症狀包括極端疲勞、低血壓、噁心、嘔吐和腹痛。多數（有時甚至全部）器官都會失去作用，而且短短幾小時內便能奪走生命。

▶ **毒性發作時間**：取決於發病的種類。腺鼠疫為二至五天；肺鼠疫幾小時內；而敗血性鼠疫可在數小時內使人喪命。

▶ **解毒和治療**：務必立即展開治療。若未在二十四小時內投予大量抗生素，將會死亡。由於腎衰竭是關鍵徵兆之一，醫護人員會密切觀察受害者攝取和排出的液體量，同時留意心臟狀態。

任何曾與受害者接觸的人需進行預防性投藥。所有衣物都要焚毀。

▶ **解說**：對培養有機體的實驗室人員而言，鼠疫是潛在生物危害。樣本一定要在生物安全櫃內操作。

知名案例

根據記載，歷史上曾有三次大規模流行的黑死病，最致命的一次發生在十四世紀的歐亞大陸。一三四四至一三四六年，韃靼人用彈弓將鼠疫患者的屍體射入卡法（〔Kaffa〕位於俄羅斯克里米亞；今日稱作費奧多西亞〔Feodossija〕）城內，試圖讓對手感染鼠疫。在一七一〇年，俄羅斯人對瑞典握有的愛沙尼亞進行同樣的攻擊。

一九三〇年代末期，日本人學會使跳蚤感染鼠疫的方法，造成五百名中國受害者感染瘟疫死亡。二戰期間，七三一部隊（日本陸軍的祕密軍事醫療單位）使用鼠疫和其他生物武器，對囚犯進行無數實驗。

馬達加斯加的馬哈贊加（Mahajanga）從一九九五至一九九八年期間，每年都爆發腺鼠疫，至今仍定期爆發造成嚴重危害。

蓖麻毒素｜Ricin

蓖麻子副產品萃取出的毒物。意外中毒的機率很低。（詳見〈第五章：有毒植物〉，p.85）

天花｜Smallpox

▶ **學名**：天花病毒（Variola virus）

▶ **種類**：猛爆性天花（fulminating smallpox）、出血性天花（variola hemorrhagica）

▶ **毒性**：6

▶ **形態**：病毒；出血性天花是經常致死的天花類型。

▶ **影響和症狀**：由於症狀類似流感，受害者最初可能自行服用非處方藥物，只是身體嚴重不適往往驅使他們立即尋求醫療協助。

天花患者的微血管破裂，血液流進皮膚組織，導致血液外漏。這會造成發病初期的腫脹以及後期的膿疱。患者經常流鼻血，身體其他

孔洞也會出血，如眼睛、嘴巴、肛門等。

容易被武器化，可有效使至少百分之三十的被攻擊人口罹病。天花傳染性極高。具有類似肺炎的二度、三度感染可能性。致死率約百分之七十五，取決於確診時間快慢。

▶ **毒性發作時間**：從接觸病毒起，潛伏期七至十七天不等。

▶ **解毒和治療**：一旦疾病全面發作，只能採取支持性療法。有時醫生會試圖用抗病毒藥西多福韋（cidofovir）治療患者。在本書撰寫當下，此藥物僅獲准用於致命流行病的案例。

疫苗是預防主力，可在接觸病毒後三天內使用，避免發病或有效減輕發作強度。若直到第四天仍未發病，後續病況可能出現某些變化，但終究會發病。治療著重支持性照護：透過輸液治療改善發燒和皮膚脫落導致的體液流失。

天花患者必須立即接受隔離：一名患者在感染階段會使二十人，甚至更多人受到感染。如果某人接觸到病毒，卻沒有被感染或顯現任何症狀，仍然需要嚴密隔離十七天。而過去十七天曾與患者接觸的人也必須接受觀察。隔離代表嚴格的體液、血液和飛沫防護。

▶ **解說**：世上僅有兩個天花貯藏地──亞特蘭大的美國疾病管制中心，以及俄羅斯的維克特實驗室（Vector lab）。這兩個單位原預計於一九九九年銷毀天花病毒，後來因生物恐怖主義可能爆發，於是選擇保留病毒。

天花是唯一徹底自地球上根除的疾病。一九七八年起，就不曾接獲通報案例，因此到第三世界國家旅行不再需要定期接種疫苗。感染源只有兩個：軍事或生物恐怖攻擊，或在上述兩個貯藏地之一意外接觸病毒。

過去認為接種疫苗者，終生都受到保護；不過，現今科學界相信，經過二十年後，保護效果顯著下降。

幼童和長者因為免疫系統弱，是最容易感染的族群，但任何免疫

系統出問題的人，如愛滋病患、接受化療的患者或懷孕婦女，一旦感染都有相當高的死亡率。

知名案例

在英國控制北美時期，英國士兵在龐蒂亞克戰爭（Pontiac's Rebellion）期間，將天花患者使用過的毯子發送給美洲原住民。部落人口不久便少了一半，這些人過去從不曾接觸天花。

兔熱病 | Tularemia

▶ **學名**：土倫病法蘭西斯氏菌（*Francisella tularensis*）

▶ **毒性**：6

▶ **形態**：罕見的人畜共通傳染病，一種駭人的細菌病原體，極容易在人畜之間具高度傳染性，不過人和人之間並不會互相傳染。它是透過跳蚤和壁蝨叮咬傳播。多數案例發生在美國中南部和西部。幾乎所有案例都出現在鄉村地區，因接觸受感染的嚙齒動物（兔子）或吸入空氣中的細菌而感染。

兔熱病的兩種類型：潰瘍腺體型（ulceroglandular type），通常發生在剝除兔子皮時；以及類傷寒型（typhoidal type），是透過空氣傳播的一種肺部綜合症狀。

▶ **影響和症狀**：受害者接觸細菌的方式決定了發病的症狀。可能的症狀包括皮膚潰瘍、淋巴腺腫脹和疼痛、眼睛發炎、喉嚨痛、口腔生瘡、腹瀉或肺炎。一旦細菌經吸入近到體內，可能出現突然發燒和畏寒、頭痛、肌肉痠痛、關節疼痛、乾咳，逐漸虛弱無力。肺炎併發胸痛、呼吸困難、血痰，以及呼吸衰竭。經常危及生命的併發症包括急性呼吸窘迫、腦膜炎和腹膜炎。

症狀通常三至五天出現，最慢長達十四天。

感染類傷寒型兔熱病的患者風險較高，預後也較不樂觀。

▶ **毒性發作時間**：接觸病原後四至十四天。

▶ **解毒和症狀**：應在血液檢驗結果出爐前，直接進行去氧羥四環素（doxycycline）和賽普沙辛治療。此外，實驗室應被告知患者染病的可能性，以便他們在處理血液時採取預防措施。

患者通常會被安排住進呼吸道隔離室，直到排除肺鼠疫的可能性，因為肺鼠疫有傳播性，症狀又近似兔熱病。

▶ **解說**：短時間內出現多起兔熱病案例，會使當局立即懷疑生物恐怖攻擊的可能性，因為這種情況非常罕見。美國每年約發生兩百起兔熱病案例。

抗生素治療失敗的紀錄對鑑別診斷兔熱病相當重要；例如，本來以為是鏈球菌咽喉炎，使用青黴素後短時間內卻不見好轉，意謂著有可能是口咽型兔熱病（oropharyngeal type）。因此，應對患者進行抗生素過敏檢驗。

若用作吹箭，細菌透過空氣傳播被吸進體內，可能導致肺炎。

這種病菌可在土壤和水裡存活數星期，並感染經過周遭地區的任何人。

過去有疫苗保護實驗室人員，但目前已無庫存。

知名案例

二〇〇一年，美國新英格蘭地區同時遭生物恐怖主義的威脅，以及兔熱病爆發，皆起因於一名油漆工之死。他的死提高民眾對這項疾病的關注，過去這一帶不常出現兔熱病。

病毒性出血熱（VHF）| Viral Hemorrhagic Fever

▶ **種類**：黃熱病（Yellow fever）、登革出血熱（dengue HF）、裂谷熱（Rift Valley fever）、克里米亞—剛果出血熱（Crimean-Congo HF）、凱氏森林病（Kyasanur Forest disease）、漢江病毒（Hantaan virus/hantavirus）、胡寧病毒（Junin virus）、馬秋波病毒（Muchupo virus）、拉薩熱（Lassa fever）、馬堡病毒（Marburg virus）和伊波拉病毒（Ebola virus）。

▶ **毒性**：6

▶ **形態**：病毒；影響多重器官的急性疾病，病毒性出血熱主要經由與受感染個體的直接或間接血液、體液接觸傳播，另有部分案例源自昆蟲叮咬。根據動物實驗發現，可經由空氣傳染。

▶ **影響和症狀**：早期症狀包括咳嗽、嘔吐、腹瀉和身體孔洞出血。務必採取預防措施，以避免空氣懸浮粒子中的病毒。

　　病毒性出血熱一貫的急性血液異常包括白血球減少症、嗜中性球低下症、血小板減少症以及蛋白尿。

▶ **毒性發作時間**：四十八至七十二小時。

▶ **解藥和治療**：任何人疑似感染病毒性出血熱都應立即隔離，並提供支持性照護（通常疑似染病者會先服用非處方藥，而後才意識到病情嚴重。）進入隔離室的人員應配戴個人防護口罩；使用配製的漂白水溶液消毒所有環境表面或物體。醫療廢棄物如污染針頭、注射筒和導管等一律嚴格消毒或焚毀。

　　支持性照護包括維持氧氣狀態、血壓、體液與電解質平衡，以及治療任何併發感染。

　　利巴韋林（Ribavirin）是治療疑似感染病毒性出血熱案例的首選藥物之一，且已發現可有效對抗多數病毒性出血熱疾病，包括拉薩病毒和克里米亞—剛果出血熱、阿根廷出血熱，以及玻利維雅出血熱，但似乎無法摧毀伊波拉、馬堡、黃熱病或西尼羅病毒（West Nile virus）等絲狀病毒。

　　只要接觸病毒，即使皮膚完全沒有傷口，仍必須用肥皂和清水謹慎清洗。黏膜（如眼結膜）應以大量清水或洗眼液沖洗。這些疾病通常具致命性，任何有接觸的人都必須接受密切觀察，防止疾病散布。

　　本書撰寫的此時，拉薩熱疫苗正在研發中。黃熱病疫苗已量產供應，而且可有效治療疾病；一般建議造訪疫區的旅客施打疫苗，但對雞蛋過敏的人則不建議施打，因為疫苗是由雞蛋胚胎培養製成。裂谷熱與漢他病毒（Hantaan virus）也有疫苗可供施打。

知名案例

　　一九九五年，薩伊共和國（Zaire）八名伊波拉患者接受伊波拉倖存者的輸血，其中七名病患存活。不過，並無明確證據顯示他們是因為輸血而活下來。[1]

化學戰劑

　　冀望造成大規模死傷和恐慌的人會部署化學製品，以做為有毒的化學戰劑。這些化學戰劑很多（如沙林毒氣、VX、芥子氣）最初就是軍隊為此目的而研發。其他則是工業製造過程中，常用的化學製品（如氯、光氣、氰化物、氨水）。美國軍隊將現代化學武器分為五類：神經性毒劑、糜爛性毒劑、氰化物、窒息劑（pulmonary agent）以及鎮暴劑。

　　根據早期歷史記載，化學製品被用作防禦用的煙霧。中國人早在西元前一千年和日本人作戰時，便已製作出有毒的砷煙霧。西元前四

1　編注：過去，伊波拉原型疫苗只證實在靈長類動物上具有保護效果，尚未用於人體實驗。近年世衛組織已宣布成功研發可百分之百預防伊波拉病毒的疫苗，預計最快在二〇一八年上市。

二三年，斯巴達人透過燃燒媒、硫磺和瀝青製造出二氧化硫，在伯羅奔尼撒戰爭時使用毒氣攻擊雅典的軍隊。

十五世紀晚期，達文西提議散布砷的硫化物以對付入侵的船隻。

直到一九一五年四月，德國人才在戰爭中首次大規模使用化學戰劑，對法國和加拿大聯軍釋放一百五十噸氯氣。這次事件引發了進一步的化學攻擊，直到戰爭結束時，所有砲彈中有百分之二十五含有某種化學物質。

一次大戰期間，英國擅長使用氯氣，法國使用氰化物和氯化氫，德國人則多用氯氣、光氣、雙光氣（diphosgene）、芥子氣和氯化苦（chloropicrin）。一九二五年的《日內瓦公約》譴責化學戰劑的使用；儘管如此，許多國家仍持續研發並儲備化學武器。

在二次大戰期間，未證實有任何有毒化學戰劑被用於軍事作戰中；然而，德國使用齊克隆B（Zyklon B）等毒氣屠殺平民百姓。有許多化學戰劑研發於二戰前，包括沙林毒氣、索曼芥氣（soman mustard）、塔崩（tabun）、路易氏劑（Lewisite）、光氣和氰化氫等。

VX毒氣合成於一九五○年代冷戰期間。

一九六七年，葉門內戰期間（一九六三至一九六七年），埃及對北葉門的村莊投擲芥子氣和神經性毒劑炸彈，造成五百人死亡。兩伊戰爭（一九八○至一九八八年）期間再次使用了化學戰劑：伊拉克對庫德族人施放沙林毒氣，進行化學武器試驗。一九九一年，波灣戰爭告終前，據說伊拉克儲備了芥子氣、沙林毒氣和塔崩。約莫此時，美國和俄羅斯則是開始銷毀他們握有的化學戰劑。

二○○二年十月，一群車臣恐怖分子闖入一間座無虛席的劇院狹持觀眾做為人質，俄羅斯當局使用芬太尼麻醉噴劑進行攻堅，結果造成一百多名因芬太尼不良反應死亡。

化學武器可透過皮膚接觸、攝入或吸入（噴霧或蒸氣）履行任務。使用噴霧或蒸氣得仰賴天氣條件，一般傾向部署在密閉空間。若在戶

外進行攻擊，必須要使用比空氣重的化學製劑；風要小，並密切監測風向。

　　噴劑的效果最佳，因為比空氣重，可經由空氣傳播進而被吸入，並且可以污染地面、食物以及產生接觸的任何物品（包括身體、衣物）。它們遇到特定溫度會蒸發，以致在原攻擊地外數哩造成傷亡。化學武器造成的大規模傷亡來自吸入中毒。但是，倘若風向改變，或者由未經訓練的人員處理化學戰劑，那麼即使是部署攻擊者也可能會有風險。

　　當發生疑似化學製劑中毒的情況時，必須立即採取以下行動。

　　一、使用防護設備，例如毒氣面罩。若受害者接獲警告，並且擁有完善的個人防護裝備，可大大降低中毒機率。

　　二、循逆風方向離開現場。

　　三、逃往高處──記住，多數製劑比空氣重，會下沉。

　　四、立即尋求醫療協助。

　　化學製劑中毒並非與軍隊或恐怖分子全然相關；事實上，多數化學製劑中毒事件來自工業意外，像是火車出軌、化學製品洩漏、煉油廠火災，或者家庭清潔劑不當混合。

　　多數化學武器不若生物武器那樣，一遇光、遇熱或潮濕便迅速降解。

糜爛性毒劑

　　這些製劑使皮膚和黏膜發炎、起水泡，然後壞死。

路易氏劑 | Lewisite

這是一款以砷為基底的麻爛性毒劑，帶有天竺葵油氣味，研發於一戰末期，不過未曾用於戰場。路易氏劑製造不易且極其不穩定，已不再為武器用途生產，但仍做為重金屬螯合劑。一接觸就會痛。英國人研製了一款名為英國抗路易士劑（British Anti-Lewisite）的解毒劑。

芥子毒氣（硫芥子氣）| Sulfur Mustard

芥子毒氣是威力強大的烷基化藥物（alkylating agent），一種散發芥末或大蒜氣味的無色至淡黃色油狀液體。一旦接觸務必立即處理（通常使用濃度百分之三十的硫代硫酸鈉），以避免不可挽救的傷害發生。

芥子毒氣沒有真正的解毒劑，為避免二度感染，可採取支持性照護並對症治療，一旦水泡破裂皮膚將布滿傷口。抗生素派不上用上；至多有助於避免二度感染發生。

氰化物

當戰爭武器使用效率不彰，氰化物便是一種孤注一擲的武器——受害者若非迅速復原，就是死路一條。美國某些州使用氣態的氰化氫執行死刑。普魯士酸（Prussic acid）也是暗殺利器，吸入的效果類似心臟病發。

用在密閉空間的效果較佳，因為空氣中很難累積足以致命的濃度。它可以在氧氣充足的空間使細胞缺氧。（詳見〈第三章：經典毒物〉）

窒息劑

氯 | Chlorine

氯是一種氣味刺鼻的黃綠色氣體，更是第一種在一戰造成大規模

傷亡的化學戰劑。只要混合家庭清潔用品便能輕易製造出氯氣——家庭主婦應該熟知這種狀況，倘若誤將含氯漂白水和瓷磚清潔劑混合在一起。

吸入高濃度氯氣會立即引發黏膜發炎、眼睛燒灼、咳嗽及呼吸困難；肺水腫可能會在幾小時至幾天之間出現，視接觸毒物的時間和濃度而定。濃度高時，肺水腫幾個小時內就會出現。患者會因體內積水而溺死。

氯可以用火箭、砲彈和空投的方式部署。

光氣 | Phosgene

光氣廣泛用於工業領域。化學武器在一戰造成的死亡人數，有百分之八十是光氣砲彈所造成。光氣散發出發霉乾草或新割玉米、草地的氣味。它不會立即起刺激作用，但受害者有延遲性肺水腫的可能性。

少量光氣具有水果催熟劑的作用；可將番茄和草莓催紅。不過，當水果到顧客手上時，毒物已消散，對身體無害。（詳見〈第十章：工業毒物〉）

神經性毒劑

各種神經性毒劑的作用相似，下述綜合資訊適用於所有神經性毒劑。個別毒劑的特殊資訊請見該毒劑介紹。

大多數神經性毒劑都是自液體逐漸蒸發，變成氣體和蒸氣。它們可被吸入、攝入體內，或覆蓋在皮膚上。體重超過一百四十磅（約六十三‧五公斤）的人，僅需幾毫克就能致死（半數致死量〔median lethal dose，簡稱LD50〕，能殺死一半試驗總體之有害物質、有毒物質或游離輻射的劑量）。

G型神經毒劑（塔崩〔GA〕、沙林〔GB〕、沙門〔GD〕）是清澈無色

液體，在室溫下易揮發。可摻進水以及多數有機溶劑中，和水有相同的蒸發速率。

即使散發出氣味，逃離時間依舊不足。

軍隊稱之為Ｇ型毒劑的四種神經性毒劑，各個蒸氣都比空氣重，代表倒地的人（如癲癇發作）所接觸的毒氣會比保持站立者多。除非濃度極高，蒸氣不會透過皮膚被吸收。

德國化學家格哈德・施拉德（Gerhard Schrader）在二戰爆發前率先合成神經性毒劑，強效有機磷的作用方式和殺蟲劑相同：干擾正常的神經傳導，抑制乙醯膽鹼酯酶（acetylcholinesterase）。也就是說，它們阻擋做為肌肉與神經細胞關閉機制的化學物質適當運作。失去這種關閉機制，肌肉不斷地受到刺激，引起抽搐。當肌肉過度疲勞，便再也無法維持呼吸。

為呼應本書宗旨，筆者將對神經性毒劑大力著墨。所有神經性毒劑都是為了軍事或準軍事用途而製造。它們在日常生活中完全沒有任何作用。因此能夠取得的人一定擁有軍隊人脈，或來自特定軍事層級。

由於神經性毒劑是水溶性，較脂溶性的殺蟲劑更易排出體外，因此患者使用呼吸輔助器並待在加護病房的時間相對短。

所有這類毒劑的影響和症狀大致雷同。嚴重程度取決於使用的毒氣、蒸氣或液體濃度，再加上接觸毒物的時間長短。典型症狀是肌肉痙攣後，遲緩性癱瘓隨之而來。

神經性毒劑容易透過眼睛接觸和吸入的方式為身體充分吸收，隨後產生迅速、全身性的影響。液體透過皮膚吸收，但數分鐘後才會出現效果。

若遭嚴重攻擊，中樞神經系統會崩潰，導致劇烈的癲癇發作、意識混亂並陷入昏迷。中毒者的換氣功能受損，因此神經毒劑傷亡最常見的死因正是抽搐（劇烈抽搐致使患者可能咬穿舌頭，甚至造成背部和頸部骨折），還有呼吸窘迫。鼻漏（〔rhinorrhea〕流鼻水）和喉嚨緊

縮在接觸毒物後幾秒至幾分鐘內出現。

神經性毒劑誘發的癲癇重積狀態（〔status epilepticus〕連續癲癇發作）對抗痙攣藥物的反應，和其他形態的癲癇狀態不同。由於神經性毒劑被認為是多中心性，代表不只在一個場域施展作用，透過抑制癲癇發作時分泌物生成的藥物在此無計可施。

唯有苯二氮類藥物（benzodiazepines）如煩寧，才能有效對抗神經性毒劑導致的癲癇發作；任何可能接觸此類武器的軍人都會拿到十毫克的地西泮自動注射劑，稱為神經性毒劑抽搐解藥（Convulsive Antidote for Nerve Agent , CANA）。此外，「立即」施以阿托品，或許有助於改善病情。嚴重中毒的起始劑量為六毫克。很多人僅使用阿托品便幸運存活，劇烈中毒的劑量，一次可多達五十到一百毫克。另一個用於治療的藥物為 2-PAMCl（即氯解磷定〔pralidoxime chloride〕）。

首批緊急應變小組務必穿著合宜裝備進入污染地區。若有皮膚接觸的可能，必須穿戴化學防護衣和丁基橡膠手套，並使用獨立式呼吸設備。若緊急應變成員未受過營救神經性毒劑受害者的特殊技巧訓練，他們一旦進入現場，可能連自己都會成為受害者。緊急應變指導方針可詢問當地危害物質專隊（HAZMAT teams）與互助合作伙伴，以及最靠近的城市醫療反應系統（Metropolitan Medical Response System, MMRS）。

將受害者帶離毒物暴露源頭至關重要。皮膚或衣物受神經性毒劑污染者，可經由直接接觸或蒸氣使救援者中毒。然而，衣物會使蒸氣滯留，所有衣物都必須移除並加以隔離。所有傷亡者在轉移前必須完成消毒。

不同於其他化學或生物中毒者，神經性毒劑中毒的倖存者可以恢復至健康的生活。

防禦組織仍繼續從事研究，希冀能研製出神經性毒劑的解藥。

可類比神經性毒劑中毒的疾病或病痛有胃腸炎、攝入毒蕈鹼蕈類

（鵝膏菌屬、杯傘屬、絲蓋傘屬〔詳見〈第六章：脆弱的真菌〉〕）、農藥中毒（詳見〈第九章：農藥、殺蟲劑〉）、胺基甲酸酯（治療重症肌無力的藥物）服用過量、攝入金屬，以及特定蛇咬。（詳見〈第七章：蛇、蜘蛛和其他生物）

　　一九八〇年代期間，美國軍方開始憂心長期儲存下已變質的神經性毒劑，像是索曼。據悉，伊拉克曾有意取得合成索曼的起始原料。（然而，他們並未在一九八〇至一九八八年的兩伊戰爭期間使用索曼）

　　為解決他們的擔憂，軍方求助於一款可逆的膽鹼酶抑制劑胺基甲酸酯。他們推斷如先使用高劑量胺基甲酸酯，可延長神經細胞存活的時間，以確保士兵接觸致命毒劑時仍能保住性命。此研究促成了發送藥物給波灣戰爭聯軍的結果。

沙林 | Sarin

▶ **別名**：美軍代號 GB

▶ **毒性**：5

▶ **形態**：無臭的沙林是所有神經性毒劑中最容易揮發的一種。它也比較容易散布，並且在密閉空間累積達到最高濃度。在被皮膚吸收前便已蒸發，因此大部分都被肺部吸收，受害者身體迅速出現中毒症狀。

▶ **影響和症狀**：接觸中等強度的沙林會併生眼部問題和癲癇發作。沒有任何延遲症狀。

　　一滴液態沙林滴在皮膚上往往不具刺激性，受害者在身體症狀發作之前都不會察覺。穿透皮膚時，會導致局部流汗。毒物傳送到身體其他部位的時間取決於遭侵襲皮膚的位置：相較於腳掌，自耳後傳至全身所需的時間較短。

　　在皮膚下方，沙林遇上神經肌肉接合處會造成肌肉局部損傷。隨著神經性毒劑進入血液，這種情況一時半刻內還不會被察覺。症狀邁向全身化的第一步通常是胃腸一帶，接著大腦、胃、骨骼肌、心臟及

呼吸系統。全身性發作的終點是眼睛的房水（aqueous humors，編按：夾在角膜和晶狀體之間的透明液體）和乳頭肌（papillary muscle，編按：位於心室的肌肉），導致瞳孔明顯縮小。遭神經性毒氣侵襲的受害者常見癲癇發作，他們通常需要進行氣管插管，並使用諸如煩寧等特定抗癲癇藥物。

那些接觸少量沙林毒氣者表示，他們的注意力無法集中、意識不清、暈眩與失眠。這似乎和劑量無關，部分症狀可能和創傷後壓力症候群（PTSD）重疊。

▶ **毒性發作時間**：足以致命的劑量滴在皮膚上，可能需要三十分鐘的臨床反應時間，接著症狀才顯現。相較之下，蒸氣的作用時間不出幾秒鐘。非致命劑量的毒液，最長可能要十八個小時才發病。

▶ **解毒和治療**：迅速自暴露源撤離並消毒是首要之務。

根據沙林的劑量和暴露時間，神經性毒劑蒸氣的受害者一旦脫離現場，若未立即死亡，在施以解毒劑和對症治療的照護下，情況會大幅好轉。

皮膚消毒若未在幾分鐘內完成，將無法完整除去毒劑的污染，症狀仍然可能在接觸毒物的幾小時後顯現。

知名案例

一九九五年東京地鐵沙林毒氣攻擊事件中，由於受害者在通風不良的醫院病房接受治療，導致發生二次污染。醫護人員開始出現類似症狀。患者的衣物和毛髮也出現液滴飛沫再凝結。

大多數接觸沙林毒氣的人僅出現焦慮、情緒激動和創傷後壓力的症狀，但也有不少受害者產生複視、視覺模糊和眼睛疼痛。該起事件造成十三人死亡，以及少數重傷病患。缺氧時間的長短，似乎對受害者遭攻擊後的症狀和預後影響最大。心理創傷的持續時間更長，包括經驗重現、害怕進入地鐵，以及週期性焦慮發作。

索曼｜Soman

▶ **別名**：美軍代號GD

▶ **毒性**：5

▶ **形態**：有液態和氣態兩種，具輕微樟腦味。可經吸入、攝入或皮膚吸收進到人體。

▶ **影響和症狀**：受害者接觸毒物後，十分鐘內神經細胞將不可逆地被阻斷。由於黃金治療時間非常短，受害者需要長時間的呼吸器支持性照護。立即症狀和塔崩幾乎一模一樣。（見下文）

▶ **毒性發作時間**：接觸蒸氣後幾秒鐘內發作，液態則介於幾分鐘至十八小時之間。

▶ **解毒和治療**：使用Oxime解毒劑於事無補。但若盡速施予阿托品，能抑制毒劑效用。

▶ **解說**：由於索曼在環境中停留時間短暫，即使迅速派遣人員進入遭污染不久的地區，也不具危險性。

塔崩｜Tabun

▶ **別名**：美軍代號GA

▶ **毒性**：4到5；液體LD50為一公克；蒸氣為$400mg/m^3$（每立方公尺空氣中的毫克數）。

▶ **形態**：有液體和蒸氣兩種，散發出輕微水果氣味。易溶於水，可對飲水或食物下毒。不存在自然界中。皮膚接觸污染水源，以及衣物接觸塔崩蒸氣超過三十分鐘，都會造成不良的後果。

▶ **影響和症狀**：立即出現的症狀有流鼻水、溢淚、視覺模糊、流口水、大量流汗、胸悶、呼吸急促、腹瀉、尿量增加、意識混亂、嗜睡、虛弱無力、頭痛、噁心、嘔吐、腹痛、心律異常、血壓異常、肌肉抽搐。接觸大量的索曼會導致失去意識、抽搐、麻痺、呼吸衰竭，以及死亡。

　　報告指出，接觸輕微劑量的患者中，有百分之五十一出現睡眠障

礙、情緒變化和容易疲累等中樞神經系統影響。

▶ **毒性發作時間**：接觸蒸氣後幾秒鐘內，液態則介於幾分鐘至十八小時之間。

▶ **解毒和治療**：患者有復原的機會，先決條件是必須立即獲得救治（使用阿托品與對症治療）。當務之急是提供新鮮空氣，將患者帶離現場，並往高處移動。

▶ **解說**：德國於一九三六年研發出塔崩。其毒性在四十小時後消除。

　　它在人體內的分解緩慢，因此反覆接觸可能出現累積性影響。

VX

▶ **毒性**：6

▶ **形態**：VX是琥珀色、無臭、無味的油狀液體，除非遇高溫否則不易揮發。且蒸發緩慢，幾乎像機油。不存在自然界中。

　　一旦釋放到空氣中，人們會因皮膚接觸（毒性最強）、眼睛接觸或吸入而中毒。儘管不易與水混合，卻可以釋放到水中，飲用受污染的水或皮膚接觸受污染的水仍會中毒。

　　接觸後，衣物可攜帶毒氣約三十分鐘，同時對他人造成危害。由於VX在體內分解緩慢，反覆接觸可能出現累積性影響。

▶ **影響和症狀**：立即症狀包括流鼻水、溢淚、瞳孔縮小、眼睛疼痛、視覺模糊、流涎和大量出汗、咳嗽、胸悶、呼吸急促、腹瀉、尿量增加、意識混亂、嗜睡、心搏過慢或過快、血壓異常、虛弱、頭痛、噁心或嘔吐，以及腹痛。暴露在大劑量下會失去意識、抽搐、麻痺，並且呼吸衰竭。

　　患者過去二十四小時的病史是做出正確診斷的關鍵，畢竟許多疾病也具相同症狀。

　　即使一小滴VX，接觸到皮膚也能使人流汗且肌肉抽搐。

▶ **毒性發作時間**：症狀會在接觸蒸氣後的幾分鐘內顯現，或在接觸液

體後的幾分鐘到十八小時內出現，視接觸劑量多寡而定。在輕微至中度中毒的情況下，症狀最久可能延遲十八小時才出現。

▶ **解毒和治療**：VX有解毒劑；一般採對症治療。

▶ **解說**：英國於一九五○年代開發出VX，其後提供給美國做為軍事用途。

接觸毒物後，受害者應該接受以清水和鹼性溶液（編按：如家用漂白劑）徹底消毒。

鎮暴劑

這些製劑也用於化學戰，包括數種催淚瓦斯、會導致嘔吐的亞當氏毒氣（Adamsite），以及辣椒素（capsaicin），即一般人口中的胡椒噴霧（防狼噴霧）。

雖然通常不具致命性，還是會造成嚴重後果，使長者、兒童以及有呼吸和心臟問題的人喪命。

放射性武器

每個人每天都暴露在放射線中，但不至於產生有害的副作用。放射線可能被吸入，或者攝取自食物和水，又或者皮膚暴露在強烈光束下。有些人因為住在核電廠附近，或者接受醫療檢驗、放射性治療等，身體出現比較多症狀，但一般而言，這些劑量都不足以造成傷害，健康的細胞通常能修復低劑量放射線帶來的損傷。

放射線暴露可能是意外（如核電廠爆炸），或者蓄意人為（如引爆核彈）。作家最常使用的設定是恐怖分子引爆髒彈（dirty bomb），亦即會散播放射性物質（如核廢料或醫療設施的放射源）的傳統炸藥裝置。

▶ **毒性**：5

▶ **影響和症狀**：症狀取決於所接收的放射線多寡、暴露時間的長短、哪些器官受影響，以及接觸的方式。症狀包括噁心和嘔吐、腹瀉、皮膚灼傷（放射性皮炎）、極度虛弱和疲勞、食欲不振、暈厥、脫水、組織發炎（腫脹、發紅或壓痛），以及口、鼻、牙齦或直腸出血、低紅血球數（貧血）、掉髮。高劑量放射線將嚴重破壞細胞，造成如同癌症治療般的細胞死亡。

輻射病的併發症因接觸的劑量和方式而有所不同。一次性大劑量的急性中毒有急性效應以及慢性效應。在急性暴露下，若情況嚴重，可能導致輻射病症狀迅速展開，包括骨髓受損、胃腸失調、細菌感染、出血、貧血和體液流失。慢性效應則有白內障、暫時性不孕，以及癌症。嚴重的急性輻射暴露，可能在幾小時、幾天或幾星期內使人喪命，視劑量多寡而定。

長期暴露在放射線環境的人，身體經常在初次接觸的幾週內出現反應。不過，慢性暴露的徵兆和症狀有時經過數年才發作，有些個案甚至從未發病。

▶ **毒性發作時間**：數小時至數年。

▶ **解毒和治療**：放射線暴露所造成的影響無法經由治療逆轉。輻射病治療的目的在於幫助緩解徵兆和症狀。醫生可能用抗噁心的藥物和止痛藥減輕某些症狀，並用抗生素對抗繼發性感染，若患者貧血則給予輸血治療。

經美國食品藥物管理局批准可治療工安意外事故或髒彈所造成的放射線污染的藥物，包括：Radiogardase、pentetate calcium trisodium（Ca-DTPA），以及 pentetate zinc trisodium（Zn-DTPA）。這些藥物是預防緊急災害的國家儲備品。Radiogardase 亦稱普魯士藍，可治療接觸含有超標的銫-137（cesium-137）或鉈的有害放射線。Ca-DTPA 和 Zn-DTPA 可治療輻射鈽（plutonium）、鋂（americium）和鋦（curium）等

放射性污染。三種藥物的作用都是將放射性物質排出體外。

　　另一種對高劑量放射線中毒有幫助的藥物是 Filgrastim（Neupo-gen），目前用於接受化療或放射線治療的患者身上。這種藥物能刺激白血球細胞生長，有助於修復骨髓損傷。

　　若放射線暴露或污染的原因不明，乃至有多重來源，可同時服用多種藥物來預防或治療輻射病。

13 | 不算真的中毒，可是……
IT'S NOT REALLY POISONING, BUT

> 記憶包羅萬象，就一間藥房或化學實驗室，有時機率將我們的手
> 導向鎮痛藥物，有時導向危險的毒物。
> ——馬塞爾・普魯斯特（Marcel Proust, 1871-1922）

在本章中，我們將處理和中毒相關的兩個領域。第一部分介紹的是過
敏反應，這是有可能致命的。第二部分則介紹一些關於「集體歇斯底
里」或「集體社會官能症」等古老現象的最新資訊：當一群人相信自
己中毒、實則不然時，會發生什麼事。

過敏

近年來，人們對於過敏驚人的殺傷力有愈來愈深刻的認識——如
過敏性休克——尤其是花生過敏這類事件。有些小學已禁止供應花生
醬三明治，因為一些學生對花生過敏的程度，嚴重到和花生醬共處一
室便能引發具致命性的過敏反應。

過敏反應變化無常，有些甚至獨一無二，對身體造成的影響數也
數不清——但無非皆來自同一個簡單的機制：身體免疫系統失去控制。

免疫系統是身體擊退疾病或外來物的門路。當細菌或其他不友善
的微生物進入體內，你的免疫系統會立即展開防禦行動：你開始流鼻
水，隨後咳嗽、打噴嚏，以擺脫攻擊鼻子和喉嚨的病毒；嘔吐或腹瀉，
以擺脫那些攻擊胃腸的有機體；白血球細胞倍增，以對付從傷口進到

體內或病菌所引起的不友善細菌。

　　但偶爾，身體會把不該被當做威脅的東西視為威脅。它可能是某款肥皂或食物，某種藥物或蚊蟲叮咬，花粉或動物皮屑，或者任何你食用、呼吸或碰觸的東西。

　　於是免疫系統啟動，開始對抗這個新的威脅。你的皮膚因為使用某款肥皂或者食用甲殼類，便開始發癢起疹。你服用青黴素治療嚴重的支氣管炎而喉嚨緊縮。被蜜蜂螫到的傷口異常腫大。你和貓玩，或者只不過買點鮮花，鼻子就噴嚏、抽吸不止。

　　有許多物質比其他物質更容易引起過敏。牛奶、雞蛋、花生、堅果類和甲殼類是幾個最常見的食物過敏原。花粉是大多數花粉熱病例背後的頭號元凶，但禾本科植物可能也是一大主因。黴菌也是一種普遍的過敏原，還有貓的皮屑（不是一般人以為的貓毛）。

　　不過，任何東西都能使人過敏，同時因為過敏反應變化多端，任何症狀都有可能出現。某人可能食用蝦子後覺得身體有點癢，另一個人卻全身起鮮紅的蕁麻疹。雖然有些孩子長大後便不再對特定食物過敏，成年時對某物過敏（也就是對花粉之類的抗原起反應，特別是在反覆暴露後）卻通常會伴其終生。

　　更饒富興味的是，對某種東西過敏可能誘發其他過敏，或使現有的過敏情況惡化。舉例來說，若有人對每年春天出現的特定花粉過敏，而且對貓的皮屑也有輕微過敏情形，每當春天到來，花粉過敏一發作，對貓皮屑的過敏可能惡化。或者，有個人對特定地區生長的某種禾本植物過敏，搬到另一個地方後暫時擺脫過敏——直到一次花粉過敏出現，引發他對新環境各種禾本植物強弱不一的過敏。

　　多數輕微的過敏反應，惱人程度不一，像是花粉熱和皮疹，端看打噴嚏或發癢的情況有多糟。然過敏反應鮮少對生命造成危害。花粉熱或對其他吸入物（如塵蟎和寵物皮屑）的過敏反應可能引發氣喘，而氣喘有時會使人喪命，但十之八九不會有大礙。

　　絕大多數過敏反應只能說是很惱人，有些則會造成過敏性休克。

　　過敏性休克——更精確的醫療術語是全身過敏性反應（Anaphylaxis）——是侵襲全身的過敏反應，通常很嚴重，甚至危及性命。組織胺（histamine）釋放到身體每一處，緊縮呼吸道，導致喘鳴及呼吸困難。包括噁心、嘔吐和腹瀉在內的胃腸症狀出現，以及蕁麻疹，特別是嘴唇和喉嚨最嚴重，又進一步抑制呼吸。過敏反應發生得突然又充滿戲劇性，可在幾分鐘內造成死亡。

　　吸入性過敏原鮮少導致過敏性休克（但有可能發生），不過藥物與食物過敏和昆蟲叮咬很容易導致過敏性休克。

　　當身體初次對某個過敏原有反應，第一次的過敏反應通常非常輕微。但很多對藥物與昆蟲，還有某些食物的過敏反應，會隨著每次接觸日益惡化，所以每次發作都該被視為有可能危及生命。舉例來說，若支氣管炎患者服用青黴素產生輕微過敏反應，像是喉嚨稍微緊縮及皮膚輕微皮疹，則下一次服用青黴素導致過敏性休克的機率將大幅增加。這就是為什麼一旦確定患者對青黴素過敏，通常不會再使用青黴素或其他化學成分相似的藥物治療。（除非你筆下的壞蛋把替代品換成青黴素，一如哈瑞·凱莫曼（Harry Kemelman）在《Wednesday the Rabbi Got Wet》裡的劇情設計。）

　　對食物嚴重過敏的人有個特別頭痛的問題：表面上看似安全的食物，實際上成分中可能含有危險的過敏原。有這類嚴重過敏的人通常會隨身攜帶一款筆型速效注射型腎上腺素EpiPen，朝大腿注射後便可抵擋全身過敏性反應，起碼放慢發作速度，爭取送醫急救的時間。

　　另一種治療全身過敏性反應的方法是開通氣道，通常是由護理人員在現場執行，（如果可能）他們會把管子伸進患者喉嚨，或進行緊急氣管切開術，將管子直接插到患者的氣管。隨後以靜脈輸液治療休克，並根據症狀表現給藥。強體松（prednisone）和抗組織胺則用於進一步對抗過敏。

集體社會官能症

集體社會官能症亦稱作集體精神官能症，或傳染性歇斯底里、集體歇斯底里。之所以有許多名稱，是因為直到最近才有相對深入的研究；不過，這類描述早在中世紀便已出現。

最簡單的說明是，有一群人相信他們已經中毒，並且受到不良的影響，但他們其實沒有中毒，或者所經歷的症狀並非中毒所致。二〇〇〇年，田納西州一所高中曾發生過這類事件。一名教師覺得自己聞到瓦斯氣味，接著身體出現典型的中毒症狀：頭痛、噁心、頭暈、嘔吐，並且呼吸困難（這是她過度換氣所致）。她的學生也開始出現類似症狀。與此同時，醫護人員和其他急救人員趕往學校，校園裡有愈來愈多師生出現中毒徵兆，在奔跑和撤離的過程中，愈來愈多人感到身體不適（這些人真的生病了，但不是因為中毒。）

即便如此，沒有人找到任何瓦斯外洩的證據。由於沒有證據顯示真的有人中毒，症狀隨即自我解除了。

問題是，為什麼這麼多人都出現症狀？沒有人知道背後原因，只知道症狀確實出現。一名專家主張，這是出於人類自然的同理心——當你看到別人嘔吐，也會感到噁心想吐。

這種現象雖不普遍，卻不若人們以為的如此罕見。賓州匹茲堡毒物中心的醫療毒理學家賈維德·阿克塔爾醫生（Dr. Jawaid Akhtar）表示，他每年都會聽到一、兩起類似案例。前美國疾病管制中心流行病情報員、現任田納西州州立流行病學家提摩希·瓊斯醫生（Dr. Timothy Jones）提到，自從上述二〇〇〇年的高中事件後，他又聽聞多次類似事件爆發。他同時表示，他認識的公共衛生界人士對這類現象均不陌生。

它最常在社會氣氛緊張的時期，發生在校園和工作場所（特別是工廠）。二〇〇一年，九一一恐怖攻擊後的炭疽恐慌期間，好幾間郵

局由於雇員自認聞到異味且身體不適而關閉，儘管建築物內找不到任何炭疽或其他毒素的跡象。

受害者身體顯現的症狀貨真價實；他真的噁心想吐，並且呼吸困難。但發病原因是看到其他人身體不適，外加對中毒的焦慮及恐懼，而非毒性發作。

事實上，那就是急救人員處理這類情況遭遇的障礙之一。他們不能冒險假設一切只是心理作用——瓦斯外洩或其他有害物質可能在空氣中散逸；發生的機率很高。許多專家認為，幫助急救人員辨認此種症候，是建立標準處理程序的第一步。也有建議指出，急救人員應該將患者分開，個別治療，並盡可能地緩解他們的恐懼，但不要暗示病情是虛構的，或說他們瘋了。

集體社會官能症的現象日漸受到重視，建議你不妨上網搜尋，如www.pubmed.gov，進一步獲得最新的研究資訊。

14 | 自行創造獨一無二的毒物
CREATE YOUR OWN POISON

> 一件事情不會發生，直到它被描述。
> ——維吉尼雅·吳爾芙（Virginia Woolf, 1882-1941）

> 為了搶救可供軍用的病毒武器，將軍偷偷帶走一瓶抗體。當時的他完全不知道，最初透過肢體接觸——猴子傳給猴子，然後猴子再傳給人類——散播開來的病毒即將突變為空氣接觸傳染。眼下，他無法控制病毒的影響。如今全世界都會被感染，就好像人人都會感冒一樣。
> ——羅賓·庫克（Robin Cook），《伊波拉爆發》（*Outbreak*）

好萊塢的口號向來是：不要只是抄襲；抄襲，然後改寫得比原來更精采。在上述例子中，作者將某種出血性病毒（一種會造成高燒和七孔流血的病毒）改造，以符合自己想要達到的效果，構思出一種殺傷力超乎想像的致命病毒。

世上的毒物和疾病琳琅滿目，你可能會納悶，為什麼有人想創造虛擬的殺人手段——但對於需要帶入特定事件或特定後果的作者而言，這麼做有助於達成目的。作家想捏造一種毒物可以有諸多理由。時間背景設定在未來的小說為維持可信度，可能需要無人聽過的毒物。或許故事需要超速效毒物來推動劇情，但主角又沒有取得那些真實存在超速效毒物的可信管道。通常，一個鮮為人知卻極具特色的毒物可以凸顯一名優秀警探的學識淵博。有時候，創作虛擬毒物的過程

就是比較好玩。（又或者具有實際用途。若你想表達的是特定藥物或家庭用品的負面意義，虛擬會比冒著觸怒藥廠或製藥商的風險更安全。）

舉例來說，某集《星艦爭霸戰》（Star Trek）裡曾出現基因老化疾病——但它沒有演出逐年的發展，反而讓老化一夜發生。

做為本書研究的一部分，我嘗試辨認安伯托・艾可（Umberto Eco）在他的傑作《玫瑰的名字》（*The Name of the Rose*）中所使用的毒物。經詳細檢查，結論是艾可創造了一種符合自身寫作目的的毒物，因為綜觀歷史，沒有一種藥物能夠符合他筆下毒物的所有特質。

本章的重點不是告訴你如何調製真實的毒物或疾病，而是教你如何虛擬。無論基於什麼理由，若你想創造一種虛擬毒物，以下幾個重點務必謹記在心：

一、確實研究，才能寫出專業、可信的作品。

二、寫出差異。提供詳細描述。模仿其他對象的製劑雖充滿趣味，但一定要讓原型和複製對象之間有所差異。這個差異可以是次要細節，這是你筆下偵探炫耀才華的機會。一如泰瑞・普萊契（Terry Pratchett）的作品《金字塔》（*Pyramids*）裡的毒物 Bloat，它是一種會使人體細胞擴張兩千倍的河豚毒素——刺客公會以這種方法殺人，不但致命且具爆炸性。

三、連貫性。即使毒物是來自火星的黃色野草（如克拉克・艾希頓・史密斯〔Clark Ashton Smith〕《冥王星藥物》〔*The Plutonian Drug*〕中的 Akpaloli），一種極其怪異的毒素，不但會使人心臟病發瞬間致死，也能做為興奮劑，而且影響程度因人而異，其前後之間的不一致也必須有連貫性。

毒物的毒性完全取決於你想要造成什麼樣的災難。如果你想營造

浪漫的懸念，想在解毒劑發明前讓女主角日漸消瘦，一般毒性便足以
達到目的。若是壞蛋只是想威嚇主角而已，那麼應該創造能迅速造成
傷害而不是致命的毒物。大多數以毒殺為導向的推理故事，仰賴讓不
知情的受害者經由空氣、食物或接觸而遭遇不測。

形態

　　對受害者施用毒物的手段繁多。攝影師被腳架弄傷，或許可為
強效毒素開啟進入血液的大門。神祕的有毒吹箭也是手段之一，電影
《少年福爾摩斯》(*Young Sherlock Holmes*) 或間諜、叢林故事經常使用。

　　傳統的室內設計格言「型隨機能」(form follows function) 在決定使
毒物形態方面也絕對適用。(誠如前述的攝影師腳架，液體或潤滑油
的效果應該最好。)

　　先決定你想如何施用或散布毒物、疾病，接著全力促成這個發
展。再次強調，一切取決於你想用毒物達成什麼目的。若要在受害者
的威士忌和蘇打水裡投毒，務必確保毒物是無味的液體或易溶解的粉
末，否則就要選擇很甜的飲料 (像是長島冰茶) 以掩蓋毒物的苦味。
(GHB 和其他約會強暴藥物通常都是這樣讓受害者跌入陷阱。)

　　你是否打算殺害整個家庭，然後布置成一場意外？若是如此，你
需要一種無臭無色的氣體，便於操作又不會引人猜疑。烤肉是最簡單
的辦法。木炭燃燒時所產生的有毒氣體一氧化碳，在不通風的房間或
屋裡會對人體造成毒害。熱水器、瓦斯爐和其他電器如果通風不良，
也能以相同方式置人於死。(在這種情況下，櫻桃紅的嘴唇和指尖就
能揭露受害者死因。) 熱水器成為凶手，現場看似意外——但真是這
樣嗎？

症狀

　　在症狀方面，你可以大展創意。只是，一旦決定受害者的症狀，謹記人體運作方式是非常重要的。了解毒物如何侵襲人體，雖然這部分鮮少在故事中討論交代，卻有助於認識它在特定條件下的作用，而且你的知識能增加故事的可信度。影響平滑肌運作的物質會阻礙呼吸，並造成呼吸窘迫，釀成死亡。攝入氰化物會影響肺部的氧氣吸收。

　　多數攝入或吸入體內的毒物使人噁心想吐，有時甚至便祕，或者更常見的症狀是腹瀉。使用虛擬毒物應盡量避免不尋常的不良反應，除非那樣的可能性已事先鋪陳，或者不良反應只是轉移注意力的空包彈。也許警探提到每天服用阿斯匹靈的人會對該毒物免疫。

　　若想為故事增添趣味，可以選擇對多數人有害、又能夠改善特定疾病的毒物，例如毛地黃對心臟病患是有助益的。有一則故事裡的受害者罹病已久，但她的家人等不及將她送入黃泉，於是決定在她的食物裡添加砒霜，助她一臂之力。她的病情出乎家人意料，日漸好轉。在沮喪失望之際，他們最終槍殺了她。後來，他們才知道，她是罕見需要靠砷維持生命的人之一，只是她生前拒絕醫生所提供的必要治療。他們投毒的舉動不但未讓她的病情惡化，反而使她日益健康。

附帶症狀

　　毒物通常有某些的主要影響和附帶症狀。

　　腐蝕，或腐蝕性作用，是對人體組織的化學破壞，譬如酸性的鹽酸，或鹼性的鹼水，通常只要接觸就會產生反應。腐蝕會形成癒合緩慢的灼傷，除非受害者過世，這些灼傷往往成為永久的疤痕組織。燒灼疼痛通常是吞食後的初步症狀，其次是嘔吐、無法控制的腹瀉和血便。附帶症狀包括出血和全身性感染，有時成為導致死亡的最終因素。

　　細胞毒性意謂著細胞中毒，表現成症狀就是細胞破壞和死亡。這可以是體內任一種細胞。如前文所述，一氧化碳容易和紅血球細胞結合且緊抓不放，阻止氧氣的吸收。然後在缺氧的情況下，皮膚漸漸發紅，嘴唇和指尖呈櫻桃紅色。一氧化碳模仿氧氣，因此血液的顏色比含氧血還要鮮紅，剝奪氧氣的氰化物則會造成偏藍色的血液。接著一切停止運轉。

　　苯胺是另一個例子，它將紅血球細胞轉變成變性血紅蛋白（methemoglobin）。汞鹽侵襲腎臟細胞，導致腎臟衰竭。神經毒素箭毒侵襲神經細胞，導致全身癱瘓，使患者無法呼吸，最終窒息而死。毒氣、腐蝕劑或酸也會造成皮膚損害。

　　有些毒物則是損害中樞神經系統。鎮靜劑如巴比妥類藥物和酒精會干擾大腦、心臟、肺臟和肌肉之間的聯繫，減緩其發揮作用，導致昏迷和癱瘓。嚴重酒精中毒者（五分鐘內喝完一瓶蘇格蘭威士忌）可能看似好轉，兩、三天後卻因為腦水腫不治。

　　砷、鉛和汞（以及其他重金屬）則是透過阻礙重要的酶（酵素）分泌，從而使人體停止運作。

　　各種毒物的主要症狀是明確的。次要影響可能來自所有或任一主要症狀，並且因人而異。以下是和重要人體機能直接相關的症狀：呼吸、循環和排泄。當呼吸停止五分鐘或更久的時間，心臟往往停止跳動，同時大腦細胞死亡。當腎臟或肝臟衰竭，人體無法排泄廢物——包括毒物——除非積極維持生命跡象，好比進行腎臟透析或器官移植，否則受害者將在幾天內死亡。

　　創造專屬製劑時，你可以隨心所欲安排毒物依據合理的方式運作。舉例來說，和輻射有關的一個迷思是，一旦暴露在輻射中，人體就會變得具放射性、在黑暗中發光，還會損害他人。這是錯的。曝露不代表被污染。輻射污染的前提是物質殘留或進入體內。人體本身並不具放射性，具有放射性的是那些在皮膚上或體內的物質。這就是為

什麼受到污染時需要脫去衣物，甚至用毛刷清洗皮膚。不過，只要提供合理的解釋，你當然可以在故事中創造出一種接觸後會發光的放射物。

解毒劑

你所使用的解毒劑和治療方法，都要注意和毒物的症狀及效果一致。請注意，有特定解毒劑的毒物其實少之又少。中毒治療基本上都是繞著排除受害者體內毒物和對症治療打轉，僅少數毒物的作用能夠以解毒劑抵消。

某些治療或解毒劑可能包括使用抗生素消滅細菌，或以抗毒素（antitoxins）阻斷肉毒桿菌中毒、破傷風和其他生物毒素的特定影響。延續生命跡象端賴對症治療。很多解毒劑和治療在執行上一旦有瑕疵，本身就有殺傷力。

作用時間也很重要，而且會產生矛盾，譬如一九八八年的電影《死亡漩渦》（DOA）中，受害者有二十四小時（一九五〇年版本則是一週）可以摸索自己身中何毒。有些毒物會破壞神經系統，像是超級致命的VX毒氣，倘若未能立即注射解毒劑（VX的解毒劑是阿托品），人體將在短短幾分鐘內徹底失去作用。（所以軍隊才會同時發放毒氣面具和阿托品注射劑。）《絕地任務》（The Rock）裡使用名為VX-2的綠色液體，會讓受害者皮膚起水泡並溶解。唯一的方法，就是將解毒劑立即朝心臟注射。（現今有一種稱作二元VX的武器，混合後會產生致命的VX神經毒劑。）

其他毒物如蕈類生物鹼，可能要數天或數星期未施打解毒劑的情況下，才會致人於死。

如果你需要時間趕往醫院，或讓凶手捏造不在場證據，或安排受害者留下死亡線索，時間控制是一大重點。除非是高度腐蝕性物質，

毒物吞嚥後需要好幾分鐘才會進到胃部，再轉往血液，造成傷害。即使是速效氰化物，吞嚥至發作都可能長達十五分鐘。通常立即發作的情況來自吸入或注射毒物。一般而言，經由皮膚吸收的反應時間最慢，但也有例外；無論液體或毒氣，VX和其他神經毒劑的作用總會立即顯現。

大致而言，毒物的揮發性和不穩定度愈大，應付起來就愈棘手，對處理毒物的人也愈危險。

毒物命名

只要症狀和形態確定了，你可以尋找符合需求的已知毒物，或者毒物組合。創造一個虛擬毒物的名稱是棘手的工作。化學知識很有用。解剖學的基礎知識也有幫助。為時代小說設計的自然毒物，名稱簡單會比較合適。多音節的化學名稱不應該出現在一九三〇年代或更早的時空背景。即使是現在，人們仍較常使用熟悉的名稱，像是把三硝基甲苯稱為TNT。

如果你創造的是病毒或細菌，有一些命名規則可以遵循。病毒的命名通常根據：

一、起源地（香港流感）。

二、帶原動物（禽流感）。

三、對人體的影響（像是影響免疫系統的人類免疫缺陷病毒〔HIV〕，或是影響肝臟的肝炎）。

突變體和變異則在名稱前後加上字母或數字做標示（如A型、B型、C型肝炎）。名稱太長的話，會有縮寫（HIV即「human immu-nodeficiency virus」的縮寫）。另一方面，細菌名稱則是由發現者決

定，無一定規則；或許會以發現者本人、朋友、孩子或敵人的名字命名。通常都有拉丁名稱，但並非必要。

閱讀化學物質目錄會有幫助。研究這些名稱的組成，試著拆解它們，把不同的音節組合在一起。聽起來順耳的話，就用吧。只要記得，太長的名稱反覆敲打起來可是非常惱人的。

如果毒物是真實化學物質的組合，務必了解各個元素如何運作，畢竟組成的毒物就像它們的旁系分支。《死亡漩渦》可謂失敗範例。電影中使用的毒物氯化鐳（Radium Chloride）應該是半鐳半氯化物。任何形態的鐳大致都會造成輻射病症，包括噁心、嘔吐、掉髮、皮膚乾燥、腹瀉、內出血、感染、大小便失禁、脫水、高燒、消瘦，昏迷以及死亡。這一切可能在二十四小時內至數星期之間發生，視暴露程度而定。固態的氯化物或氣態的氯，大多會導致體內灼傷、喉嚨狹窄、無法吞嚥，以及其他問題。而電影中的受害者完全不見上述症狀表現，或暗示輻射病症是他罹病的部分原因。

總而言之，善用你的生活經驗，其他的任憑你來創造！

幾個虛擬毒物的例子如下：

- Meta-cyanide，來自電玩《沙丘魔堡》（Dune）：以細小的高姆刺（Gom Jabbar）注射的致命毒素。
- Brainwash gas，來自電玩《沙丘魔堡2》：神經毒氣，能使作戰小隊暫時效忠於奧多斯家族（House Ordos）。
- Iocaine，來自威廉・戈曼《公主新娘》（William Goldman's The Princess Bride）：致命澳洲毒物，無臭無味且極易溶解；以粉末形態存在，慢慢累積的話免疫力可不受影響。男主角衛斯理使用的毒物。
- Smilex，來自《蝙蝠俠》（Batman）：小丑的殺人毒物，只要幾分鐘就能奪命，受害者死後留下露齒獰笑的僵硬表情。
- FEX-M3，來自《星際大戰》（Star Wars）：十秒內奏效的致命神經毒素，以射飛鏢的方式執行。

- Sennari，來自《星際大戰》：第二集中以作用快速的卡明諾（Kamino）毒鏢，剷除了薩姆・維賽爾（Zam Wesell）。

- Sandbat venom，來自《星際大戰》：塔圖因沙蝙蝠的自然毒液；塔斯肯突擊隊（Tusken Raider）的武器。

- Krayt dragon poison，來自《星際大戰》：克雷特龍的致命毒素。

- Malkite themfar，來自《星際大戰》：「星際大戰延伸宇宙」裡，刺客的招牌毒物。

- Silent Night，來自《限制級戰警》(xXx)：氣態神經毒劑，可殺死數百萬人，唯有深海有辦法分解此毒。

- 2,4,5 Trioxin，來自《芝加哥打鬼》系列（*the Return of the Living Dead series*）：讓屍體復甦變成殭屍的毒氣；最初由軍隊研發做為消滅大麻植株的除草劑。

附錄 1：按施用方法排序

APPENDIX 1: POISONS BY METHODS OF ADMINISTRATION

　　「施用」指的是毒物如何進入一個人的體內。若你筆下的壞蛋有絕妙的方法將主角困在密閉空間而不生疑，儘管選用「呼吸」條目下的毒物。「黏膜吸收」和「皮膚吸收」不同。陰道、直腸和鼻腔都是黏膜，舌下也是。這些地方吸收藥物和其他毒素的速度遠比皮膚迅速。

呼吸

酸｜Acid

丙烯醯胺｜Acrylamide

氨｜Ammonia

苯胺｜Aniline

炭疽病｜Anthrax

銻｜Antimony

砷｜Arsenic

阿托品｜Atropine

鋇｜Barium

苯｜Benzene

硼酸｜Boric acid

鎘｜Cadmium

樟腦｜Camphor

一氧化碳｜Carbon monoxide

四氯化碳｜Carbon tetrachloride

氯胺-T｜Chloramine-T

氯｜Chlorine

鉻｜Chromium

古柯鹼（可卡因）｜Cocaine

銅｜Copper

氰化物｜Cyanide

硫酸二甲酯｜Dimethyl sulfate

腎上腺素｜Epinephrine

乙醚｜Ether

二氯乙醇｜Ethylene chlorohydrin

氟乙酸｜Fluoroacetate

甲醛｜Formaldehyde

海洛因｜Heroin

硫化氫｜Hydrogen sulfide

異丙醇｜Isopropanol

K他命｜Ketamine

鉛｜Lead

汞｜Mercury

尼古丁｜Nicotine

硝化甘油｜Nitroglycerin

一氧化二氮｜Nitrous oxide

草酸｜Oxalic acid

石油餾出物｜Petroleum distillates

苯環利定（PCP）｜Phencyclidine

酚｜Phenol

光氣（碳醯氯）｜Phosgene

膦｜Phosphine

（白、黃）磷｜Phosphorus

除蟲菊精｜Pyrethrin

魚藤酮｜Rotenone

沙林｜Sarin

天花｜Smallpox

疊氮化鈉｜Sodium azide

索曼｜Soman

番木虌鹼｜Strychnine

塔崩｜Tabun

四氯乙烯｜Tetrachloroethylene

四氯乙烷｜Tetrachloroethane

三氯乙烷｜Trichloroethane

三硝基甲苯｜Trinitrotoluene

兔熱病（土倫病）｜Tularemia

鹿花菌｜Turbantop

松節油｜Turpentine

泛得林｜Ventolin

佛羅拿｜Veronal

VX

注射

龍紋蝰（極北蝰）｜Adder

空氣栓塞｜Air embolism

安非他命｜Amphetamine

琥珀膽鹼｜Anectine

阿托品｜Atropine

鋇｜Barium

鉤鼻海蛇｜Beaked sea snake

苯二氮平類藥物｜Benzodiazepines

黑寡婦｜Black widow

藍圈章魚｜Blue-ringed octopus

肉毒桿菌｜Botulinum

棕色遁蛛｜Brown recluse

咖啡因｜Caffeine

降保適｜Catapres

金雞納樹皮｜Cinchona bark

辛可芬｜Cinchophen

眼鏡蛇｜Cobra

古柯鹼（可卡因）｜Cocaine

可待因｜Codeine

條紋蠍｜Common striped scorpion

芋螺｜Cone shells

食魚蝮｜Cottonmouth

可邁丁｜Coumadin

箭毒｜Curare

帝拔癲｜Depakene

搖頭丸（快樂丸）｜Ecstasy

Elavil

腎上腺素｜Epinephrine

希拉毒蜥（美國毒蜥）｜Gila monster

金｜Gold

好度｜Haldol

海洛因｜Heroin

吐根｜Ipecac

水母｜Jellyfish

K他命｜Ketamine

來適泄｜Lasix

利彼攣｜Librax

鋰鹽｜Lithium

LSD

單胺氧化酶抑制劑｜MAO inhibitor

甲基安非他命｜Methamphetamine

諾來舒｜Norflex

乃普朗明｜Norpramin

肉豆蔻｜Nutmeg

伯樂｜Paral

麻妥儂｜Pavulon

Percodan

石油餾出物｜Petroleum distillates

苯環利定（PCP）｜Phencyclidine

非那根｜Phenergan

毒扁豆鹼｜Physostigmine

鼠疫｜Plague

僧帽水母（葡萄牙戰士）｜Portuguese man-of-war

Preludin

普魯卡因胺｜Procainamide

普魯卡因、利多卡因｜Procaine and lidocaine

安眠酮｜Quaalude

奎寧定｜Quinidine

奎寧｜Quinine

響尾蛇｜Rattlesnake

羅眠樂｜Rohypnol

蠍子魚（鮋科）｜Scorpionfish

硫噴妥鈉｜Sodium pentothal

Stelazine

刺魟｜Stingray

托拉靈｜Thorazine

兔熱病（土倫病）｜Tularemia

Tubarine

煩寧｜Valium

佛羅拿｜Veronal

黏膜吸收 ————————

阿托品｜Atropine

苯二氮平類藥物｜Benzodiazepines

硼酸｜Boric acid

水合氯醛｜Chloral hydrate

硫酸二甲酯｜Dimethyl sulfate

服立治兒｜Flagyl

好度｜Haldol

鋰鹽｜Lithium

硝化甘油｜Nitroglycerin

非那根｜Phenergan

毒扁豆鹼｜Physostigmine

過錳酸鉀｜Potassium permanganate

索曼｜Soman

Stelazine

塔崩｜Tabun

托拉靈｜Thorazine

VX

皮膚吸收 ————————

酸｜Acid

丙烯醯胺｜Acrylamide

鹼｜Alkalis

苯胺｜Aniline

炭疽病｜Anthrax

硼酸｜Boric acid

樟腦｜Camphor

斑蝥素｜Cantharidin

四氯化碳｜Carbon tetrachloride

陽離子清潔劑｜Cationic detergents

氯胺-T｜Chloramine-T

氯｜Chlorine

鉻｜Chromium

氰化物｜Cyanide

硫酸二甲酯｜Dimethyl sulfate

敵草快｜Diquat

腎上腺素｜Epinephrine

二氯乙醇｜Ethylene chlorohydrin

異丙醇｜Isopropanol

烏頭（僧帽）｜Monkshood

尼古丁｜Nicotine

硝化甘油｜Nitroglycerin

草酸｜Oxalic acid

巴拉刈｜Paraquat

酚｜Phenol

箭毒蛙｜Poison dart frogs

普魯卡因、利多卡因｜Procaine、
lidocaine

除蟲菊精｜Pyrethrin

放射線｜Radiation

叉子圓柏｜Savin

硝酸銀｜Silver nitrate

索曼｜Soman

番木鱉鹼｜Strychnine

塔崩｜Tabun

四氯乙烷｜Tetrachloroethane

三硝基甲苯｜Trinitrotoluene

病毒性出血熱（VHF）｜Viral Hemor-
rhagic Fever

VX

煙吸

古柯鹼（可卡因）｜Cocaine

海洛因｜Heroin

K他命｜Ketamine

大麻｜Marijuana

甲基安非他命｜Methamphetamine

鴉片｜Opium

苯環利定（PCP）｜Phencyclidine

吞食

酸｜Acid

丙烯醯胺｜Acrylamide

非洲牛奶樹（帝錦）｜African milk plant

西非荔枝果｜Akee

驅蟲合歡｜Albizia anthelmintics

愛道美｜Aldomet

鹼｜Alkalis

唑吡坦｜Ambien

氨｜Ammonia

安非他命｜Amphetamine

苯胺｜Aniline

炭疽病｜Anthrax

銻｜Antimony

砷｜Arsenic

阿斯匹靈｜Aspirin

阿托方｜Atophan

阿托品｜Atropine

細菌性食物中毒｜Bacterial food
poisoning

類葉升麻｜Baneberry

麻瘋樹｜Barbados nut

顛茄｜Belladonna

苯｜Benzene

苯二氮平類藥物｜Benzodiazepines

檳榔子｜Betel nut seed

雙殼貝類｜Bivalve shellfish

黑嚏根草｜Black hellebore

刺槐（洋槐）｜Black locust

血根草｜Bloodroot

硼酸｜Boric acid

肉毒桿菌｜Botulinum

溴酸鹽｜Bromate

瀉根或白瀉根｜Bryony or White bryony

鎘｜Cadmium

咖啡因｜Caffeine

斑螯素｜Cantharidin

胺基甲酸酯（胺基甲酸鹽類）｜Carbamate

四氯化碳｜Carbon tetrachloride

木薯（樹薯）｜Cassava

蓖麻子｜Castor bean

降保適｜Catapres

陽離子清潔劑｜Cationic detergents

白屈菜｜Celandine

水合氯醛｜Chloral hydrate

氯胺-T｜Chloramine-T

氯化碳氫化合物｜Chlorinated hydro-carbons

氯苯氧基類除草劑｜Chlorophenoxy herbicides

鉻｜Chromium

金雞納樹皮｜Cinchona bark

辛可芬｜Cinchophen

古柯鹼（可卡因）｜Cocaine

可待因｜Codeine

苦西瓜｜Colocynth

銅｜Copper

麥仙翁｜Corn cockle

可邁丁｜Coumadin

巴豆油｜Croton oil

白星海芋｜Cuckoopint

氰化物｜Cyanide

瑞香｜Daphne

致命網帽｜Deadly webcap

死亡卡馬斯｜Death camas

鬼筆鵝膏（死帽蕈）｜Death Cap

帝拔癲｜Depakene

毛地黃毒苷｜Digitoxin

硫酸二甲酯｜Dimethyl sulfate

敵草快｜Diquat

山靛｜Dog mercury

Dyphylline

搖頭丸（快樂丸）｜Ecstasy

Elavil

接骨木果｜Elderberry

腎上腺素｜Epinephrine

麥角｜Ergot

乙醇｜Ethanol

二氯乙醇｜Ethylene chlorohydrin

乙二醇｜Ethylene glycol

藜蘆｜False hellebore

氟乙酸｜Fluoroacetate

毒歐芹｜Fool's parsley

甲醛｜Formaldehyde

毛地黃｜Foxglove

盔孢傘｜Galerinas

GHB（液態搖頭丸）

金｜Gold

好度｜Haldol

毒參｜Hemlock

天仙子（莨菪）｜Henbane

馬栗（七葉樹）｜Horse chestnut

繡球花｜Hydrangea

恩特來｜Inderal

半邊蓮｜Indian tobacco

絲蓋傘｜Inocybe

碘｜Iodine

吐根｜Ipecac

鐵｜Iron

異丙醇｜Isopropanol

曼陀羅花（吉姆森草、茄科毒草）｜
　　Jimsonweed

K他命｜Ketamine

飛燕草｜Larkspur

來適泄｜Lasix

鉛｜Lead

環柄菇屬｜Lepiota

利彼攣｜Librax

鈴蘭（山谷百合）｜Lily of the valley

鋰鹽｜Lithium

止瀉寧｜Lomotil

LSD

神奇蘑菇｜Magic mushrooms

曼德拉草｜Mandrake

單胺氧化酶抑制劑｜MAO inhibitor

大麻｜Marijuana

秋水仙（草地番紅花）｜Meadow
　　saffron

汞｜Mercury

甲基安非他命｜Methamphetamine

甲醇｜Methanol

烏頭（僧帽）｜Monkshood

防己｜Moonseed

山月桂｜Mountain laurel

萘｜Naphthalene

水仙｜Narcissus

尼古丁｜Nicotine

硝化甘油｜Nitroglycerin

諾來舒｜Norflex

乃普朗明｜Norpramin

肉豆蔻｜Nutmeg

夾竹桃｜Oleander

鴉片｜Opium

有機磷｜Organophosphate

草酸｜Oxalic acid

豹斑鵝膏菌｜Panther mushroom

伯樂｜Paral

巴拉刈｜Paraquat

西番蓮｜Passion flower

相思豆（雞母珠）｜Paternoster pea

紅蝴蝶｜Peacock flower

Percodan

潘生汀｜Persantine

石油餾出物｜Petroleum distillates

苯環利定（PCP）｜Phencyclidine

非那根｜Phenergan

酚｜Phenol

（白、黃）磷｜Phosphorus

毒扁豆鹼｜Physostigmine

一品紅（聖誕紅）｜Poinsettia

箭毒蛙｜Poison dart frogs

美洲商陸｜Pokeweed

過錳酸鉀｜Potassium permanganate

Preludin

女貞｜Privet

Prolixin

百憂解｜Prozac

河豚｜Pufferfish

除蟲菊精｜Pyrethrin

安眠酮｜Quaalude

奎寧定｜Quinidine

奎寧 | Quinine

杜鵑 | Rhododendron

大黃 | Rhubarb

羅眠樂 | Rohypnol

魚藤酮 | Rotenone

叉子圓柏 | Savin

硝酸銀 | Silver nitrate

神寧健 | Sinequan

滑蓋蘑菇 | Smooth cap mushroom

疊氮化鈉 | Sodium azide

硫氰酸鈉 | Sodium thiocyanate

索曼 | Soman

衛矛 | Spindle tree

伯利恆之星（聖星百合）| Star of Beth-
lehem

Stelazine

番木鱉鹼 | Strychnine

塔崩 | Tabun

泰胃美 | Tagamet

馬達加斯加毒樹 | Tanghin

菊蒿 | Tansy

四氯乙烯 | Tetrachloroethylene

四氯乙烷 | Tetrachloroethane

鉈 | Thallium

托拉靈 | Thorazine

Thyrolar

三氯乙烷 | Trichloroethane

三硝基甲苯 | Trinitrotoluene

鹿花菌 | Turbantop

松節油 | Turpentine

泰諾 | Tylenol

必滅鼠 | Vacor

煩寧 | Valium

佛羅拿 | Veronal

VX

水毒參 | Water hemlock

白蛇根 | White snakeroot

黃茉莉 | Yellow jasmine

紅豆杉 | Yew

附錄 2：按形態排序

APPENDIX 2: POISONS BY FORM

毒物的形態種類幾乎和它本身一樣琳琅滿目。一個物質有時不止一種形態。舉例來說，尼古丁分為棕色液體和黃色液體兩種。而氯可以是液態，也可以是氣態。

噴霧
硝化甘油｜Nitroglycerine

細菌
炭疽病｜Anthrax
細菌性食物中毒｜Bacterial food
　poisoning
肉毒桿菌｜Botulinum（其實是肉毒桿菌的孢子）
鼠疫｜Plague
兔熱病（土倫病）｜Tularemia

藍黑色粉末
碘｜Iodine

藍白色金屬
鎘｜Cadmium

豔綠色液體
乙二醇｜Ethylene glycol

棕色液體
尼古丁｜Nicotine

透明液體
水合氯醛｜Chloral hydrate
GHB（液態搖頭丸）
異丙醇｜Isopropanol
LSD
普魯卡因胺｜Procainamide
四氯乙烯｜Tetrachloroethylene
四氯乙烷｜Tetrachloroethane

透明黃色液體
氯｜Chlorine

無色結晶粉末
番木鱉鹼｜Strychnine
三硝基甲苯｜Trinitrotoluene

無色液體
安非他命｜Amphetamine

苯｜Benzene
四氯化碳｜Carbon tetrachloride
帝拔癲｜Depakene
Dilantin
硫酸二甲酯｜Dimethyl sulfate
二氯乙醇｜Ethylene chlorohydrin
甲基安非他命｜Methamphetamine
普魯卡因、利多卡因｜Procaine and
　lidocaine
索曼｜Soman
三氯乙烷｜Trichloroethane
佛羅拿｜Veronal

結晶

樟腦｜Camphor
古柯鹼（可卡因）｜Cocaine
海洛因｜Heroin
K他命｜Ketamine
甲基安非他命｜Methamphetamine
苯環利定（PCP）｜Phencyclidine

乾燥葉子

大麻｜Marijuana

魚

水母｜Jellyfish
僧帽水母（葡萄牙戰士）｜Portuguese
　man-of-war
河豚｜Pufferfish
蠍子魚（鮋科）｜Scorpionfish
刺魟｜Stingray

片狀結晶

丙烯醯胺｜Acrylamide

青蛙

Poison dart frog

氣體

酸｜Acid
空氣栓塞｜Air embolism
氨｜Ammonia
銻｜Antimony
砷｜Arsenic
樟腦｜Camphor
一氧化碳｜Carbon monoxide
氰化物｜Cyanide
乙醚｜Ether
甲醛｜Formaldehyde
硫化氫｜Hydrogen sulfide
異丙醇｜Isopropanol
一氧化二氮｜Nitrous oxide
光氣（碳醯氯）｜Phosgene
膦｜Phosphine
佛羅拿｜Veronal

明膠

普魯卡因、利多卡因｜Procaine and
　lidocaine

顆粒

K他命｜Ketamine
苯環利定（PCP）｜Phencyclidine

灰色金屬

砷 | Arsenic

鉛 | Lead

樹膠

鴉片 | Opium

昆蟲

條紋蠍 | Common striped scorpion

液體

酸 | Acid

愛道美 | Aldomet

鹼 | Alkalis

氨 | Ammonia

琥珀膽鹼 | Anectine

苯胺 | Aniline

阿托品 | Atropine

鋇 | Barium

溴酸鹽 | Bromate

咖啡因 | Caffeine

樟腦 | Camphor

斑蝥素 | Cantharidin

胺基甲酸酯（胺基甲酸鹽類）|
　　Carbamate

降保適 | Catapres

氯化碳氫化合物 | Chlorinated hydro-
　　carbons

可待因 | Codeine

可邁丁 | Coumadin

Dalmane

毛地黃毒苷 | Digitoxin

Elavil

乙醇 | Ethanol

乙醚 | Ether

甲醛 | Formaldehyde

金 | Gold

好度 | Haldol

來適泄 | Lasix

利彼攣 | Librax

鋰鹽 | Lithium

止瀉寧 | Lomotil

單胺氧化酶抑制劑 | MAO inhibitor

甲醇 | Methanol

乃普朗明 | Norpramin

有機磷 | Organophosphate

草酸 | Oxalic acid

伯樂 | Paral

麻妥儂 | Pavulon

石油餾出物 | Petroleum distillates

非那根 | Phenergan

Preludin

Prolixin

安眠酮 | Quaalude

奎寧定 | Quinidine

奎寧 | Quinine

沙林 | Sarin

硝酸銀 | Silver nitrate

神寧健 | Sinequan

硫噴妥鈉 | Sodium pentothal

硫氰酸鈉 | Sodium thiocyanate

Stelazine

塔崩 | Tabun

Tubarine

松節油 | Turpentine

泰諾 | Tylenol

泛得林 | Ventolin

VX

蜥蜴

希拉毒蜥（美國毒蜥）| Gila monster

金屬

鉻 | Chromium

鉈 | Thallium

軟體動物

雙殼貝類 | Bivalve shellfish

藍圈章魚 | Blue-ringed octopus

芋螺 | Cone shells

蕈菇

致命網帽 | Deadly webcap

鬼筆鵝膏（死帽蕈）| Death Cap

盔孢傘 | Galerinas

絲蓋傘 | Inocybe

環柄菇屬 | Lepiota

神奇蘑菇 | Magic mushrooms

豹斑鵝膏菌 | Panther mushroom

滑蓋蘑菇 | Smooth cap mushroom

鹿花菌 | Turbantop

藥丸（藥錠或膠囊）

愛道美 | Aldomet

唑吡坦 | Ambien

阿托品 | Atropine

咖啡因 | Caffeine

胺基甲酸酯（胺基甲酸鹽類）|
　　Carbamate

降保適 | Catapres

水合氯醛 | Chloral hydrate

氯化碳氫化合物 | Chlorinated hydro-
　　carbons

可待因 | Codeine

帝拔癲 | Depakene

毛地黃毒苷 | Digitoxin

Dilantin

Dyphylline

搖頭丸（快樂丸）| Ecstasy

Elavil

金 | Gold

好度 | Haldol

恩特來 | Inderal

鐵 | Iron

來適泄 | Lasix

利彼攣 | Librax

鋰鹽 | Lithium

止瀉寧 | Lomotil

硝化甘油 | Nitroglycerin

乃普朗明 | Norpramin

有機磷 | Organophosphate

伯樂 | Paral

非那根 | Phenergan

Preludin

Prolixin

百憂解 | Prozac

安眠酮 | Quaalude

奎寧定 | Quinidine

奎寧 | Quinine

羅眠樂 | Rohypnol

神寧健 | Sinequan

Stelazine

硫氰酸鈉 | Sodium thiocyanate
泰胃美 | Tagamet
托拉靈 | Thorazine
Thyrolar
泰諾 | Tylenol
煩寧 | Valium
佛羅拿 | Veronal

植物

非洲牛奶樹（帝錦）| African milk plant
西非荔枝果 | Akee
驅蟲合歡 | Albizia anthelmintics
類葉升麻 | Baneberry
麻瘋樹 | Barbados nut
顛茄 | Belladonna
檳榔子 | Betel nut seed
黑嚏根草 | Black hellebore
刺槐（洋槐）| Black locust
血根草 | Bloodroot
瀉根或白瀉根 | Bryony or White
　bryony
木薯（樹薯）| Cassava
蓖麻子 | Castor bean
白屈菜 | Celandine
金雞納樹皮 | Cinchona bark
苦西瓜 | Colocynth
麥仙翁 | Corn cockle
巴豆油 | Croton oil
白星海芋 | Cuckoopint
箭毒 | Curare
瑞香 | Daphne
死亡卡馬斯 | Death camas
山靛 | Dog mercury

接骨木果 | Elderberry
麥角 | Ergot
藜蘆 | False hellebore
毒歐芹 | Fool's parsley
毛地黃 | Foxglove
毒參 | Hemlock
天仙子（莨菪）| Henbane
馬栗（七葉樹）| Horse chestnut
繡球花 | Hydrangea
半邊蓮 | Indian tobacco
吐根 | Ipecac
曼陀羅花（吉姆森草、茄科毒草）|
　Jimsonweed
飛燕草 | Larkspur
鈴蘭（山谷百合）| Lily of the valley
曼德拉草 | Mandrake
秋水仙（草地番紅花）| Meadow
　saffron
烏頭（僧帽）| Monkshood
防己 | Moonseed
山月桂 | Mountain laurel
水仙 | Narcissus
肉豆蔻 | Nutmeg
夾竹桃 | Oleander
西番蓮 | Passion flower
相思豆（雞母珠）| Paternoster pea
紅蝴蝶 | Peacock flower
一品紅（聖誕紅）| Poinsettia
美洲商陸 | Pokeweed
女貞 | Privet
杜鵑 | Rhododendron
大黃 | Rhubarb
叉子圓柏 | Savin

衛矛｜Spindle tree
伯利恆之星（聖星百合）｜Star of Bethlehem
馬達加斯加毒樹｜Tanghin
菊蒿｜Tansy
水毒參｜Water hemlock
白蛇根｜White snakeroot
黃茉莉｜Yellow jasmine
紅豆杉｜Yew

粉末

胺基甲酸酯（胺基甲酸鹽類）｜Carbamate
水合氯醛｜Chloral hydrate
氯化碳氫化合物｜Chlorinated hydrocarbons
可待因｜Codeine
Dalmane
海洛因｜Heroin
K 他命｜Ketamine
有機磷｜Organophosphate
苯環利定（PCP）｜Phencyclidine
除蟲菊精｜Pyrethrin

紅色結晶

魚藤酮｜Rotenone

紅棕色金屬

銅｜Copper

鹽

硝酸銀｜Silver nitrate
Tubarine

銀色液體

汞｜Mercury

銀色金屬

銻｜Antimony
鉻｜Chromium

蛇

龍紋蝰（極北蝰）｜Adder
鉤鼻海蛇｜Beaked sea snake
眼鏡蛇｜Cobra
食魚蝮｜Cottonmouth
響尾蛇｜Rattlesnake

條狀固體

硝酸銀｜Silver nitrate

蜘蛛

黑寡婦｜Black widow
棕色遁蛛｜Brown recluse

薄片

泰諾｜Tylenol

糖漿

Dyphylline
好度｜Haldol
乃普朗明｜Norpramin
鴉片｜Opium
Stelazine
托拉靈｜Thorazine

陰道栓劑

服立治兒 | Flagyl

蒸氣

阿托品 | Atropine

沙林 | Sarin

索曼 | Soman

塔崩 | Tabun

泛得林 | Ventolin

病毒

天花 | Smallpox

病毒性出血熱（VHF）| Viral Hemor-
　　rhagic Fever

蠟質結晶

（白、黃）磷 | Phosphorus

白色結晶

鹼 | Alkalis

古柯鹼（可卡因）| Cocaine

碘 | Iodine

萘 | Naphthalene

酚 | Phenol

魚藤酮 | Rotenone

疊氮化鈉 | Sodium azide

白色粉末

安非他命 | Amphetamine

銻 | Antimony

砷 | Arsenic

阿斯匹靈 | Aspirin

硼酸 | Boric acid

古柯鹼（可卡因）| Cocaine

氰化物 | Cyanide

氟乙酸 | Fluoroacetate

GHB（液態搖頭丸）

鉛 | Lead

甲基安非他命 | Methamphetamine

諾來舒 | Norflex

黃色結晶

三硝基甲苯 | Trinitrotoluene

黃色氣體

氯 | Chlorine

黃色顆粒

必滅鼠 | Vacor

黃色液體

尼古丁 | Nicotine

黃色金屬

金 | Gold

黃色粉末

碘 | Iodine

潘生汀 | Persantine

黃色固體

巴拉刈 | Paraquat

附錄３：按症狀排序

APPENDIX 3: POISONS BY THE SYMPTOMS THEY CAUSE

絕大多數毒物同時造成多種症狀，程度輕重不一。有些毒物使人輕微抽搐；不少毒物使人全身抽搐。有些毒物導致不同於一般嘔吐的劇烈嘔吐。此處並未標明症狀的嚴重程度，記得閱讀主文的完整資訊。此外，有些症狀彼此類似──抽搐是輕微的痙攣，或者同樣症狀有不同說法──心跳急促和心搏過速基本上是同一件事。所以此處心搏過速下的某毒物，在主文的症狀說明可能是用心跳急促取代。每個毒物的症狀大多都列在此處，但並非全部。依身體不同系統做為分類單位。

▶ 決定性徵兆

心搏過緩 ─────────
銻｜Antimony
刺槐（洋槐）｜Black locust
降保適｜Catapres
可待因｜Codeine
箭毒｜Curare
藜蘆｜False hellebore
GHB（液態搖頭丸）
恩特來｜Inderal
曼陀羅花（吉姆森草、茄科毒草）｜
　　Jimsonweed
飛燕草｜Larkspur
鈴蘭（山谷百合）｜Lily of the valley
曼德拉草｜Mandrake

烏頭（僧帽）｜Monkshood
山月桂｜Mountain laurel
毒扁豆鹼｜Physostigmine
河豚｜Pufferfish
奎寧定｜Quinidine
Rhododendrum
硫噴妥鈉｜Sodium pentothal
馬達加斯加毒樹｜Tanghin
水毒參｜Water hemlock
黃茉莉｜Yellow jasmine

發燒／高熱 ─────────
龍紋蝰（極北蝰）｜Adder
愛道美｜Aldomet
炭疽病｜Anthrax
阿斯匹靈｜Aspirin

阿托品 | Atropine
細菌性食物中毒 | Bacterial food
　poisoning
顛茄 | Belladonna
苯二氮平類藥物 | Benzodiazepines
棕色遁蛛 | Brown recluse
水合氯醛 | Chloral hydrate
辛可芬 | Cinchophen
眼鏡蛇 | Cobra
銅 | Copper
麥仙翁 | Corn cockle
可邁丁 | Coumadin
Dilantin
敵草快 | Diquat
腎上腺素 | Epinephrine
服立治兒 | Flagyl
天仙子（莨菪） | Henbane
碘 | Iodine
來適泄 | Lasix
止瀉寧 | Lomotil
單胺氧化酶抑制劑 | MAO inhibitor
萘 | Naphthalene
肉豆蔻 | Nutmeg
巴拉刈 | Paraquat
鼠疫 | Plague
僧帽水母（葡萄牙戰士） | Portuguese
　man-of-war
過錳酸鉀 | Potassium permanganate
Prolixin
百憂解 | Prozac
衛矛 | Spindle tree
Stelazine
番木鱉鹼 | Strychnine

三硝基甲苯 | Trinitrotoluene
兔熱病（土倫病） | Tularemia
泛得林 | Ventolin

高血壓

藜蘆 | False hellebore
毛地黃 | Foxglove
K他命 | Ketamine
苯環利定（PCP） | Phencyclidine
Preludin
Prolixin
神寧健 | Sinequan
Thyrolar
泛得林 | Ventolin

低血壓

西非荔枝果 | Akee
苯胺 | Aniline
砷 | Arsenic
苯二氮平類藥物 | Benzodiazepines
硼酸 | Boric acid
溴酸鹽 | Bromate
咖啡因 | Caffeine
斑螯素 | Cantharidin
降保適 | Catapres
陽離子清潔劑 | Cationic detergents
水合氯醛 | Chloral hydrate
氯苯氧基類除草劑 | Chlorophenoxy
　herbicides
氰化物 | Cyanide
Dyphylline
二氯乙醇 | Ethylene chlorohydrin
藜蘆 | False hellebore

GHB（液態搖頭丸）
好度 | Haldol
海洛因 | Heroin
繡球花 | Hydrangea
恩特來 | Inderal
胰島素 | Insulin
吐根 | Ipecac
飛燕草 | Larkspur
來適泄 | Lasix
單胺氧化酶抑制劑 | MAO inhibitor
烏頭（僧帽）| Monkshood
硝化甘油 | Nitroglycerin
乃普朗明 | Norpramin
乃普朗明 | Norpramin
鴉片 | Opium
豹斑鵝膏菌 | Panther mushroom
伯樂 | Paral
紅蝴蝶 | Peacock flower
Percodan
酚 | Phenol
毒扁豆鹼 | Physostigmine
鼠疫 | Plague
過錳酸鉀 | Potassium permanganate
女貞 | Privet
普魯卡因、利多卡因 | Procaine and
　　lidocaine
奎寧定 | Quinidine
奎寧 | Quinine
杜鵑 | Rhododendron
疊氮化鈉 | Sodium azide
硫噴妥鈉 | Sodium pentothal
硫氰酸鈉 | Sodium thiocyanate
Stelazine

刺魟 | Stingray
泰胃美 | Tagamet
托拉靈 | Thorazine
三氯乙烷 | Trichloroethane
三硝基甲苯 | Trinitrotoluene
Turbarine
泰諾 | Tylenol
必滅鼠 | Vacor
佛羅拿 | Veronal

體溫過低／失溫

水合氯醛 | Chloral hydrate
乃普朗明 | Norpramin
河豚 | Pufferfish
白蛇根 | White snakeroot

心搏過速

氨 | Ammonia
阿托品 | Atropine
類葉升麻 | Baneberry
顛茄 | Belladonna
溴酸鹽 | Bromate
咖啡因 | Caffeine
樟腦 | Camphor
古柯鹼（可卡因）| Cocaine
條紋蠍 | Common striped scorpion
芋螺 | Cone shells
巴豆油 | Croton oil
氰化物 | Cyanide
致命網帽 | Deadly webcap
毛地黃毒苷 | Digitoxin
Dyphylline
接骨木果 | Elderberry

腎上腺素｜Epinephrine

毒歐芹｜Fool's parsley

金｜Gold

好度｜Haldol

毒參｜Hemlock

天仙子（莨菪）｜Henbane

繡球花｜Hydrangea

胰島素｜Insulin

吐根｜Ipecac

K他命｜Ketamine

單胺氧化酶抑制劑｜MAO inhibitor

尼古丁｜Nicotine

諾來舒｜Norflex

肉豆蔻｜Nutmeg

伯樂｜Paral

相思豆（雞母珠）｜Paternoster pea

苯環利定（PCP）｜Phencyclidine

Prolixin

神寧健｜Sinequan

滑蓋蘑菇｜Smooth cap mushroom

菊蒿｜Tansy

托拉靈｜Thorazine

松節油｜Turpentine

▶頭、眼、耳、鼻、喉

吃起來有怪味或異味
（包括金屬味和甜味）

可邁丁｜Coumadin

服立治兒｜Flagyl

碘｜Iodine

鉛｜Lead

Preludin

泛得林｜Ventolin

眼睛出血

龍紋蝰（極北蝰）｜Adder

大黃｜Rhubarb

失明

酸｜Acid

龍紋蝰（極北蝰）｜Adder

氨｜Ammonia

眼鏡蛇｜Cobra

硫酸二甲酯｜Dimethyl sulfate

毒歐芹｜Fool's parsley

毒參｜Hemlock

曼陀羅花（吉姆森草、茄科毒草）｜
　　Jimsonweed

甲醇｜Methanol

酚｜Phenol

流鼻血

龍紋蝰（極北蝰）｜Adder

大黃｜Rhubarb

視覺模糊或複視

唑吡坦｜Ambien

阿托品｜Atropine

鉤鼻海蛇｜Beaked sea snake

顛茄｜Belladonna

苯二氮平類藥物｜Benzodiazepines

檳榔子｜Betel nut seed

肉毒桿菌｜Botulinum

金雞納樹皮｜Cinchona bark

眼鏡蛇｜Cobra

右旋美沙酚｜Dextromethorphan
毛地黃毒苷｜Digitoxin
硫酸二甲酯｜Dimethyl sulfate
Elavil
腎上腺素｜Epinephrine
藜蘆｜False hellebore
毛地黃｜Foxglove
好度｜Haldol
天仙子（莨菪）｜Henbane
曼陀羅花（吉姆森草、茄科毒草）｜
　　Jimsonweed
飛燕草｜Larkspur
來適泄｜Lasix
利彼攣｜Librax
秋水仙（草地番紅花）｜Meadow
　　saffron
甲醇｜Methanol
烏頭（僧帽）｜Monkshood
諾來舒｜Norflex
肉豆蔻｜Nutmeg
豹斑鵝膏菌｜Panther mushroom
紅蝴蝶｜Peacock flower
非那根｜Phenergan
奎寧｜Quinine
響尾蛇｜Rattlesnake
索曼｜Soman
塔崩｜Tabun
馬達加斯加毒樹｜Tanghin
VX
黃茉莉｜Yellow jasmine

呼吸臭味

樟腦｜Camphor

口腔燒灼

阿斯匹靈｜Aspirin
阿托品｜Atropine
瀉根或白瀉根｜Bryony or White
　　bryony
樟腦｜Camphor
蓖麻子｜Castor bean
巴豆油｜Croton oil
瑞香｜Daphne
敵草快｜Diquat
巴拉刈｜Paraquat
大黃｜Rhubarb
硝酸銀｜Silver nitrate

鼻子燒灼／刺激

氯｜Chlorine
硫化氫｜Hydrogen sulfide
光氣（碳醯氯）｜Phosgene

喉嚨燒灼

阿斯匹靈｜Aspirin
血根草｜Bloodroot
氯｜Chlorine
瑞香｜Daphne
秋水仙（草地番紅花）｜Meadow
　　saffron

失去聽力

阿斯匹靈｜Aspirin
溴酸鹽｜Bromate
金雞納樹皮｜Cinchona bark
汞｜Mercury

瞳孔擴大 ―――――――――

顛茄｜Belladonna

血根草｜Bloodroot

古柯鹼（可卡因）｜Cocaine

白星海芋｜Cuckoopint

天仙子（莨菪）｜Henbane

馬栗（七葉樹）｜Horse chestnut

半邊蓮｜Indian tobacco

曼陀羅花（吉姆森草、茄科毒草）｜
　　Jimsonweed

鈴蘭（山谷百合）｜Lily of the valley

曼德拉草｜Mandrake

大麻｜Marijuana

諾來舒｜Norflex

乃普朗明｜Norpramin

非那根｜Phenergan

Prolixin

菊蒿｜Tansy

水毒參｜Water hemlock

黃茉莉｜Yellow jasmine

紅豆杉｜Yew

流涎 ―――――――――

酸｜Acid

氯｜Chlorine

杜鵑｜Rhododendron

索曼｜Soman

塔崩｜Tabun

托拉靈｜Thorazine

VX

眼瞼下垂 ―――――――――

鉤鼻海蛇｜Beaked sea snake

眼鏡蛇｜Cobra

響尾蛇｜Rattlesnake

黃茉莉｜Yellow jasmine

口乾 ―――――――――

阿托品｜Atropine

顛茄｜Belladonna

Elavil

恩特來｜Inderal

單胺氧化酶抑制劑｜MAO inhibitor

諾來舒｜Norflex

肉豆蔻｜Nutmeg

Preludin

Prolixin

泛得林｜Ventolin

口吐白沫 ―――――――――

氯胺-T｜Chloramine-T

菊蒿｜Tansy

水毒參｜Water hemlock

眼睛外凸 ―――――――――

Thyrolar

眼睛刺激／發紅 ―――――――――

氯｜Chlorine

硫酸二甲酯｜Dimethyl sulfate

甲醛｜Formaldehyde

硫化氫｜Hydrogen sulfide

草酸｜Oxalic acid

光氣（碳醯氯）｜Phosgene

大麻｜Marijuana

沙林｜Sarin

疊氮化鈉｜Sodium azide
索曼｜Soman
塔崩｜Tabun
四氯乙烷｜Tetrachloroethane
兔熱病（土倫病）｜Tularemia
VX

眼睛麻痺
曼德拉草｜Mandrake

眼睛痙攣
K他命｜Ketamine
苯環利定（PCP）｜Phencyclidine
奎寧定｜Quinidine

牙齦腫脹或流血
龍紋蝮（極北蝮）｜Adder
Dilantin
止瀉寧｜Lomotil

生髮
苯二氮平類藥物｜Benzodiazepines
Dilantin

脫髮
苯二氮平類藥物｜Benzodiazepines
硼酸｜Boric acid
帝拔癲｜Depakene
秋水仙（草地番紅花）｜Meadow
　　saffron
放射線｜Radiation
鉈｜Thallium

牙齦出現線條
鉛｜Lead

光敏感
阿托品｜Atropine
咖啡因｜Caffeine
Lasix

嘴唇／口腔刺激（包括腫脹和水泡）
非洲牛奶樹（帝錦）｜African milk plant
氨｜Ammonia
鉤鼻海蛇｜Beaked sea snake
黑嚏根草｜Black hellebore
硫酸二甲酯｜Dimethyl sulfate
金｜Gold
絲蓋傘｜Inocybe
汞｜Mercury
兔熱病（土倫病）｜Tularemia

牙齒鬆動
汞｜Mercury

瞳孔縮小
腎上腺素｜Epinephrine
海洛因｜Heroin
止瀉寧｜Lomotil
鴉片｜Opium
毒扁豆鹼｜Physostigmine
索曼｜Soman
塔崩｜Tabun
VX

紅鼻子
古柯鹼（可卡因）｜ Cocaine

流鼻水
硫酸二甲酯｜ Dimethyl sulfate
山月桂｜ Mountain laurel
除蟲菊精｜ Pyrethrin
索曼｜ Soman
塔崩｜ Tabun
VX

唾液分泌過量或增加
胺基甲酸酯（胺基甲酸鹽類）｜
　Carbamate
死亡卡馬斯｜ Death camas
絲蓋傘｜ Inocybe
鈴蘭（山谷百合）｜ Lily of the valley
山月桂｜ Mountain laurel
有機磷｜ Organophosphate
豹斑鵝膏菌｜ Panther mushroom
河豚｜ Pufferfish
硝酸銀｜ Silver nitrate

喉嚨痛（包括喉嚨發炎和沙啞）
非洲牛奶樹（帝錦）｜ African milk plant
砷｜ Arsenic
麻瘋樹｜ Barbados nut
麥仙翁｜ Corn cockle
瑞香｜ Daphne
硫酸二甲酯｜ Dimethyl sulfate
服立治兒｜ Flagyl
草酸｜ Oxalic acid
Prolixin

三硝基甲苯｜ Trinitrotoluene
兔熱病（土倫病）｜ Tularemia

流眼淚
硫酸二甲酯｜ Dimethyl sulfate
甲醛｜ Formaldehyde
山月桂｜ Mountain laurel
豹斑鵝膏菌｜ Panther mushroom
杜鵑｜ Rhododendron
索曼｜ Soman
塔崩｜ Tabun

喉嚨緊縮
酸｜ Acid
氯｜ Chlorine
豹斑鵝膏菌｜ Panther mushroom
毒扁豆鹼｜ Physostigmine

耳鳴
阿斯匹靈｜ Aspirin
金雞納樹皮｜ Cinchona bark
Elavil
希拉毒蜥（美國毒蜥）｜ Gila monster
非那根｜ Phenergan
奎寧定｜ Quinidine
奎寧｜ Quinine
煩寧｜ Valium

舌頭刺激（包括腫脹）
敵草快｜ Diquat
巴拉刈｜ Paraquat
Common striped
scorpion

牙齒發黃
鎘｜Cadmium

▶ 皮膚

色澤異常
酸｜Acid
阿斯匹靈｜Aspirin
過錳酸鉀｜Potassium permanganate
硝酸銀｜Silver nitrate
鉈｜Thallium

水泡
非洲牛奶樹（帝錦）｜African milk plant
棕色遁蛛｜Brown recluse
瀉根或白瀉根｜Bryony or White bryony
斑螫素｜Cantharidin
條紋蠍｜Common striped scorpion
巴豆油｜Croton oil
白星海芋｜Cuckoopint
碘｜Iodine
叉子圓柏｜Savin

瘀青
可邁丁｜Coumadin

灼傷（包括腐蝕性作用）
酸｜Acid
氨｜Ammonia
溴酸鹽｜Bromate
陽離子清潔劑｜Cationic detergents
氯｜Chlorine

鉻｜Chromium
硫酸二甲酯｜Dimethyl sulfate
草酸｜Oxalic acid
酚｜Phenol
過錳酸鉀｜Potassium permanganate

皮膚濕黏
砷｜Arsenic
樟腦｜Camphor

發紺
細菌性食物中毒｜Bacterial food poisoning
麻瘋樹｜Barbados nut
硼酸｜Boric acid
胺基甲酸酯（胺基甲酸鹽類）｜Carbamate
蓖麻子｜Castor bean
苦西瓜｜Colocynth
接骨木果｜Elderberry
海洛因｜Heroin
有機磷｜Organophosphate
美洲商陸｜Pokeweed
刺魟｜Stingray

指甲出現變色橫紋
鉈｜Thallium

發紅
氨｜Ammonia
顛茄｜Belladonna
苯二氮平類藥物｜Benzodiazepines
樟腦｜Camphor

氰化物｜Cyanide
繡球花｜Hydrangea
胰島素｜Insulin
止瀉寧｜Lomotil
硝化甘油｜Nitroglycerin
肉豆蔻｜Nutmeg
潘生汀｜Persantine
Prolixin
滑蓋蘑菇｜Smooth cap mushroom
泛得林｜Ventolin

發癢

驅蟲合歡｜Albizia anthelmintics
白屈菜｜Celandine
百憂解｜Prozac
除蟲菊精｜Pyrethrin

黃疸

銻｜Antimony
砷｜Arsenic
阿托方｜Atophan
四氯化碳｜Carbon tetrachloride
可邁丁｜Coumadin
致命網帽｜Deadly webcap
鬼筆鵝膏（死帽蕈）｜Death Cap
敵草快｜Diquat
Elavil
環柄菇屬｜Lepiota
單胺氧化酶抑制劑｜MAO inhibitor
萘｜Naphthalene
巴拉刈｜Paraquat
三硝基甲苯｜Trinitrotoluene
泰諾｜Tylenol

白蛇根｜White snakeroot

蒼白

樟腦｜Camphor
腎上腺素｜Epinephrine
Prolixin
三硝基甲苯｜Trinitrotoluene
紅豆杉｜Yew

脫皮

酸｜Acid
丙烯醯胺｜Acrylamide

皮疹

丙烯醯胺｜Acrylamide
非洲牛奶樹（帝錦）｜African milk plant
愛道美｜Aldomet
銻｜Antimony
苯｜Benzene
苯二氮平類藥物｜Benzodiazepines
硼酸｜Boric acid
棕色遁蛛｜Brown recluse
斑蝥素｜Cantharidin
降保適｜Catapres
白屈菜｜Celandine
可邁丁｜Coumadin
甲醛｜Formaldehyde
碘｜Iodine
曼陀羅花（吉姆森草、茄科毒草）｜
　　Jimsonweed
鈴蘭（山谷百合）｜Lily of the valley
利彼攣｜Librax
草酸｜Oxalic acid

Prolixin
百憂解｜Prozac
除蟲菊精｜Pyrethrin
天花｜Smallpox
泰胃美｜Tagamet
菊蒿｜Tansy
四氯乙烯｜Tetrachloroethylene
三硝基甲苯｜Trinitrotoluene
松節油｜Turpentine

傷疤／毀容

酸｜Acid

流汗

龍紋蝰（極北蝰）｜Adder
西非荔枝果｜Akee
安非他命｜Amphetamine
黑寡婦｜Black widow
咖啡因｜Caffeine
樟腦｜Camphor
胺基甲酸酯（胺基甲酸鹽類）｜
　　Carbamate
搖頭丸（快樂丸）｜Ecstasy
乙醇｜Ethanol
絲蓋傘｜Inocybe
胰島素｜Insulin
異丙醇｜Isopropanol
飛燕草｜Larkspur
鈴蘭（山谷百合）｜Lily of the valley
甲基安非他命｜Methamphetamine
烏頭（僧帽）｜Monkshood
夾竹桃｜Oleander
有機磷｜Organophosphate

豹斑鵝膏菌｜Panther mushroom
百憂解｜Prozac
河豚｜Pufferfish
響尾蛇｜Rattlesnake
沙林｜Sarin
滑蓋蘑菇｜Smooth cap mushroom
疊氮化鈉｜Sodium azide
索曼｜Soman
刺魟｜Stingray
塔崩｜Tabun
四氯乙烯｜Tetrachloroethylene
泛得林｜Ventolin
VX
白蛇根｜White snakeroot
黃茉莉｜Yellow jasmine

無法流汗

Thyrolar
Heart

心跳停止

丙烯醯胺｜Acrylamide
空氣栓塞｜Air embolism
鋇｜Barium
黑嚏根草｜Black hellebore
血根草｜Bloodroot
降保適｜Catapres
金雞納樹皮｜Cinchona bark
古柯鹼（可卡因）｜Cocaine
Dyphylline
Elavil
麥角｜Ergot
吐根｜Ipecac

水母｜Jellyfish

單胺氧化酶抑制劑｜MAO inhibitor

諾來舒｜Norflex

草酸｜Oxalic acid

相思豆（雞母珠）｜Paternoster pea

Percodan

潘生汀｜Persantine

普魯卡因、利多卡因｜Procaine and
　lidocaine

Prolixin

河豚｜Pufferfish

奎寧｜Quinine

大黃｜Rhubarb

蠍子魚（鮋科）｜Scorpionfish

伯利恆之星（聖星百合）｜Star of Beth-
　lehem

Stelazine

刺魟｜Stingray

Thyrolar

煩寧｜Valium

白蛇根｜White snakeroot

紅豆杉｜Yew

胸痛（包括胸悶）───────

血根草｜Bloodroot

鎘｜Cadmium

一氧化碳｜Carbon monoxide

芋螺｜Cone shells

水母｜Jellyfish

飛燕草｜Larkspur

烏頭（僧帽）｜Monkshood

潘生汀｜Persantine

僧帽水母（葡萄牙戰士）｜Portuguese

man-of-war

**心跳不規則（包括心悸、
　心跳聲大和脈搏異常）**───────

安非他命｜Amphetamine

鋇｜Barium

鉤鼻海蛇｜Beaked sea snake

顛茄｜Belladonna

苯二氮平類藥物｜Benzodiazepines

咖啡因｜Caffeine

條紋蠍｜Common striped scorpion

毛地黃毒苷｜Digitoxin

Dilantin

硫酸二甲酯｜Dimethyl sulfate

搖頭丸（快樂丸）｜Ecstasy

Elavil

腎上腺素｜Epinephrine

服立治兒｜Flagyl

氟乙酸｜Fluoroacetate

毛地黃｜Foxglove

希拉毒蜥（美國毒蜥）｜Gila monster

甲基安非他命｜Methamphetamine

尼古丁｜Nicotine

一氧化二氮｜Nitrous oxide

乃普朗明｜Norpramin

肉豆蔻｜Nutmeg

酚｜Phenol

（白、黃）磷｜Phosphorus

Preludin

普魯卡因胺｜Procainamide

Prolixin

奎寧｜Quinine

疊氮化鈉｜Sodium azide

索曼 | Soman
伯利恆之星（聖星百合）| Star of Bethlehem
刺魟 | Stingray
塔崩 | Tabun
馬達加斯加毒樹 | Tanghin
托拉靈 | Thorazine
三氯乙烷 | Trichloroethane
Thyrolar
泰諾 | Tylenol
泛得林 | Ventolin
VX

▶ 氣道和肺部

氣道刺激（包括黏膜發炎）————
酸 | Acid
硼酸 | Boric acid
鎘 | Cadmium
四氯化碳 | Carbon tetrachloride
鉻 | Chromium
甲醛 | Formaldehyde
（白、黃）磷 | Phosphorus
除蟲菊精 | Pyrethrin
疊氮化鈉 | Sodium azide
四氯乙烷 | Tetrachloroethane

咳嗽————
酸 | Acid
氨 | Ammonia
炭疽病 | Anthrax
黑寡婦 | Black widow
鎘 | Cadmium

氯 | Chlorine
汞 | Mercury
草酸 | Oxalic acid
伯樂 | Paral
石油餾出物 | Petroleum distillates
光氣（碳醯氯）| Phosgene
膦 | Phosphine
（白、黃）磷 | Phosphorus
鼠疫 | Plague
過錳酸鉀 | Potassium permanganate
天花 | Smallpox
索曼 | Soman
塔崩 | Tabun
四氯乙烯 | Tetrachloroethylene
三硝基甲苯 | Trinitrotoluene
兔熱病（土倫病）| Tularemia
松節油 | Turpentine
病毒性出血熱（VHF）| Viral Hemorrhagic Fever
VX

無法咳嗽————
Prolixin
托拉靈 | Thorazine
Inability to smell
硫化氫 | Hydrogen sulfide
Difficulty breathing
琥珀膽鹼 | Anectine
苯胺 | Aniline
炭疽病 | Anthrax
麻瘋樹 | Barbados nut
鋇 | Barium
苯二氮平類藥物 | Benzodiazepines

檳榔子 | Betel nut seed+
雙殼貝類 | Bivalve shellfish
血根草 | Bloodroot
樟腦 | Camphor
胺基甲酸酯（胺基甲酸鹽類） |
　　Carbamate
一氧化碳 | Carbon monoxide
木薯（樹薯） | Cassava
降保適 | Catapres
水合氯醛 | Chloral hydrate
眼鏡蛇 | Cobra
可待因 | Codeine
芋螺 | Cone shells
麥仙翁 | Corn cockle
箭毒 | Curare
氰化物 | Cyanide
Dalmane
死亡卡馬斯 | Death camas
硫酸二甲酯 | Dimethyl sulfate
敵草快 | Diquat
接骨木果 | Elderberry
二氯乙醇 | Ethylene chlorohydrin
氟乙酸 | Fluoroacetate
GHB（液態搖頭丸）
希拉毒蜥（美國毒蜥） | Gila monster
海洛因 | Heroin
繡球花 | Hydrangea
恩特來 | Inderal
胰島素 | Insulin
吐根 | Ipecac
異丙醇 | Isopropanol
水母 | Jellyfish
來適泄 | Lasix

止瀉寧 | Lomotil
汞 | Mercury
山月桂 | Mountain laurel
尼古丁 | Nicotine
乃普朗明 | Norpramin
鴉片 | Opium
有機磷 | Organophosphate
伯樂 | Paral
巴拉刈 | Paraquat
Percodan
潘生汀 | Persantine
石油餾出物 | Petroleum distillates
光氣（碳醯氯） | Phosgene
膦 | Phosphine
毒扁豆鹼 | Physostigmine
鼠疫 | Plague
美洲商陸 | Pokeweed
河豚 | Pufferfish
響尾蛇 | Rattlesnake
大黃 | Rhubarb
羅眠樂 | Rohypnol
蠍子魚（鮋科） | Scorpionfish
滑蓋蘑菇 | Smooth cap mushroom
硫噴妥鈉 | Sodium pentothal
三氯乙烷 | Trichloroethane
松節油 | Turpentine
泛得林 | Ventolin
水毒參 | Water hemlock
白蛇根 | White snakeroot
黃茉莉 | Yellow jasmine

喘氣／過度換氣 ────────
阿托品 | Atropine

顛茄｜Belladonna

辛可芬｜Cinchophen

腎上腺素｜Epinephrine

乙二醇｜Ethylene glycol

止瀉寧｜Lomotil

伯樂｜Paral

索曼｜Soman

塔崩｜Tabun

VX

肺水腫

氨｜Ammonia

阿斯匹靈｜Aspirin

鎘｜Cadmium

鉻｜Chromium

條紋蠍｜Common striped scorpion

腎上腺素｜Epinephrine

氟乙酸｜Fluoroacetate

甲醛｜Formaldehyde

硫化氫｜Hydrogen sulfide

來適泄｜Lasix

汞｜Mercury

草酸｜Oxalic acid

石油餾出物｜Petroleum distillates

光氣（碳醯氯）｜Phosgene

（白、黃）磷｜Phosphorus

Prolixin

安眠酮｜Quaalude

疊氮化鈉｜Sodium azide

松節油｜Turpentine

泛得林｜Ventolin

呼吸中止／衰竭

阿斯匹靈｜Aspirin

鋇｜Barium

藍圈章魚｜Blue-ringed octopus

瀉根或白瀉根｜Bryony or White bryony

咖啡因｜Caffeine

一氧化碳｜Carbon monoxide

氯胺-T｜Chloramine-T

氯化碳氫化合物｜Chlorinated hydro-carbons

金雞納樹皮｜Cinchona bark

條紋蠍｜Common striped scorpion

麥仙翁｜Corn cockle

箭毒｜Curare

腎上腺素｜Epinephrine

麥角｜Ergot

乙醚｜Ether

希拉毒蜥（美國毒蜥）｜Gila monster

馬栗（七葉樹）｜Horse chestnut

半邊蓮｜Indian tobacco

飛燕草｜Larkspur

單胺氧化酶抑制劑｜MAO inhibitor

秋水仙（草地番紅花）｜Meadow saffron

烏頭（僧帽）｜Monkshood

硝化甘油｜Nitroglycerin

夾竹桃｜Oleander

酚｜Phenol

毒扁豆鹼｜Physostigmine

普魯卡因、利多卡因｜Procaine and lidocaine

Prolixin

除蟲菊精 | Pyrethrin
奎寧定 | Quinidine
大黃 | Rhubarb
疊氮化鈉 | Sodium azide
硫噴妥鈉 | Sodium pentothal
索曼 | Soman
塔崩 | Tabun
Turbarine
VX
水毒參 | Water hemlock
黃茉莉 | Yellow jasmine

喘鳴（包括任何呼吸雜音）

炭疽病 | Anthrax
苯二氮平類藥物 | Benzodiazepines
水合氯醛 | Chloral hydrate
鉻 | Chromium
金 | Gold
草酸 | Oxalic acid
（白、黃）磷 | Phosphorus
毒扁豆鹼 | Physostigmine
| 血液 |

貧血

銻 | Antimony
苯 | Benzene
硼酸 | Boric acid
鎘 | Cadmium
Dilantin
萘 | Naphthalene
放射線 | Radiation
響尾蛇 | Rattlesnake
Bone marrow

suppression
愛道美 | Aldomet
Bleeding/Slow
clotting time
阿托方 | Atophan
可邁丁 | Coumadin
帝拔癲 | Depakene
鼠疫 | Plague

血液細胞受損

苯胺 | Aniline
蓖麻子 | Castor bean
萘 | Naphthalene
鹿花菌 | Turbantop

出血

龍紋蝰（極北蝰）| Adder
阿斯匹靈 | Aspirin
阿托方 | Atophan
蓖麻子 | Castor bean
金雞納樹皮 | Cinchona bark
條紋蠍 | Common striped scorpion
食魚蝮 | Cottonmouth
可邁丁 | Coumadin
白星海芋 | Cuckoopint
來適泄 | Lasix
汞 | Mercury
相思豆（雞母珠）| Paternoster pea
過錳酸鉀 | Potassium permanganate
Prolixin
放射線 | Radiation
叉子圓柏 | Savin
天花 | Smallpox

病毒性出血熱（VHF）| Viral Hemor-
　rhagic Fever

▶ 胃腸道系統

腹痛或胃痛

驅蟲合歡 | Albizia anthelmintics
氨 | Ammonia
炭疽病 | Anthrax
阿斯匹靈 | Aspirin
類葉升麻 | Baneberry
鋇 | Barium
溴酸鹽 | Bromate
鎘 | Cadmium
斑蝥素 | Cantharidin
四氯化碳 | Carbon tetrachloride
氯苯氧基類除草劑 | Chlorophenoxy
　herbicides
鉻 | Chromium
辛可芬 | Cinchophen
眼鏡蛇 | Cobra
古柯鹼（可卡因）| Cocaine
麥仙翁 | Corn cockle
巴豆油 | Croton oil
瑞香 | Daphne
致命網帽 | Deadly webcap
鬼筆鵝膏（死帽蕈）| Death Cap
敵草快 | Diquat
二氯乙醇 | Ethylene chlorohydrin
甲醛 | Formaldehyde
盔孢傘 | Galerinas
金 | Gold
碘 | Iodine

鐵 | Iron
異丙醇 | Isopropanol
水母 | Jellyfish
鉛 | Lead
環柄菇屬 | Lepiota
鈴蘭（山谷百合）| Lily of the valley
止瀉寧 | Lomotil
秋水仙（草地番紅花）| Meadow
　saffron
汞 | Mercury
山月桂 | Mountain laurel
水仙 | Narcissus
巴拉刈 | Paraquat
紅蝴蝶 | Peacock flower
（白、黃）磷 | Phosphorus
鼠疫 | Plague
一品紅（聖誕紅）| Poinsettia
僧帽水母（葡萄牙戰士）| Portuguese
　man-of-war
過錳酸鉀 | Potassium permanganate
女貞 | Privet
大黃 | Rhubarb
魚藤酮 | Rotenone
索曼 | Soman
衛矛 | Spindle tree
伯利恆之星（聖星百合）| Star of Beth-
　lehem
刺魟 | Stingray
塔崩 | Tabun
鉈 | Thallium
Thyrolar
松節油 | Turpentine
VX

水毒參 | Water hemlock
紅豆杉 | Yew

黑色糞便

鉛 | Lead

浮腫／積水

麻瘋樹 | Barbados nut
苯二氮平類藥物 | Benzodiazepines
止瀉寧 | Lomotil

血性腹瀉

驅蟲合歡 | Albizia anthelmintics
類葉升麻 | Baneberry
硼酸 | Boric acid
苦西瓜 | Colocynth
可邁丁 | Coumadin
巴豆油 | Croton oil
瑞香 | Daphne
鬼筆鵝膏（死帽蕈）| Death Cap
盔孢傘 | Galerinas
鐵 | Iron
環柄菇屬 | Lepiota
秋水仙（草地番紅花）| Meadow
　saffron
防己 | Moonseed
夾竹桃 | Oleander
衛矛 | Spindle tree

血便

可邁丁 | Coumadin

便祕

服立治兒 | Flagyl
止瀉寧 | Lomotil
Percodan
Preludin
白蛇根 | White snakeroot

抽筋

細菌性食物中毒 | Bacterial food
　poisoning
麻瘋樹 | Barbados nut
胺基甲酸酯（胺基甲酸鹽類）|
　Carbamate
蓖麻子 | Castor bean
苦西瓜 | Colocynth
接骨木果 | Elderberry
服立治兒 | Flagyl
海洛因 | Heroin
有機磷 | Organophosphate
美洲商陸 | Pokeweed
刺魟 | Stingray

腹瀉

鹼 | Alkalis
安非他命 | Amphetamine
銻 | Antimony
砷 | Arsenic
細菌性食物中毒 | Bacterial food
　poisoning
麻瘋樹 | Barbados nut
鋇 | Barium
檳榔子 | Betel nut seed
黑嚏根草 | Black hellebore

刺槐（洋槐）| Black locust

溴酸鹽 | Bromate

瀉根或白瀉根 | Bryony or White bryony

鎘 | Cadmium

斑螫素 | Cantharidin

胺基甲酸酯（胺基甲酸鹽類）| Carbamate

氯苯氧基類除草劑 | Chlorophenoxy herbicides

鉻 | Chromium

辛可芬 | Cinchophen

條紋蠍 | Common striped scorpion

銅 | Copper

毛地黃毒苷 | Digitoxin

敵草快 | Diquat

藜蘆 | False hellebore

服立治兒 | Flagyl

毛地黃 | Foxglove

盔孢傘 | Galerinas

金 | Gold

馬栗（七葉樹）| Horse chestnut

恩特來 | Inderal

碘 | Iodine

鐵 | Iron

曼陀羅花（吉姆森草、茄科毒草）| Jimsonweed

鉛 | Lead

曼德拉草 | Mandrake

萘 | Naphthalene

尼古丁 | Nicotine

有機磷 | Organophosphate

巴拉刈 | Paraquat

相思豆（雞母珠）| Paternoster pea

酚 | Phenol

（白、黃）磷 | Phosphorus

鼠疫 | 鼠疫 Plague

一品紅（聖誕紅）| Poinsettia

美洲商陸 | Pokeweed

Preludin

女貞 | Privet

百憂解 | Prozac

奎寧定 | Quinidine

放射線 | Radiation

杜鵑 | Rhododendron

硝酸銀 | Silver nitrate

疊氮化鈉 | Sodium azide

索曼 | Soman

塔崩 | Tabun

泰胃美 | Tagamet

四氯乙烷 | Tetrachloroethane

鉈 | Thallium

Thyrolar

兔熱病（土倫病）| Tularemia

鹿花菌 | Turbantop

松節油 | Turpentine

病毒性出血熱（VHF）| Viral Hemor-rhagic Fever

VX

水毒參 | Water hemlock

紅豆杉 | Yew

吞嚥困難

阿托品 | Atropine

鉤鼻海蛇 | Beaked sea snake

氯 | Chlorine

恩特來｜Inderal
半邊蓮｜Indian tobacco
胰島素｜Insulin
吐根｜Ipecac
異丙醇｜Isopropanol
飛燕草｜Larkspur
來適泄｜Lasix
環柄菇屬｜Lepiota
鈴蘭（山谷百合）｜Lily of the valley
單胺氧化酶抑制劑｜MAO inhibitor
汞｜Mercury
烏頭（僧帽）｜Monkshood
萘｜Naphthalene
水仙｜Narcissus
尼古丁｜Nicotine
諾來舒｜Norflex
肉豆蔻｜Nutmeg
豹斑鵝膏菌｜Panther mushroom
相思豆（雞母珠）｜Paternoster pea
紅蝴蝶｜Peacock flower
Percodan
潘生汀｜Persantine
石油餾出物｜Petroleum distillates
鼠疫｜Plague
美洲商陸｜Pokeweed
Preludin
Prolixin
百憂解｜Prozac
安眠酮｜Quaalude
奎寧定｜Quinidine
放射線｜Radiation
響尾蛇｜Rattlesnake
杜鵑｜Rhododendron

大黃｜Rhubarb
魚藤酮｜Rotenone
叉子圓柏｜Savin
滑蓋蘑菇｜Smooth cap mushroom
疊氮化鈉｜Sodium azide
硫噴妥鈉｜Sodium pentothal
索曼｜Soman
衛矛｜Spindle tree
刺魟｜Stingray
塔崩｜Tabun
馬達加斯加毒樹｜Tanghin
四氯乙烯｜Tetrachloroethylene
四氯乙烷｜Tetrachloroethane
鉈｜Thallium
Thyrolar
三氯乙烷｜Trichloroethane
松節油｜Turpentine
泰諾｜Tylenol
必滅鼠｜Vacor
VX
水毒參｜Water hemlock
紅豆杉｜Yew

淺色糞便

Prolixin

糞便冒煙

（白、黃）磷｜Phosphorus

嘔吐物冒煙

（白、黃）磷｜Phosphorus

嘔吐

西非荔枝果 | Akee

鹼 | Alkalis

氨 | Ammonia

安非他命 | Amphetamine

銻 | Antimony

砷 | Arsenic

阿托方 | Atophan

細菌性食物中毒 | Bacterial food poisoning

類葉升麻 | Baneberry

麻瘋樹 | Barbados nut

鋇 | Barium

苯 | Benzene

檳榔子 | Betel nut seed

雙殼貝類 | Bivalve shellfish

黑嚏根草 | Black hellebore

刺槐（洋槐）| Black locust

黑寡婦 | Black widow

血根草 | Bloodroot

硼酸 | Boric acid

肉毒桿菌 | Botulinum

溴酸鹽 | Bromate

棕色遁蛛 | Brown recluse

瀉根或白瀉根 | Bryony or White bryony

鎘 | Cadmium

咖啡因 | Caffeine

樟腦 | Camphor

斑蝥素 | Cantharidin

胺基甲酸酯（胺基甲酸鹽類）| Carbamate

四氯化碳 | Carbon tetrachloride

木薯（樹薯）| Cassava

蓖麻子 | Castor bean

陽離子清潔劑 | Cationic detergents

白屈菜 | Celandine

氯化碳氫化合物 | Chlorinated hydro-carbons

氯苯氧基類除草劑 | Chlorophenoxy herbicides

金雞納樹皮 | Cinchona bark

辛可芬 | Cinchophen

眼鏡蛇 | Cobra

古柯鹼（可卡因）| Cocaine

可邁丁 | Coumadin

巴豆油 | Croton oil

白星海芋 | Cuckoopint

氰化物 | Cyanide

瑞香 | Daphne

致命網帽 | Deadly webcap

鬼筆鵝膏（死帽蕈）| Death Cap

毛地黃毒苷 | Digitoxin

敵草快 | Diquat

Dyphylline

接骨木果 | Elderberry

腎上腺素 | Epinephrine

麥角 | Ergot

乙醇 | Ethanol

二氯乙醇 | Ethylene chlorohydrin

藜蘆 | False hellebore

服立治兒 | Flagyl

氟乙酸 | Fluoroacetate

毛地黃 | Foxglove

盔孢傘 | Galerinas

馬栗（七葉樹）| Horse chestnut

繡球花 | Hydrangea
恩特來 | Inderal
半邊蓮 | Indian tobacco
胰島素 | Insulin
碘 | Iodine
吐根 | Ipecac
鐵 | Iron
異丙醇 | Isopropanol
飛燕草 | Larkspur
來適泄 | Lasix
鉛 | Lead
環柄菇屬 | Lepiota
鈴蘭（山谷百合）| Lily of the valley
曼德拉草 | Mandrake
單胺氧化酶抑制劑 | MAO inhibitor
秋水仙（草地番紅花）| Meadow
　saffron
汞 | Mercury
烏頭（僧帽）| Monkshood
萘 | Naphthalene
水仙 | Narcissus
尼古丁 | Nicotine
硝化甘油 | Nitroglycerin
諾來舒 | Norflex
夾竹桃 | Oleander
有機磷 | Organophosphate
豹斑鵝膏菌 | Panther mushroom
巴拉刈 | Paraquat
相思豆（雞母珠）| Paternoster pea
紅蝴蝶 | Peacock flower
Percodan
石油餾出物 | Petroleum distillates
酚 | Phenol

膦 | Phosphine
（白、黃）磷 | Phosphorus
毒扁豆鹼 | Physostigmine
鼠疫 | Plague
一品紅（聖誕紅）| Poinsettia
美洲商陸 | Pokeweed
Preludin
女貞 | Privet
Prolixin
安眠酮 | Quaalude
放射線 | Radiation
響尾蛇 | Rattlesnake
杜鵑 | Rhododendron
大黃 | Rhubarb
魚藤酮 | Rotenone
叉子圓柏 | Savin
硝酸銀 | Silver nitrate
滑蓋蘑菇 | Smooth cap mushroom
疊氮化鈉 | Sodium azide
索曼 | Soman
衛矛 | Spindle tree
刺魟 | Stingray
塔崩 | Tabun
菊蒿 | Tansy
四氯乙烷 | Tetrachloroethane
鉈 | Thallium
鹿花菌 | Turbantop
松節油 | Turpentine
泰諾 | Tylenol
必滅鼠 | Vacor
泛得林 | Ventolin
病毒性出血熱（VHF）| Viral Hemor-
　rhagic Fever

VX

水毒參｜Water hemlock

紅豆杉｜Yew

吐血

龍紋蝰（極北蝰）｜Adder

砷｜Arsenic

斑螫素｜Cantharidin

鉻｜Chromium

異丙醇｜Isopropanol

石油餾出物｜Petroleum distillates

▶ 肝臟和腎臟

無尿

砷｜Arsenic

顛茄｜Belladonna

黑寡婦｜Black widow

溴酸鹽｜Bromate

四氯化碳｜Carbon tetrachloride

麥角｜Ergot

天仙子（莨菪）｜Henbane

碘｜Iodine

秋水仙（草地番紅花）｜Meadow saffron

大黃｜Rhubarb

叉子圓柏｜Savin

硝酸銀｜Silver nitrate

血尿

棕色遁蛛｜Brown recluse

斑螫素｜Cantharidin

蓖麻子｜Castor bean

氯化碳氫化合物｜Chlorinated hydro-carbons

可邁丁｜Coumadin

致命網帽｜Deadly webcap

萘｜Naphthalene

奎寧｜Quinine

叉子圓柏｜Savin

松節油｜Turpentine

Dark or colored urine

阿托方｜Atophan

鉤鼻海蛇｜Beaked sea snake

可邁丁｜Coumadin

服立治兒｜Flagyl

Prolixin

頻尿

致命網帽｜Deadly webcap

曼陀羅花（吉姆森草、茄科毒草）｜Jimsonweed

來適泄｜Lasix

豹斑鵝膏菌｜Panther mushroom

百憂解｜Prozac

叉子圓柏｜Savin

索曼｜Soman

衛矛｜Spindle tree

塔崩｜Tabun

VX

腎臟受損

鉤鼻海蛇｜Beaked sea snake

硼酸｜Boric acid

鎘｜Cadmium

四氯化碳｜Carbon tetrachloride

苦西瓜｜Colocynth

銅｜Copper

可邁丁｜Coumadin

瑞香｜Daphne

致命網帽｜Deadly webcap

Dilantin

乙二醇｜Ethylene glycol

盔孢傘｜Galerinas

汞｜Mercury

山月桂｜Mountain laurel

萘｜Naphthalene

草酸｜Oxalic acid

膦｜Phosphine

女貞｜Privet

響尾蛇｜Rattlesnake

大黃｜Rhubarb

叉子圓柏｜Savin

硝酸銀｜Silver nitrate

菊蒿｜Tansy

四氯乙烯｜Tetrachloroethylene

四氯乙烷｜Tetrachloroethane

泰諾｜Tylenol

肝臟受損

驅蟲合歡｜Albizia anthelmintics

阿托方｜Atophan

硼酸｜Boric acid

鎘｜Cadmium

四氯化碳｜Carbon tetrachloride

白屈菜｜Celandine

辛可芬｜Cinchophen

銅｜Copper

可邁丁｜Coumadin

帝拔癲｜Depakene

Dilantin

乙醚｜Ether

甲醛｜Formaldehyde

盔孢傘｜Galerinas

鐵｜Iron

單胺氧化酶抑制劑｜MAO inhibitor

膦｜Phosphine

硝酸銀｜Silver nitrate

衛矛｜Spindle tree

Tetrachloroethylene

四氯乙烷｜Tetrachloroethane

鹿花菌｜Turbantop

泰諾｜Tylenol

膀胱失去控制

空氣栓塞｜Air embolism

毒扁豆鹼｜Physostigmine

腸道失去控制

空氣栓塞｜Air embolism

毒扁豆鹼｜Physostigmine

寡尿

阿斯匹靈｜Aspirin

阿托品｜Atropine

溴酸鹽｜Bromate

四氯化碳｜Carbon tetrachloride

苦西瓜｜Colocynth

致命網帽｜Deadly webcap

敵草快｜Diquat

Elavil

異丙醇｜Isopropanol

鉛｜Lead

萘｜Naphthalene

伯樂｜Paral

巴拉刈｜Paraquat

奎寧｜Quinine

叉子圓柏｜Savin

排尿疼痛

麻瘋樹｜Barbados nut

苯二氮平類藥物｜Benzodiazepines

萘｜Naphthalene

松節油｜Turpentine

▶ 體液和電解質

脫水

銻｜Antimony

阿斯匹靈｜Aspirin

瀉根或白瀉根｜Bryony or White
　bryony

來適泄｜Lasix

肉豆蔻｜Nutmeg

豹斑鵝膏菌｜Panther mushroom

紅蝴蝶｜Peacock flower

放射線｜Radiation

▶ 肌肉骨骼系統

背痛

麥仙翁｜Corn cockle

關節痛

愛道美｜Aldomet

棕色遁蛛｜Brown recluse

兔熱病（土倫病）｜Tularemia

肌肉疼痛

愛道美｜Aldomet

炭疽病｜Anthrax

銅｜Copper

毒歐芹｜Fool's parsley

毒參｜Hemlock

鼠疫｜Plague

泰胃美｜Tagamet

兔熱病（土倫病）｜Tularemia

僵硬

阿托品｜Atropine

鋇｜Barium

黑寡婦｜Black widow

樟腦｜Camphor

Dilantin

好度｜Haldol

托拉靈｜Thorazine

白蛇根｜White snakeroot

虛弱

愛道美｜Aldomet

銻｜Antimony

砷｜Arsenic

鋇｜Barium

苯二氮平類藥物｜Benzodiazepines

血根草｜Bloodroot

藍圈章魚｜Blue-ringed octopus

胺基甲酸酯（胺基甲酸鹽類）｜
　Carbamate

水合氯醛 | Chloral hydrate
氯苯氧基類除草劑 | Chlorophenoxy
　　herbicides
眼鏡蛇 | Cobra
麥仙翁 | Corn cockle
瑞香 | Daphne
致命網帽 | Deadly webcap
死亡卡馬斯 | Death camas
藜蘆 | False hellebore
毒歐芹 | Fool's parsley
希拉毒蜥（美國毒蜥）| Gila monster
毒參 | Hemlock
半邊蓮 | Indian tobacco
來適泄 | Lasix
止瀉寧 | Lomotil
秋水仙（草地番紅花）| Meadow
　　saffron
諾來舒 | Norflex
有機磷 | Organophosphate
草酸 | Oxalic acid
伯樂 | Paral
西番蓮 | Passion flower
Percodan
潘生汀 | Persantine
石油餾出物 | Petroleum distillates
鼠疫 | Plague
美洲商陸 | Pokeweed
Prolixin
河豚 | Pufferfish
奎寧 | Quinine
放射線 | Radiation
響尾蛇 | Rattlesnake
大黃 | Rhubarb

天花 | Smallpox
疊氮化鈉 | Sodium azide
硫氰酸鈉 | Sodium thiocyanate
索曼 | Soman
刺魟 | Stingray
塔崩 | Tabun
Thyrolar
兔熱病（土倫病）| Tularemia
煩寧 | Valium
VX
白蛇根 | White snakeroot
黃茉莉 | Yellow jasmine
紅豆杉 | Yew

▶ 內分泌／淋巴系統

血糖增加／糖尿病／高血糖 ───────
來適泄 | Lasix
必滅鼠 | Vacor

血糖降低／低血糖 ───────
西非荔枝果 | Akee
Dilantin
恩特來 | Inderal

腺體腫大 ───────
Dilantin
鼠疫 | Plague
兔熱病（土倫病）| Tularemia

▶神經系統

失憶
曼德拉草｜Mandrake

運動失調／跌跌撞撞
丙烯醯胺｜Acrylamide
苯｜Benzene
苯二氮平類藥物｜Benzodiazepines
咖啡因｜Caffeine
木薯（樹薯）｜Cassava
水合氯醛｜Chloral hydrate
眼鏡蛇｜Cobra
可待因｜Codeine
死亡卡馬斯｜Death camas
右旋美沙酚｜Dextromethorphan
Elavil
麥角｜Ergot
乙醇｜Ethanol
單胺氧化酶抑制劑｜MAO inhibitor
汞｜Mercury
豹斑鵝膏菌｜Panther mushroom
Percodan
羅眠樂｜Rohypnol
魚藤酮｜Rotenone
四氯乙烯｜Tetrachloroethylene
托拉靈｜Thorazine
三硝基甲苯｜Trinitrotoluene
煩寧｜Valium
黃茉莉｜Yellow jasmine

大腦受損
一氧化二氮｜Nitrous oxide

腦水腫
阿斯匹靈｜Aspirin
硼酸｜Boric acid
硫酸二甲酯｜Dimethyl sulfate
一氧化二氮｜Nitrous oxide

昏迷
西非荔枝果｜Akee
唑吡坦｜Ambien
安非他命｜Amphetamine
苯胺｜Aniline
阿斯匹靈｜Aspirin
阿托品｜Atropine
顛茄｜Belladonna
苯｜Benzene
硼酸｜Boric acid
溴酸鹽｜Bromate
瀉根或白瀉根｜Bryony or White
　bryony
斑蝥素｜Cantharidin
木薯（樹薯）｜Cassava
蓖麻子｜Castor bean
降保適｜Catapres
陽離子清潔劑｜Cationic detergents
白屈菜｜Celandine
水合氯醛｜Chloral hydrate
氯化碳氫化合物｜Chlorinated hydro-
　carbons
氯苯氧基類除草劑｜Chlorophenoxy
　herbicides
金雞納樹皮｜Cinchona bark
辛可芬｜Cinchophen
可待因｜Codeine

巴豆油 | Croton oil
白星海芋 | Cuckoopint
瑞香 | Daphne
致命網帽 | Deadly webcap
死亡卡馬斯 | Death camas
鬼筆鵝膏（死帽蕈）| Death Cap
搖頭丸（快樂丸）| Ecstasy
腎上腺素 | Epinephrine
麥角 | Ergot
乙醇 | Ethanol
二氯乙醇 | Ethylene chlorohydrin
氟乙酸 | Fluoroacetate
GHB（液態搖頭丸）
好度 | Haldol
天仙子（莨菪）| Henbane
海洛因 | Heroin
硫化氫 | Hydrogen sulfide
恩特來 | Inderal
半邊蓮 | Indian tobacco
胰島素 | Insulin
鐵 | Iron
異丙醇 | Isopropanol
曼陀羅花（吉姆森草、茄科毒草）|
　　Jimsonweed
鉛 | Lead
環柄菇屬 | Lepiota
鈴蘭（山谷百合）| Lily of the valley
鋰鹽 | Lithium
止瀉寧 | Lomotil
LSD
曼德拉草 | Mandrake
甲基安非他命 | Methamphetamine
甲醇 | Methanol

山月桂 | Mountain laurel
尼古丁 | Nicotine
硝化甘油 | Nitroglycerin
諾來舒 | Norflex
乃普朗明 | Norpramin
鴉片 | Opium
伯樂 | Paral
Percodan
酚 | Phenol
（白、黃）磷 | Phosphorus
普魯卡因、利多卡因 | Procaine and
　　lidocaine
除蟲菊精 | Pyrethrin
杜鵑 | Rhododendron
羅眠樂 | Rohypnol
叉子圓柏 | Savin
硝酸銀 | Silver nitrate
神寧健 | Sinequan
疊氮化鈉 | Sodium azide
Stelazine
四氯乙烷 | Tetrachloroethane
托拉靈 | Thorazine
三硝基甲苯 | Trinitrotoluene
鹿花菌 | Turbantop
必滅鼠 | Vacor
煩寧 | Valium
紅豆杉 | Yew

意識混亂／失去定向力
（包括判斷力下降）

西非荔枝果 | Akee
唑吡坦 | Ambien
安非他命 | Amphetamine

苯胺｜Aniline

阿斯匹靈｜Aspirin

阿托品｜Atropine

顛茄｜Belladonna

苯｜Benzene

溴酸鹽｜Bromate

瀉根或白瀉根｜Bryony or White
　bryony

斑螫素｜Cantharidin

木薯（樹薯）｜Cassava

蓖麻子｜Castor bean

降保適｜Catapres

陽離子清潔劑｜Cationic detergents

白屈菜｜Celandine

水合氯醛｜Chloral hydrate

氯化碳氫化合物｜Chlorinated hydro-
　carbons

氯苯氧基類除草劑｜Chlorophenoxy
　herbicides

金雞納樹皮｜Cinchona bark

辛可芬｜Cinchophen

可待因｜Codeine

巴豆油｜Croton oil

白星海芋｜Cuckoopint

瑞香｜Daphne

致命網帽｜Deadly webcap

死亡卡馬斯｜Death camas

鬼筆鵝膏（死帽蕈）｜Death Cap

搖頭丸（快樂丸）｜Ecstasy

腎上腺素｜Epinephrine

麥角｜Ergot

乙醇｜Ethanol

二氯乙醇｜Ethylene chlorohydrin

服立治兒｜Flagyl

氟乙酸｜Fluoroacetate

GHB（液態搖頭丸）

好度｜Haldol

天仙子（莨菪）｜Henbane

海洛因｜Heroin

硫化氫｜Hydrogen sulfide

恩特來｜Inderal

半邊蓮｜Indian tobacco

胰島素｜Insulin

鐵｜Iron

異丙醇｜Isopropanol

曼陀羅花（吉姆森草、茄科毒草）｜
　Jimsonweed

鉛｜Lead

環柄菇屬｜Lepiota

鈴蘭（山谷百合）｜Lily of the valley

利彼攣｜Librax

鋰鹽｜Lithium

止瀉寧｜Lomotil

LSD

曼德拉草｜Mandrake

甲基安非他命｜Methamphetamine

甲醇｜Methanol

山月桂｜Mountain laurel

尼古丁｜Nicotine

硝化甘油｜Nitroglycerin

諾來舒｜Norflex

乃普朗明｜Norpramin

鴉片｜Opium

伯樂｜Paral

Percodan

酚｜Phenol

（白、黃）磷 | Phosphorus

普魯卡因、利多卡因 | Procaine and
　lidocaine

除蟲菊精 | Pyrethrin

杜鵑 | Rhododendron

羅眠樂 | Rohypnol

叉子圓柏 | Savin

硝酸銀 | Silver nitrate

神寧健 | Sinequan

疊氮化鈉 | Sodium azide

Stelazine

四氯乙烷 | Tetrachloroethane

托拉靈 | Thorazine

三硝基甲苯 | Trinitrotoluene

鹿花菌 | Turbantop

必滅鼠 | Vacor

煩寧 | Valium

紅豆杉 | Yew

抽搐／癲癇發作 ───────────

丙烯醯胺 | Acrylamide

非洲牛奶樹（帝錦）| African milk plant

唑吡坦 | Ambien

安非他命 | Amphetamine

苯胺 | Aniline

砷 | Arsenic

阿斯匹靈 | Aspirin

阿托品 | Atropine

類葉升麻 | Baneberry

鋇 | Barium

顛茄 | Belladonna

苯 | Benzene

苯二氮平類藥物 | Benzodiazepines

檳榔子 | Betel nut seed

硼酸 | Boric acid

溴酸鹽 | Bromate

瀉根或白瀉根 | Bryony or White
　bryony

咖啡因 | Caffeine

樟腦 | Camphor

木薯（樹薯）| Cassava

蓖麻子 | Castor bean

陽離子清潔劑 | Cationic detergents

氯化碳氫化合物 | Chlorinated hydro-
　carbons

辛可芬 | Cinchophen

眼鏡蛇 | Cobra

白星海芋 | Cuckoopint

氰化物 | Cyanide

瑞香 | Daphne

致命網帽 | Deadly webcap

硫酸二甲酯 | Dimethyl sulfate

Dyphylline

搖頭丸（快樂丸）| Ecstasy

Elavil

接骨木果 | Elderberry

腎上腺素 | Epinephrine

麥角 | Ergot

乙醇 | Ethanol

服立治兒 | Flagyl

氟乙酸 | Fluoroacetate

GHB（液態搖頭丸）

好度 | Haldol

天仙子（莨菪）| Henbane

繡球花 | Hydrangea

硫化氫 | Hydrogen sulfide

恩特來 | Inderal
半邊蓮 | Indian tobacco
鐵 | Iron
曼陀羅花（吉姆森草、茄科毒草）|
　　Jimsonweed
飛燕草 | Larkspur
鉛 | Lead
止瀉寧 | Lomotil
LSD
單胺氧化酶抑制劑 | MAO inhibitor
秋水仙（草地番紅花）| Meadow
　　saffron
甲基安非他命 | Methamphetamine
甲醇 | Methanol
烏頭（僧帽）| Monkshood
防己 | Moonseed
山月桂 | Mountain laurel
水仙 | Narcissus
尼古丁 | Nicotine
諾來舒 | Norflex
乃普朗明 | Norpramin
肉豆蔻 | Nutmeg
草酸 | Oxalic acid
豹斑鵝膏菌 | Panther mushroom
相思豆（雞母珠）| Paternoster pea
潘生汀 | Persantine
石油餾出物 | Petroleum distillates
酚 | Phenol
（白、黃）磷 | Phosphorus
毒扁豆鹼 | Physostigmine
鼠疫 | Plague
美洲商陸 | Pokeweed
普魯卡因胺 | Procainamide

普魯卡因、利多卡因 | Procaine and
　　lidocaine
河豚 | Pufferfish
除蟲菊精 | Pyrethrin
安眠酮 | Quaalude
杜鵑 | Rhododendron
魚藤酮 | Rotenone
沙林 | Sarin
叉子圓柏 | Savin
蠍子魚（鮋科）| Scorpionfish
硝酸銀 | Silver nitrate
疊氮化鈉 | Sodium azide
硫氰酸鈉 | Sodium thiocyanate
索曼 | Soman
衛矛 | Spindle tree
Stelazine
刺魟 | Stingray
番木鱉鹼 | Strychnine
塔崩 | Tabun
菊蒿 | Tansy
托拉靈 | Thorazine
三硝基甲苯 | Trinitrotoluene
鹿花菌 | Turbantop
松節油 | Turpentine
泛得林 | Ventolin
VX
水毒參 | Water hemlock
黃茉莉 | Yellow jasmine
紅豆杉 | Yew

譫妄

非洲牛奶樹（帝錦）| African milk plant
安非他命 | Amphetamine

棕色遁蛛｜Brown recluse
辛可芬｜Cinchophen
麥仙翁｜Corn cockle
二氯乙醇｜Ethylene chlorohydrin
毛地黃｜Foxglove
馬栗（七葉樹）｜Horse chestnut
恩特來｜Inderal
碘｜Iodine
曼陀羅花（吉姆森草、茄科毒草）｜
　　Jimsonweed
鉛｜Lead
曼德拉草｜Mandrake
秋水仙（草地番紅花）｜Meadow
　　saffron
（白、黃）磷｜Phosphorus
硫噴妥鈉｜Sodium pentothal
泰胃美｜Tagamet
馬達加斯加毒樹｜Tanghin
四氯乙烷｜Tetrachloroethane
三硝基甲苯｜Trinitrotoluene

說話困難

阿托品｜Atropine
藍圈章魚｜Blue-ringed octopus
Dilantin
乙醇｜Ethanol
鋰鹽｜Lithium
汞｜Mercury
河豚｜Pufferfish
托拉靈｜Thorazine
黃茉莉｜Yellow jasmine

頭暈／眩暈

愛道美｜Aldomet
唑吡坦｜Ambien
苯胺｜Aniline
砷｜Arsenic
阿斯匹靈｜Aspirin
類葉升麻｜Baneberry
麻瘋樹｜Barbados nut
苯二氮平類藥物｜Benzodiazepines
樟腦｜Camphor
四氯化碳｜Carbon tetrachloride
芋螺｜Cone shells
氰化物｜Cyanide
致命網帽｜Deadly webcap
右旋美沙酚｜Dextromethorphan
Elavil
接骨木果｜Elderberry
乙醇｜Ethanol
二氯乙醇｜Ethylene chlorohydrin
服立治兒｜Flagyl
希拉毒蜥（美國毒蜥）｜Gila monster
繡球花｜Hydrangea
硫化氫｜Hydrogen sulfide
曼陀羅花（吉姆森草、茄科毒草）｜
　　Jimsonweed
來適泄｜Lasix
尼古丁｜Nicotine
硝化甘油｜Nitroglycerin
諾來舒｜Norflex
豹斑鵝膏菌｜Panther mushroom
Percodan
潘生汀｜Persantine
石油餾出物｜Petroleum distillates

非那根 | Phenergan

膦 | Phosphine

Preludin

普魯卡因、利多卡因 | Procaine and
　lidocaine

百憂解 | Prozac

河豚 | Pufferfish

神寧健 | Sinequan

刺魟 | Stingray

泰胃美 | Tagamet

托拉靈 | Thorazine

三氯乙烷 | Trichloroethane

三硝基甲苯 | Trinitrotoluene

松節油 | Turpentine

必滅鼠 | Vacor

泛得林 | Ventolin

黃茉莉 | Yellow jasmine

嗜睡

丙烯醯胺 | Acrylamide

愛道美 | Aldomet

麻瘋樹 | Barbados nut

苯二氮平類藥物 | Benzodiazepines

蓖麻子 | Castor bean

降保適 | Catapres

水合氯醛 | Chloral hydrate

可待因 | Codeine

Dalmane

硫酸二甲酯 | Dimethyl sulfate

乙醇 | Ethanol

GHB（液態搖頭丸）

好度 | Haldol

曼陀羅花（吉姆森草、茄科毒草）|

Jimsonweed

利彼鑾 | Librax

諾來舒 | Norflex

豹斑鵝膏菌 | Panther mushroom

西番蓮 | Passion flower

Percodan

非那根 | Phenergan

Prolixin

百憂解 | Prozac

響尾蛇 | Rattlesnake

羅眠樂 | Rohypnol

神寧健 | Sinequan

硫噴妥鈉 | Sodium pentothal

索曼 | Soman

Stelazine

塔崩 | Tabun

托拉靈 | Thorazine

泰諾 | Tylenol

煩寧 | Valium

VX

酒醉貌

乙二醇 | Ethylene glycol

異丙醇 | Isopropanol

甲醇 | Methanol

欣快

安非他命 | Amphetamine

苯 | Benzene

搖頭丸（快樂丸）| Ecstasy

海洛因 | Heroin

K他命 | Ketamine

大麻 | Marijuana

甲基安非他命 | Methamphetamine

肉豆蔻 | Nutmeg

鴉片 | Opium

苯環利定（PCP）| Phencyclidine

Preludin

四氯乙烯 | Tetrachloroethylene

紅豆杉 | Yew

興奮（包括暈眩）

硼酸 | Boric acid

咖啡因 | Caffeine

樟腦 | Camphor

金雞納樹皮 | Cinchona bark

可待因 | Codeine

麥仙翁 | Corn cockle

麥角 | Ergot

二氯乙醇 | Ethylene chlorohydrin

K他命 | Ketamine

飛燕草 | Larkspur

LSD

烏頭（僧帽）| Monkshood

苯環利定（PCP）| Phencyclidine

普魯卡因、利多卡因 | Procaine and lidocaine

煩寧 | Valium

黃茉莉 | Yellow jasmine

浮動感

可待因 | Codeine

幻覺

丙烯醯胺 | Acrylamide

唑吡坦 | Ambien

顛茄 | Belladonna

Benzodiazepene drugs

古柯鹼（可卡因）| Cocaine

右旋美沙酚 | Dextromethorphan

搖頭丸（快樂丸）| Ecstasy

Elavil

氟乙酸 | Fluoroacetate

GHB（液態搖頭丸）

天仙子（莨菪）| Henbane

恩特來 | Inderal

K他命 | Ketamine

鈴蘭（山谷百合）| Lily of the valley

LSD

神奇蘑菇 | Magic mushrooms

大麻 | Marijuana

秋水仙（草地番紅花）| Meadow saffron

肉豆蔻 | Nutmeg

豹斑鵝膏菌 | Panther mushroom

苯環利定（PCP）| Phencyclidine

Preludin

神寧健 | Sinequan

煩寧 | Valium

泛得林 | Ventolin

頭痛

西非荔枝果 | Akee

愛道美 | Aldomet

唑吡坦 | Ambien

苯胺 | Aniline

銻 | Antimony

苯 | Benzene

苯二氮平類藥物 | Benzodiazepines

阿斯匹靈 | Aspirin
苯二氮平類藥物 | Benzodiazepines
硼酸 | Boric acid
溴酸鹽 | Bromate
K他命 | Ketamine
單胺氧化酶抑制劑 | MAO inhibitor
大麻 | Marijuana
西番蓮 | Passion flower
苯環利定（PCP）| Phencyclidine

協調性失靈

阿斯匹靈 | Aspirin
苯二氮平類藥物 | Benzodiazepines
雙殼貝類 | Bivalve shellfish
服立治兒 | Flagyl
利彼攣 | Librax
Preludin

記憶喪失

唑吡坦 | Ambien
四氯乙烯 | Tetrachloroethylene

麻木

丙烯醯胺 | Acrylamide
古柯鹼（可卡因）| Cocaine
芋螺 | Cone shells
麥角 | Ergot
氟乙酸 | Fluoroacetate
恩特來 | Inderal
飛燕草 | Larkspur
烏頭（僧帽）| Monkshood
普魯卡因、利多卡因 | Procaine and
　lidocaine

河豚 | Pufferfish
響尾蛇 | Rattlesnake
魚藤酮 | Rotenone

麻痺／癱瘓

鉤鼻海蛇 | Beaked sea snake
雙殼貝類 | Bivalve shellfish
藍圈章魚 | Blue-ringed octopus
肉毒桿菌 | Botulinum
瀉根或白瀉根 | Bryony or White
　bryony
金雞納樹皮 | Cinchona bark
眼鏡蛇 | Cobra
芋螺 | Cone shells
箭毒 | Curare
毒歐芹 | Fool's parsley
毒參 | Hemlock
飛燕草 | Larkspur
烏頭（僧帽）| Monkshood
山月桂 | Mountain laurel
水仙 | Narcissus
西番蓮 | Passion flower
麻妥儂 | Pavulon
河豚 | Pufferfish
響尾蛇 | Rattlesnake
杜鵑 | Rhododendron
蠍子魚（鮋科）| Scorpionfish
索曼 | Soman
塔崩 | Tabun
VX
白蛇根 | White snakeroot

焦躁不安

氨｜Ammonia
安非他命｜Amphetamine
砷｜Arsenic
阿斯匹靈｜Aspirin
右旋美沙酚｜Dextromethorphan
搖頭丸（快樂丸）｜Ecstasy
海洛因｜Heroin
馬栗（七葉樹）｜Horse chestnut
曼陀羅花（吉姆森草、茄科毒草）｜
　　Jimsonweed
止瀉寧｜Lomotil
甲基安非他命｜Methamphetamine
伯樂｜Paral
Preludin
托拉靈｜Thorazine
水毒參｜Water hemlock

痙攣／震顫（包括抽搐）

丙烯醯胺｜Acrylamide
安非他命｜Amphetamine
咖啡因｜Caffeine
樟腦｜Camphor
胺基甲酸酯（胺基甲酸鹽類）｜
　　Carbamate
木薯（樹薯）｜Cassava
氯苯氧基類除草劑｜Chlorophenoxy
　　herbicides
古柯鹼（可卡因）｜Cocaine
條紋蠍｜Common striped scorpion
Dilantin
搖頭丸（快樂丸）｜Ecstasy
Elavil

腎上腺素｜Epinephrine
二氯乙醇｜Ethylene chlorohydrin
氟乙酸｜Fluoroacetate
曼陀羅花（吉姆森草、茄科毒草）｜
　　Jimsonweed
來適泄｜Lasix
鋰鹽｜Lithium
LSD
汞｜Mercury
甲基安非他命｜Methamphetamine
尼古丁｜Nicotine
乃普朗明｜Norpramin
有機磷｜Organophosphate
草酸｜Oxalic acid
豹斑鵝膏菌｜Panther mushroom
伯樂｜Paral
毒扁豆鹼｜Physostigmine
美洲商陸｜Pokeweed
Preludin
普魯卡因、利多卡因｜Procaine and
　　lidocaine
Prolixin
百憂解｜Prozac
河豚｜Pufferfish
魚藤酮｜Rotenone
硫氰酸鈉｜Sodium thiocyanate
番木鱉鹼｜Strychnine
托拉靈｜Thorazine
Thyrolar
白蛇根｜White snakeroot
黃茉莉｜Yellow jasmine

木僵／恍惚

刺槐（洋槐）｜ Black locust
蓖麻子｜ Castor bean
恩特來｜ Inderal
半邊蓮｜ Indian tobacco
絲蓋傘｜ Inocybe
碘｜ Iodine
單胺氧化酶抑制劑｜ MAO inhibitor
Percodan

反射抑制或沒有反射作用

丙烯醯胺｜ Acrylamide
水合氯醛｜ Chloral hydrate
可待因｜ Codeine
乙醇｜ Ethanol
絲蓋傘｜ Inocybe
疊氮化鈉｜ Sodium azide

刺痛

丙烯醯胺｜ Acrylamide
雙殼貝類｜ Bivalve shellfish
藍圈章魚｜ Blue-ringed octopus
條紋蠍｜ Common striped scorpio-
　　nElavil
麥角｜ Ergot
飛燕草｜ Larkspur
來適泄｜ Lasix
止瀉寧｜ Lomotil
烏頭（僧帽）｜ Monkshood
安眠酮｜ Quaalude

失去意識

龍紋蝰（極北蝰）｜ Adder
硼酸｜ Boric acid

樟腦｜ Camphor
一氧化碳｜ Carbon monoxide
氰化物｜ Cyanide
Dalmane
乙醇｜ Ethanol
乙醚｜ Ether
甲醛｜ Formaldehyde
絲蓋傘｜ Inocybe
吐根｜ Ipecac
曼德拉草｜ Mandrake
夾竹桃｜ Oleander
Percodan
潘生汀｜ Persantine
石油餾出物｜ Petroleum distillates
羅眠樂｜ Rohypnol
蠍子魚（鮋科）｜ Scorpionfish
索曼｜ Soman
塔崩｜ Tabun
三氯乙烷｜ Trichloroethane
松節油｜ Turpentine
佛羅拿｜ Veronal
VX

▶ 精神方面

攻擊性

安非他命｜ Amphetamine
阿托品｜ Atropine
顛茄｜ Belladonna
天仙子（莨菪）｜ Henbane
Preludin
煩寧｜ Valium

焦慮（包括神經質）

唑吡坦｜Ambien

安非他命｜Amphetamine

鋇｜Barium

苯｜Benzene

咖啡因｜Caffeine

樟腦｜Camphor

Dyphylline

Elavil

腎上腺素｜Epinephrine

胰島素｜Insulin

肉豆蔻｜Nutmeg

非那根｜Phenergan

Preludin

百憂解｜Prozac

神寧健｜Sinequan

疊氮化鈉｜Sodium azide

Stelazine

Thyrolar

泛得林｜Ventolin

水毒參｜Water hemlock

冷淡

鋰鹽｜Lithium

憂鬱

唑吡坦｜Ambien

苯二氮平類藥物｜Benzodiazepines

服立治兒｜Flagyl

好度｜Haldol

止瀉寧｜Lomotil

汞｜Mercury

Preludin

白蛇根｜White snakeroot

歇斯底里

非那根｜Phenergan

易怒

西非荔枝果｜Akee

安非他命｜Amphetamine

鎘｜Cadmium

咖啡因｜Caffeine

一氧化碳｜Carbon monoxide

條紋蠍｜Common striped scorpion

食魚蝮｜Cottonmouth

腎上腺素｜Epinephrine

服立治兒｜Flagyl

鈴蘭（山谷百合）｜Lily of the valley

汞｜Mercury

伯樂｜Paral

四氯乙烯｜Tetrachloroethylene

躁狂行為

Elavil

情緒變化

豹斑鵝膏菌｜Panther mushroom

夢魘

愛道美｜Aldomet

唑吡坦｜Ambien

非那根｜Phenergan

個性改變

四氯乙烯｜Tetrachloroethylene

精神病

阿托品 | Atropine

樟腦 | Camphor

古柯鹼（可卡因）| Cocaine

帝拔癲 | Depakene

Dilantin

麥角 | Ergot

好度 | Haldol

K他命 | Ketamine

LSD

肉豆蔻 | Nutmeg

苯環利定（PCP）| Phencyclidine

Preludin

普魯卡因、利多卡因 | Procaine and lidocaine

硫氰酸鈉 | Sodium thiocyanate

失控大笑

大麻 | Marijuana

▶ 全身及其他症狀

厭食症／食慾不振

安非他命 | Amphetamine

銻 | Antimony

苯 | Benzene

苯二氮平類藥物 | Benzodiazepines

辛可芬 | Cinchophen

服立治兒 | Flagyl

Preludin

Prolixin

百憂解 | Prozac

放射線 | Radiation

燒灼

條紋蠍 | Common striped scorpion

飛燕草 | Larkspur

烏頭（僧帽）| Monkshood

草酸 | Oxalic acid

光氣（碳醯氯）| Phosgene

放射線 | Radiation

畏寒

黑寡婦 | Black widow

棕色遁蛛 | Brown recluse

腎上腺素 | Epinephrine

胰島素 | Insulin

鼠疫 | Plague

寒冷感

刺槐（洋槐）| Black locust

血根草 | Bloodroot

麥角 | Ergot

飛燕草 | Larkspur

烏頭（僧帽）| Monkshood

毒扁豆鹼 | Physostigmine

虛脫（包括昏厥）

龍紋蝰（極北蝰）| Adder

鹼 | Alkalis

氨 | Ammonia

硼酸 | Boric acid

溴酸鹽 | Bromate

斑螯素 | Cantharidin

一氧化碳 | Carbon monoxide

陽離子清潔劑 | Cationic detergents

氯胺-T | Chloramine-T

425

金雞納樹皮｜Cinchona bark
食魚蝮｜Cottonmouth
氰化物｜Cyanide
甲醛｜Formaldehyde
希拉毒蜥（美國毒蜥）｜Gila monster
好度｜Haldol
恩特來｜Inderal
吐根｜Ipecac
鉛｜Lead
利彼攣｜Librax
水仙｜Narcissus
硝化甘油｜Nitroglycerin
紅蝴蝶｜Peacock flower
潘生汀｜Persantine
毒扁豆鹼｜Physostigmine
女貞｜Privet
普魯卡因、利多卡因｜Procaine and
　　lidocaine
放射線｜Radiation
硝酸銀｜Silver nitrate
刺魟｜Stingray
托拉靈｜Thorazine
三氯乙烷｜Trichloroethane
必滅鼠｜Vacor

疲勞

愛道美｜Aldomet
唑吡坦｜Ambien
炭疽病｜Anthrax
苯｜Benzene
Elavil
半邊蓮｜Indian tobacco
吐根｜Ipecac

鼠疫｜Plague
Preludin
放射線｜Radiation
泰胃美｜Tagamet

熱過敏／熱到發紅

鈴蘭（山谷百合）｜Lily of the valley
Thyrolar

消化不良

相思豆（雞母珠）｜Paternoster pea

失眠

唑吡坦｜Ambien
安非他命｜Amphetamine
苯二氮平類藥物｜Benzodiazepines
咖啡因｜Caffeine
Dyphylline
搖頭丸（快樂丸）｜Ecstasy
Elavil
恩特來｜Inderal
汞｜Mercury
甲基安非他命｜Methamphetamine
非那根｜Phenergan
Preludin
百憂解｜Prozac
沙林｜Sarin
三硝基甲苯｜Trinitrotoluene
泛得林｜Ventolin

經期不正常

利彼攣｜Librax
百憂解｜Prozac

叉子圓柏｜Savin

壞疽（組織壞死）

鹼｜Alkalis
棕色遁蛛｜Brown recluse
眼鏡蛇｜Cobra
食魚蝮｜Cottonmouth
Dilantin
麥角｜Ergot
水母｜Jellyfish
光氣（碳醯氯）｜Phosgene
（白、黃）磷｜Phosphorus
過錳酸鉀｜Potassium permanganate
響尾蛇｜Rattlesnake
蠍子魚（鮋科）｜Scorpionfish

疼痛

酸｜Acid
空氣栓塞｜Air embolism
鹼｜Alkalis
氨｜Ammonia
鉤鼻海蛇｜Beaked sea snake
氯｜Chlorine
眼鏡蛇｜Cobra
條紋蠍｜Common striped scorpion
希拉毒蜥（美國毒蜥）｜Gila monster
好度｜Haldol
飛燕草｜Larkspur
曼德拉草｜Mandrake
烏頭（僧帽）｜Monkshood
肉豆蔻｜Nutmeg
響尾蛇｜Rattlesnake
蠍子魚（鮋科）｜Scorpionfish

刺魟｜Stingray
番木鱉鹼｜Strychnine
鉈｜Thallium

酒精過敏

降保適｜Catapres
滑蓋蘑菇｜Smooth cap mushroom

性興奮

搖頭丸（快樂丸）｜Ecstasy

性功能障礙

愛道美｜Aldomet
Elavil
Preludin
百憂解｜Prozac

休克

炭疽病｜Anthrax
類葉升麻｜Baneberry
苯二氮平類藥物｜Benzodiazepines
刺槐（洋槐）｜Black locust
鎘｜Cadmium
銅｜Copper
胰島素｜Insulin
碘｜Iodine
來適泄｜Lasix
汞｜Mercury
防己｜Moonseed
僧帽水母（葡萄牙戰士）｜Portuguese
man-of-war
過錳酸鉀｜Potassium permanganate
響尾蛇｜Rattlesnake

硝酸銀 | Silver nitrate
紅豆杉 | Yew

猝死

氰化物 | Cyanide
好度 | Haldol
硫化氫 | Hydrogen sulfide
托拉靈 | Thorazine

自殺行為

腎上腺素 | Epinephrine
百憂解 | Prozac

腫脹

龍紋蝰（極北蝰）| Adder
條紋蠍 | Common striped scorpion
僧帽水母（葡萄牙戰士）| Portuguese man-of-war
放射線 | Radiation
蠍子魚（鮋科）| Scorpionfish
滑蓋蘑菇 | Smooth cap mushroom

口渴

阿托品 | Atropine
血根草 | Bloodroot
樟腦 | Camphor
致命網帽 | Deadly webcap

鬼筆鵝膏（死帽蕈）| Death Cap
碘 | Iodine
曼陀羅花（吉姆森草、茄科毒草）| Jimsonweed
環柄菇屬 | Lepiota
秋水仙（草地番紅花）| Meadow saffron
響尾蛇 | Rattlesnake

子宮出血

菊蒿 | Tansy

日漸消瘦

鉛 | Lead
（白、黃）磷 | Phosphorus

體重增加

Elavil

體重降低

硼酸 | Boric acid
鎘 | Cadmium
曼陀羅花（吉姆森草、茄科毒草）| Jimsonweed
百憂解 | Prozac
Thyrolar

附錄 4：按發作時間排序

APPENDIX 4: POISONS BY THE TIME IN WHICH THEY REACT

下列索引以症狀最早顯現的時間為依據。閱讀毒物的介紹，你就會知道發作時間通常是一段時間範圍，期間各個症狀會一一顯現。發作時間的快慢受患者健康因素的影響很大，但你可以參考下列，為劇情安排適當的時間範圍。此外，在許多個案中，死亡發生的時間往往距離症狀最初發作還很遠——提供設計饒富興味劇情轉折的空間。

立即

酸｜Acid

鹼｜Alkalis

氨｜Ammonia

琥珀膽鹼｜Anectine

苯｜Benzene

藍圈章魚｜Blue-ringed octopus

硼酸｜Boric acid

肉毒桿菌｜Botulinum

鎘｜Cadmium

斑螯素｜Cantharidin

四氯化碳｜Carbon tetrachloride

氯胺-T｜Chloramine-T

氯｜Chlorine

可待因｜Codeine

條紋蠍｜Common striped scorpion

芋螺｜Cone shells

氰化物｜Cyanide

毛地黃毒苷｜Digitoxin

硫酸二甲酯｜Dimethyl sulfate

搖頭丸（快樂丸）｜Ecstasy

腎上腺素｜Epinephrine

乙醚｜Ether

甲醛｜Formaldehyde

海洛因｜Heroin

硫化氫｜Hydrogen sulfide

碘｜Iodine

吐根｜Ipecac

水母｜Jellyfish

飛燕草｜Larkspur

鈴蘭（山谷百合）｜Lily of the valley

單胺氧化酶抑制劑｜MAO inhibitor

大麻｜Marijuana

汞｜Mercury

烏頭（僧帽）｜Monkshood

硝化甘油｜Nitroglycerin

夾竹桃｜Oleander

草酸｜Oxalic acid

伯樂｜Paral

麻妥儂｜Pavulon

潘生汀｜Persantine

苯環利定（PCP）｜Phencyclidine

毒扁豆鹼｜Physostigmine

僧帽水母（葡萄牙戰士）｜Portuguese man-of-war

普魯卡因胺｜Procainamide

奎寧定｜Quinidine

奎寧｜Quinine

沙林｜Sarin

蠍子魚（鮋科）｜Scorpionfish

硝酸銀｜Silver nitrate

疊氮化鈉｜Sodium azide

硫噴妥鈉｜Sodium pentothal

硫氰酸鈉｜Sodium thiocyanate

索曼｜Soman

伯利恆之星（聖星百合）｜Star of Bethlehem

Stelazine

刺魟｜Stingray

塔崩｜Tabun

馬達加斯加毒樹｜Tanghin

四氯乙烯｜Tetrachloroethylene

四氯乙烷｜Tetrachloroethane

Turbarine

松節油｜Turpentine

泛得林｜Ventolin

佛羅拿｜Veronal

VX

一分鐘

唑吡坦｜Ambien

咖啡因｜Caffeine

氰化物｜Cyanide

甲基安非他命｜Methamphetamine

一氧化二氮｜Nitrous oxide

Prolixin

三分鐘

阿托品｜Atropine

降保適｜Catapres

古柯鹼（可卡因）｜Cocaine

氟乙酸｜Fluoroacetate

曼德拉草｜Mandrake

紅蝴蝶｜Peacock flower

滑蓋蘑菇｜Smooth cap mushroom

五分鐘

龍紋蝰（極北蝰）｜Adder

非洲牛奶樹（帝錦）｜African milk plant

空氣栓塞｜Air embolism

溴酸鹽｜Bromate

眼鏡蛇｜Cobra

銅｜Copper

鐵｜Iron

神奇蘑菇｜Magic mushrooms

萘｜Naphthalene

石油餾出物｜Petroleum distillates

過錳酸鉀｜Potassium permanganate

安眠酮｜Quaalude

三氯乙烷｜Trichloroethane

煩寧｜Valium

十分鐘

苯胺｜Aniline

陽離子清潔劑 | Cationic detergents
食魚蝮 | Cottonmouth
巴豆油 | Croton oil
Dalmane
異丙醇 | Isopropanol
來適泄 | Lasix
非那根 | Phenergan
女貞 | Privet
河豚 | Pufferfish
托拉靈 | Thorazine
黃茉莉 | Yellow jasmine

十五分鐘

麻瘋樹 | Barbados nut
樟腦 | Camphor
右旋美沙酚 | Dextromethorphan
Dilantin
搖頭丸（快樂丸）| Ecstasy
Elavil
乙醇 | Ethanol
GHB（液態搖頭丸）
天仙子（莨菪）| Henbane
鋰鹽 | Lithium
豹斑鵝膏菌 | Panther mushroom
西番蓮 | Passion flower
響尾蛇 | Rattlesnake
泰胃美 | Tagamet

二十分鐘

愛道美 | Aldomet
可待因 | Codeine
檳榔子 | Betel nut seed
藜蘆 | False hellebore

毛地黃 | Foxglove
LSD
羅眠樂 | Rohypnol
番木鱉鹼 | Strychnine
Thyrolar
三氯乙烷 | Trichloroethane
水毒參 | Water hemlock

三十分鐘

安非他命 | Amphetamine
銻 | Antimony
砷 | Arsenic
鉤鼻海蛇 | Beaked sea snake
苯 | Benzene
雙殼貝類 | Bivalve shellfish
黑嚏根草 | Black hellebore
水合氯醛 | Chloral hydrate
氯化碳氫化合物 | Chlorinated hydro-
　carbons
氯苯氧基類除草劑 | Chlorophenoxy
　herbicides
麥仙翁 | Corn cockle
箭毒 | Curare
帝拔癲 | Depakene
乙二醇 | Ethylene glycol
服立治兒 | Flagyl
甲醛 | Formaldehyde
毒參 | Hemlock
恩特來 | Inderal
利彼鎮 | Librax
止瀉寧 | Lomotil
尼古丁 | Nicotine
諾來舒 | Norflex

Percodan

酚｜Phenol

光氣（碳醯氯）｜Phosgene

除蟲菊精｜Pyrethrin

沙林｜Sarin

泰諾｜Tylenol

必滅鼠｜Vacor

四十五分鐘

瑞香｜Daphne

五十分鐘

希拉毒蜥（美國毒蜥）｜Gila monster

一小時

鋇｜Barium

刺槐（洋槐）｜Black locust

黑寡婦｜Black widow

血根草｜Bloodroot

胺基甲酸酯（胺甲酸鹽類）｜
　　Carbamate

死亡卡馬斯｜Death camas

Dyphylline

二氯乙醇｜Ethylene chlorohydrin

半邊蓮｜Indian tobacco

絲蓋傘｜Inocybe

來適泄｜Lasix

乃普朗明｜Norpramin

有機磷｜Organophosphate

Preludin

叉子圓柏｜Savin

神寧健｜Sinequan

紅豆杉｜Yew

二小時

西非荔枝果｜Akee

棕色遁蛛｜Brown recluse

蓖麻子｜Castor bean

秋水仙（草地番紅花）｜Meadow
　　saffron

（白、黃）磷｜Phosphorus

美洲商陸｜Pokeweed

鹿花菌｜Turbantop

四小時

阿斯匹靈｜Aspirin

六小時

辛可芬｜Cinchophen

鬼筆鵝膏（死帽蕈）｜Death Cap

氟乙酸｜Fluoroacetate

盔孢傘｜Galerinas

環柄菇屬｜Lepiota

山月桂｜Mountain laurel

肉豆蔻｜Nutmeg

杜鵑｜Rhododendron

八小時

肉毒桿菌｜Botulinum

甲醇｜Methanol

九小時

細菌性食物中毒｜Bacterial food
　　poisoning

十二小時

鉈｜Thallium

十四小時
白屈菜 | Celandine

數小時
驅蟲合歡 | Albizia anthelmintics
類葉升麻 | Baneberry
顛茄 | Belladonna
瀉根或白瀉根 | Bryony or White
　bryony
鎘 | Cadmium
鉻 | Chromium
金雞納樹皮 | Cinchona bark
苦西瓜 | Colocynth
白星海芋 | Cuckoopint
山靛 | Dog mercury
接骨木果 | Elderberry
毒歐芹 | Fool's parsley
繡球花 | Hydrangea
曼陀羅花（吉姆森草、茄科毒草）|
　Jimsonweed
防己 | Moonseed
水仙 | Narcissus
相思豆（雞母珠）| Paternoster pea
一品紅（聖誕紅）| Poinsettia
放射線 | Radiation

大黃 | Rhubarb
魚藤酮 | Rotenone
衛矛 | Spindle tree
菊蒿 | Tansy
三硝基甲苯 | Trinitrotoluene

一天
馬栗（七葉樹）| Horse chestnut

二天
炭疽病 | Anthrax
巴拉刈 | Paraquat
白蛇根 | White snakeroot
病毒性出血熱（VHF）| Viral Hemor-
　rhagic Fever

三天
致命網帽 | Deadly webcap
兔熱病（土倫病）| Tularemia

數天
阿托方 | Atophan
麥角 | Ergot
天花 | Smallpox
兔熱病（土倫病）| Tularemia

附錄5：按毒性強度排序
APPENDIX 5: POISONS BY TOXICITY RATING

誠如前言所述，毒性高低的判定是依據致死所需的劑量。毒性1表示殺死虛構被害人要這麼多量，該物質基本上可說是無毒的。毒性6表示只要些微，就能使一個健康的成人喪命。有些物質的毒性因調製方式不同，可高可低，將重複出現。

毒性2 ────────────

胺基甲酸酯（胺基甲酸鹽類）｜
　　Carbamate

氯化碳氫化合物｜Chlorinated hydro-
　　carbons

服立治兒｜Flagyl

LSD

神奇蘑菇｜Magic mushrooms

滑蓋蘑菇｜Smooth cap mushroom

鹿花菌｜Turbantop

毒性3 ────────────

愛道美｜Aldomet

雙殼貝類｜Bivalve shellfish

咖啡因｜Caffeine

胺基甲酸酯（胺基甲酸鹽類）｜
　　Carbamate

氯化碳氫化合物｜Chlorinated hydro-
　　carbons

氯｜Chlorine

右旋美沙酚｜Dextromethorphan

乙醇｜Ethanol

異丙醇｜Isopropanol

利彼攣｜Librax

大麻｜Marijuana

肉豆蔻｜Nutmeg

有機磷｜Organophosphate

豹斑鵝膏菌｜Panther mushroom

一品紅（聖誕紅）｜Poinsettia

百憂解｜Prozac

毒性4 ────────────

龍紋蝰（極北蝰）｜Adder

西非荔枝果｜Akee

驅蟲合歡｜Albizia anthelmintics

唑吡坦｜Ambien

氨｜Ammonia

阿斯匹靈｜Aspirin

苯｜Benzene
雙殼貝類｜Bivalve shellfish
黑寡婦｜Black widow
血根草｜Bloodroot
瀉根或白瀉根｜Bryony or White bryony
鎘｜Cadmium
胺基甲酸酯（胺基甲酸鹽類）｜Carbamate
陽離子清潔劑｜Cationic detergents
白屈菜｜Celandine
氯化碳氫化合物｜Chlorinated hydrocarbons
氯苯氧基類除草劑｜Chlorophenoxy herbicides
金雞納樹皮｜Cinchona bark
條紋蠍｜Common striped scorpion
麥仙翁｜Corn cockle
食魚蝮｜Cottonmouth
可邁丁｜Coumadin
死亡卡馬斯｜Death camas
帝拔癲｜Depakene
接骨木果｜Elderberry
乙二醇｜Ethylene glycol
毒歐芹｜Fool's parsley
GHB（液態搖頭丸）
鐵｜Iron
來適泄｜Lasix
止瀉寧｜Lomotil
曼德拉草｜Mandrake
單胺氧化酶抑制劑｜MAO inhibitor
萘｜Naphthalene
硝化甘油｜Nitroglycerin

有機磷｜Organophosphate
石油餾出物｜Petroleum distillates
非那根｜Phenergan
美洲商陸｜Pokeweed
僧帽水母（葡萄牙戰士）｜Portuguese man-of-war
除蟲菊精｜Pyrethrin
響尾蛇｜Rattlesnake
大黃｜Rhubarb
魚藤酮｜Rotenone
衛矛｜Spindle tree
刺魟｜Stingray
Thyrolar
泰諾｜Tylenol
泛得林｜Ventolin

毒性 5 ───────

丙烯醯胺｜Acrylamide
空氣栓塞｜Air embolism
安非他命｜Amphetamine
苯胺｜Aniline
砷｜Arsenic
類葉升麻｜Baneberry
鋇｜Barium
苯二氮平類藥物｜Benzodiazepines
檳榔子｜Betel nut seed
刺槐（洋槐）｜Black locust
硼酸｜Boric acid
溴酸鹽｜Bromate
樟腦｜Camphor
胺基甲酸酯（胺基甲酸鹽類）｜Carbamate
一氧化碳｜Carbon monoxide

木薯（樹薯）｜ Cassava

水合氯醛｜ Chloral hydrate

氯化碳氫化合物｜ Chlorinated hydro-
　carbons

氯｜ Chlorine

鉻｜ Chromium

辛可芬｜ Cinchophen

古柯鹼（可卡因）｜ Cocaine

苦西瓜｜ Colocynth

銅｜ Copper

白星海芋｜ Cuckoopint

Dalmane

瑞香｜ Daphne

鬼筆鵝膏（死帽蕈）｜ Death Cap

Dilantin

山靛｜ Dog mercury

Dyphylline

Elavil

麥角｜ Ergot

藜蘆｜ False hellebore

好度｜ Haldol

天仙子（莨菪）｜ Henbane

馬栗（七葉樹）｜ Horse chestnut

繡球花｜ Hydrangea

恩特來｜ Inderal

半邊蓮｜ Indian tobacco

絲蓋傘｜ Inocybe

碘｜ Iodine

吐根｜ Ipecac

鉛｜ Lead

環柄菇屬｜ Lepiota

鋰鹽｜ Lithium

秋水仙（草地番紅花）｜ Meadow

saffron

汞｜ Mercury

甲基安非他命｜ Methamphetamine

甲醇｜ Methanol

防己｜ Moonseed

山月桂｜ Mountain laurel

水仙｜ Narcissus

尼古丁｜ Nicotine

一氧化二氮｜ Nitrous oxide

乃普朗明｜ Norpramin

鴉片｜ Opium

有機磷｜ Organophosphate

草酸｜ Oxalic acid

伯樂｜ Paral

Percodan

潘生汀｜ Persantine

苯環利定（PCP）｜ Phencyclidine

酚｜ Phenol

光氣（碳醯氯）｜ Phosgene

膦｜ Phosphine

毒扁豆鹼｜ Physostigmine

過錳酸鉀｜ Potassium permanganate

Preludin

女貞｜ Privet

普魯卡因胺｜ Procainamide

安眠酮｜ Quaalude

奎寧｜ Quinine

放射線｜ Radiation

響尾蛇｜ Rattlesnake

羅眠樂｜ Rohypnol

沙林｜ Sarin

蠍子魚（鮋科）｜ Scorpionfish

硝酸銀｜ Silver nitrate

神寧健 | Sinequan

疊氮化鈉 | Sodium azide

硫氰酸鈉 | Sodium thiocyanate

索曼 | Soman

Stelazine

塔崩 | Tabun

泰胃美 | Tagamet

菊蒿 | Tansy

四氯乙烯 | Tetrachloroethylene

四氯乙烷 | Tetrachloroethane

鉈 | Thallium

托拉靈 | Thorazine

三氯乙烷 | Trichloroethane

三硝基甲苯 | Trinitrotoluene

鹿花菌 | Turbantop

松節油 | Turpentine

必滅鼠 | Vacor

煩寧 | Valium

佛羅拿 | Veronal

白蛇根 | White snakeroot

黃茉莉 | Yellow jasmine

毒性 6 ────────────

酸 | Acid

龍紋蝰（極北蝰）| Adder

非洲牛奶樹（帝錦）| African milk plant

鹼 | Alkalis

琥珀膽鹼 | Anectine

炭疽病 | Anthrax

銻 | Antimony

阿托方 | Atophan

阿托品 | Atropine

麻瘋樹 | Barbados nut

鉤鼻海蛇 | Beaked sea snake

顛茄 | Belladonna

雙殼貝類 | Bivalve shellfish

黑嚏根草 | Black hellebore

藍圈章魚 | Blue-ringed octopus

肉毒桿菌 | Botulinum

棕色遁蛛 | Brown recluse

斑螫素 | Cantharidin

四氯化碳 | Carbon tetrachloride

蓖麻子 | Castor bean

降保適 | Catapres

氯胺-T | Chloramine-T

鉻 | Chromium

眼鏡蛇 | Cobra

可待因 | Codeine

芋螺 | Cone shells

食魚蝮 | Cottonmouth

巴豆油 | Croton oil

箭毒 | Curare

Cyanide | 氰化物

致命網帽 | Deadly webcap

Digitoxin

硫酸二甲酯 | Dimethyl sulfate

腎上腺素 | Epinephrine

乙醚 | Ether

二氯乙醇 | Ethylene chlorohydrin

氟乙酸 | Fluoroacetate

甲醛 | Formaldehyde

毛地黃 | Foxglove

盔孢傘 | Galerinas

希拉毒蜥（美國毒蜥）| Gila monster

毒參 | Hemlock

海洛因 | Heroin

硫化氫 | Hydrogen sulfide

胰島素 | Insulin

水母 | Jellyfish

曼陀羅花（吉姆森草、茄科毒草）|
　Jimsonweed

飛燕草 | Larkspur

鈴蘭（山谷百合）| Lily of the valley

烏頭（僧帽）| Monkshood

諾來舒 | Norflex

夾竹桃 | Oleander

有機磷 | Organophosphate

巴拉刈 | Paraquat

西番蓮 | Passion flower

相思豆（雞母珠）| Paternoster pea

麻妥儂 | Pavulon

紅蝴蝶 | Peacock flower

（白、黃）磷 | Phosphorus

鼠疫 | Plague

Prolixin

河豚 | Pufferfish

奎寧定 | Quinidine

響尾蛇 | Rattlesnake

杜鵑 | Rhododendron

叉子圓柏 | Savin

天花 | Smallpox

硫噴妥鈉 | Sodium pentothal

伯利恆之星（聖星百合）| Star of Beth-
　lehem

番木鱉鹼 | Strychnine

馬達加斯加毒樹 | Tanghin

兔熱病（土倫病）| Tularemia

Turbarine

病毒性出血熱（VHF）| Viral Hemor-
　rhagic Fever

VX

水毒參 | Water hemlock

紅豆杉 | Yew

術語表

GLOSSARY

Abortifacient｜**墮胎藥**：誘發流產或分娩的化學物質。

Acetylcholine｜**乙醯膽鹼**：中樞及周邊神經系統中常見的神經傳導物質。

Acidosis｜**酸中毒**：酸鹼值平衡紊亂，導致酸不斷地在體內累積。糖尿病、腎臟病患者，或攝取酸性物質、酸性鹽都可能發生代謝性酸中毒。肝功能受損也會造成酸中毒。代謝性酸中毒症狀包括乏力、易怒、譫妄以及脫水。呼吸性酸中毒肇因於二氧化碳積聚，引起血液酸鹼值下降。呼吸性酸中毒的症狀有頭暈、發紺和心跳加快。兩種類型都有致死的風險。

Acute｜**急性的**：迅速發生；驟然展開；需要在幾分鐘、幾小時或幾天之內給予緊急處置。

Adrenergic blockers｜**腎上腺素阻斷劑**：抑制體內傳導的化學物質。

Adenopathy｜**腺病**：（adeno＝腺體；pathy＝疾病）淋巴結腫大 。

Alkalosis｜**鹼中毒**：血液酸鹼值大於7.45的情況。兩種常見的類型分別是呼吸性鹼中毒，通常是過度換氣（呼吸太快）所致；以及代謝性鹼中毒，因嚴重嘔吐失去酸所致。

Alkylating agent｜**烷基化藥物**：癌症化療常用的化學物質。

Alopecia｜**脫髮**：通常是疾病或化學物質所致。

Anaphylaxis｜**全身過敏性反應**：過敏性休克是最嚴重的全身過敏性反應。如蜜蜂螫或藥物過敏時的反應，通常迅速發生，症狀包括煩躁不安、喉嚨緊縮感、呼吸困難、發紺（皮膚及嘴唇因缺氧變藍）、偶發抽搐，以及失去意識。橫隔膜肌肉痙攣導致死亡。有花粉熱、氣喘和蕁麻疹的人發病機率較高，抑或配對不良的輸血、特定藥物治療，乃至任何身體過敏也會造成全身過敏性反應。

Anemia｜**貧血**：攜帶氧氣的紅血球細胞數量銳減。症狀有皮膚和黏膜蒼白、呼吸短促、心悸、精神恍惚，而且容易疲勞。

Angina｜**心絞痛**：胸腔收縮性疼痛。患者通常有喉嚨痛的病史，可能出於任何原因。

Anorexia｜**厭食**：拒絕進食且日漸消瘦的心理過程。患者通常因為心臟併發症過世。歌手凱倫・卡本特（Karen Carpenter）是著名案例。

Anoxic｜**缺氧**：（a＝沒有；oxic指氧氣）缺乏氧氣，或缺氧，或窒息。

Anticholinergic｜抗膽鹼藥物：阻擋特定神經作用的化學物質。

Anticoagulant｜抗凝劑：防止血液凝結（例如華法林）。

Antiemetic｜止吐劑：有時可阻止嘔吐、噁心，或兩者兼有之。

Antipyretic｜解熱劑：用來減輕高燒的藥物。

Anuria｜無尿：（a＝沒有；uria＝尿）無尿是指尿量不足，或腎臟衰竭無法產生尿液。無尿症的患者死亡機率很高。

Aphasia｜失語症：無法說話或透過語言表達想法，通常發生在中風或其他意外之後。

Apnea｜呼吸暫停：呼吸暫時停止，一如睡眠呼吸中止症。

Arrhythmia｜心律不整：心跳不規則。

Aspirate｜抽吸：將物質吸入肺部。

Ataxia｜運動失調：或稱共濟失調，笨拙、不自主動作。

Atrophy｜萎縮：肌肉或能力因疏於使用而消失。

Autonomic nervous system（ANS）｜自主神經系統：控制非自主身體功能的神經系統。

Bradycardia｜心搏過緩：心跳緩慢。

Bronchial dialator｜支氣管擴張劑：具有打開支氣管的功能。

Bronchospasm｜支氣管痙攣：不受控制的咳嗽或支氣管收縮。

Bubonic plague｜腺鼠疫：鼠疫桿菌造成的疾病。因鼠蹊部、腋窩或其他部位腫大與發黑而得名。也是所謂的中世紀黑死病。

Calcium channel blocker｜鈣離子通道阻斷劑：阻斷鈣離子通過生物膜。這類藥物如硝苯地平（nifedipine）、硫氮卓酮（diltiazem）、維拉帕米（verapamil）、氨氯地平（amlodipine），用於治療高血壓、心絞痛和心律不整。

Cardiac arrest｜心搏停止：心臟停止跳動。

Cardiac glycosides｜強心苷：毛地黃之類的藥物，能增強心肌收縮力。

Cardiovascular collapse｜心血管衰竭：心臟停止運作，血管因沒有血液通過崩潰。

Catatonia｜緊張症：表現為身體僵硬和無法行動的精神疾病。

Catecholamines｜兒茶酚胺：身體回應壓力所釋放出的化學物質。

Cathartic｜瀉劑：具通便或淨化用的化學物質。例如蓖麻油。

Central nervous system（CNS）｜中樞神經系統：由大腦和脊髓組成。

Cerebral edema｜腦水腫：腦組織中因液體過多貯積而腫脹。

Cerebral vascular accident（CVA）｜腦中風：血管破裂所導致的中風，不同於血液凝塊阻塞血管的中風。

Cheyne-stokes respiration｜陳施氏呼吸：瀕死時出現的週期性呼吸異常。初始

呼吸淺慢,接著逐漸加快加深,然後減退,在重複相同規律之前停止約十至二十秒。由蘇格蘭醫生約翰·陳納 (John Cheyne) 和愛爾蘭醫生威廉·史托克 (William Stokes) 於十八世紀晚期做出定義。

Cholinesterase｜膽鹼酯酶:幫助神經肌肉順利運作所需的酵素。也稱作乙醯膽鹼酯酶。沒有膽鹼酯酶,肌纖維將不斷受刺激,重症肌無力就是一例。

Chronic｜慢性的:橫跨很長一段時間慢慢發生;通常為數週、數月,甚至數年。

Clonic-tonic convulsions｜強直陣攣發作:肌肉交替性收縮與鬆弛。

Colonic｜灌腸:直達腸子的高位灌腸。健康狂熱者定期灌腸,但醫界對此舉的健康價值存疑.

Congestion｜充血:血管或器官局部異常積液。

Cyanosis｜發紺:指甲、臉部和腳趾因血液缺氧而發青。

Cytotoxic｜細胞毒素的:可傷害或殺死細胞,化療就具有細胞毒性。

Delirium｜譫妄:意識狀態改變,包括意識混亂、注意力渙散、定向力障礙、思考和記憶障礙、認知缺陷(錯覺和幻覺)。

Depressant｜抑制劑:抑制身體機能或神經活動的藥物。抑制劑會傷害大腦,導致患者遲緩呆滯。大量抑制劑使人進入睡眠或失去意識。

Dermal｜皮膚的:指皮膚。

Dermatitis｜皮膚炎:皮膚受刺激;皮膚看起來紅腫、皸裂,而且可能脫落。通常是過敏所致(接觸性皮膚炎)。

Diaphoresis｜發汗:皮膚潮濕、黏膩。

Diuretic｜利尿劑:增加排尿量的藥物(例如來適泄)。

Diplopia｜複視:雙重影像。

Deep vein thrombosis（DVT）｜深層靜脈栓塞:末梢靜脈血液凝結。

Dysphagia｜吞嚥障礙:吞嚥困難。

Dysphonia｜發聲障礙:聲音變化。

Dyspnea｜呼吸困難:(dys＝痛苦或困難;pnea＝呼吸) 缺氧或呼吸困難。

Ecchymosis｜瘀斑:也就是一般俗稱的瘀青。

Edema｜水腫:細胞或組織間隙液體過多。久站常引起腳踝腫脹,這可能是心臟和肺部有問題的跡象。

Electrocardiogram（EKG）｜心電圖:心電脈衝變化。

Electrolyte｜電解質:由酸、鹼、鹽組成的化學物質的平衡;存在於血液中。

Elixir｜酊劑:口服、澄清且具有甜味的液體。酊劑可能含有調味劑。做為溶媒或是載體,用來運輸藥物。真正的酊劑以酒精為基底。某些藥物(如得脫敏〔Dimetapp〕）雖自稱酏劑，但不含酒精。

Emetic｜**催吐劑**：促使人嘔吐的物質，如吐根糖漿。

Endogenous｜**內因性的**：體質性的（自然發生）。

Enteral｜**腸內的**：在腸內或由腸道吸收；經口服的。（相對於非口服的——從消化道以外的途徑進到體內，如靜脈注射。）

Epidermal｜**表皮性的**：關於皮膚（表皮）。

Esophageal spasm｜**食道痙攣**：食道肌肉收縮不協調，吞嚥食物後引起疼痛或噎膈。

Esophagus｜**食道**：在咽和胃之間的消化道。

Expectorant｜**祛痰劑**：促進支氣管分泌，促其排出體外的藥物。

Extrapyramidal syndromes（EPS）｜**錐體外症候群**：和中風或藥物副作用有關的症狀，包括流涎、口齒不清、步態異常、口乾、視覺模糊或複視、肌肉僵硬，以及臉部與舌頭不自主動作（遲發性運動障礙）導致說話困難。

Fasciculation｜**肌束震顫**：肌束不自主收縮或抽搐。比肌肉震顫更嚴重的肌肉收縮。

Fatty infiltration｜**脂肪浸潤**：器官內脂肪積存增加，干擾其功能。

Fibrillation｜**震顫**：肌纖維快速收縮或抽搐，可阻止心臟跳動。

First responders｜**緊急應變人員**：第一個到現場的人，通常是警消人員。

Flexor muscles｜**屈肌**：可幫助身體彎曲的肌肉，伸肌則是相反。

Gastroenteritis｜**胃腸炎**：胃腸粘膜急性發炎，造成嚴重的胃痙攣、血性腹瀉、噁心和嘔吐。

Gastric lavage｜**洗胃**：將胃內容物沖洗出來。

Gastrointestinal upset｜**胃腸不適**：胃痛、脹氣、噁心、嘔吐、腹瀉。

Heatstroke｜**中暑**：暴露在過高環境溫度下所造成的嚴重且經常致命的情況。症狀包括頭痛、眩暈、意識混亂、發熱、皮膚乾燥，以及體溫略為稍高；嚴重者會出現高燒、虛脫，並陷入昏迷。

Hematuria｜**血尿**：尿中帶血。

Hematemesis｜**吐血**：（hema＝血液；emesis＝嘔吐）嘔血。

Hemolytic｜**溶血的**：形容破壞紅血球的東西。

Hepatic｜**肝臟的**：和肝臟有關的。

Hemodynamic｜**血液動力學**：血液循環的物理面貌。

Hemolysis｜**溶血**：紅血球不正常分解死亡的現象，過程中釋放血紅蛋白進入血液。

Hemoptysis｜**咳血**：突然咳嗽咳出血。

Hemorrhage｜**出血**：流血。

Hemorrhagic fever｜**出血熱**：一種病毒疾病，特色是身體孔洞出血。

Hemorrhagic shock｜**出血性休克**：急性血液流失導致的休克，特色是低血壓、心搏過速、蒼白、畏寒、皮膚濕膩，以及寡尿。

Hepatitis｜**肝炎**：肝臟疾病。

Hyperflexion｜**過度屈曲**：四肢、身體部位彎曲超過一般限制。

Hypertension｜**高血壓**：血壓值高於150/100mmHg。

Hyperthermia｜**體溫過高**：發燒。

Hypothermia｜**體溫過低**：體溫降低至正常範圍以下。

Hypotension｜**低血壓**：血壓值低於100/60mmHg。

Hypoxia｜**缺氧**：還不到窒息程度的氧氣缺乏狀態。症狀包括意識混亂、欣快、譫妄、嘔吐、呼吸不規則、血壓驟升或驟降、頭暈、脈搏不規律（從急促變緩慢）、發紺、瞳孔擴大。

Hyperpyrexia｜**高熱**：體溫超過華氏一百零六度（約攝氏四十一・一度）。

Hyperventilation｜**過度換氣**：呼吸速度加快，歇斯底里時會出現。

Infiltrate｜**浸潤**：X光片上可見局部混濁。

Innervate｜**使受神經支配**：刺激神經或器官的某個部分，使其做出回應。

Insulin shock｜**胰島素休克**：施打胰島素所造成的嚴重低血糖。症狀包括出汗、震顫、焦慮、眩暈、複視，接著出現譫妄、意識混亂和虛脫。

Intention tremor｜**意向性顫抖症**：肌肉產生非自主運動。可能很輕微或很明顯。

Intramuscular（IM）｜**肌肉注射**：朝肌肉施打給藥。

Intravenous（IV）｜**靜脈注射**：藥物、液體等物質直接進到靜脈中。

Intubation｜**插管**：為了麻醉或控制呼吸，將氣管內管經由鼻腔或口腔進入氣管深處。

Lassitude｜**倦怠**：疲倦、疲勞、乏力。

Leukopenia｜**白血球減少症**：白血球異常減少。

LD50｜**半數致死量**：能殺死一半試驗總體之有害物質、有毒物質或游離輻射的劑量。

Mediastinum｜**縱膈**：分開器官或腔室內兩部位的間隔。

Meningitis｜**腦膜炎**：大腦或脊髓薄膜發炎。

Miosis｜**瞳孔縮小**：針狀瞳孔。

Mitral stenosis｜**二尖瓣狹窄**：二尖瓣開口變窄。

Monoamine oxidase inhibitors（MAOI）｜**單胺氧化酶抑制劑**：一種抗憂鬱藥物，早年很流行，今日已少使用，因為和其他藥物併用會產生危險作用。

Mydriasis｜**瞳孔擴大**：瞳孔異常擴張。

Myocardial infarction（MI）｜**心肌梗塞**：動脈輸送養分至心臟受阻，導致心臟病發。

Myotonia｜**肌強直**：肌肉收縮後出現的暫時性僵硬。

Narcosis｜麻醉：昏迷。

Necrosis｜壞死：組織、細胞的死亡。

Nervine｜鎮定劑：有神經鎮靜劑用途或紓緩神經的藥物。

Neuropathy｜神經病變：任何導致神經退化的疾病。

Neutropenia｜**嗜中性白血球低下症**：嗜中性白血球數量減少。

Neuropil｜神經氈：組成大腦灰質的神經網絡。

Nicotinic｜菸鹼：和乙醯膽鹼的刺激作用有關。

Nystagmus｜眼球震顫：眼球持續、不自主的運動。

Oliguria｜寡尿：腎臟未能生產維繫健康所需尿量的情況。

Orthostatic hypotension｜**姿態性低血壓**：從俯臥姿勢突然站起時血壓驟降。

Over the counter（OTC）｜**非處方藥**：無須處方箋就能購買的藥物，大部分感冒藥
都屬此類。

Palliative｜減緩的：解決症狀但並未治療潛在的疾病。

Palsy｜麻痺：不受控制的抖動或痙攣。

Paranoia｜妄想症：出現妄想的精神疾病，患者往往覺得自己被跟蹤、下毒或以
其他方式傷害，此外人格並無其他缺陷。

Parasympathetic nervous system｜副交感神經系統：調控平滑肌運作。

Parenteral｜非口服的：從胃腸道以外的管道進入體內，例如靜脈注射。

Paresthesia｜感覺異常：在沒有外部刺激的情況下出現異常感受，像是麻木、或
刺痛。

Percutaneous absorption｜經皮吸收：（per＝透過；cutaneous＝皮膚的或和皮膚相關的）
經由皮膚吸收藥物、過敏原和其他物質。

Peristalsis｜腸蠕動：食物通過腸道的運動，由一波波收縮和舒張的交替循環構
成，可推動內容物前進。

Peritoneal dialysis｜腹腔透析：注入透析液，透過腹腔過濾，將體內可溶性毒素
和水分排除。這是利用薄膜的逆滲透。

Peritoneum｜腹膜：腹腔內膜，腔內包括胃、肝臟、脾臟、腎臟和其他器官。

Peritonitis｜腹膜炎：腹膜感染。

Petechial｜點狀：出現在皮膚或器官上的小的、紅色的斑疹或出血。通常代表器
官缺氧。

Pleural effusion｜胸水：胸腔積液增加，會壓迫肺部導致喘不過氣。

Per os（PO）｜口服：經口。為拉丁文，處方箋用字。

Polyuria｜多尿：排尿頻率遠高於正常值。

Postictal｜**發作後**：癲癇發作後出現意識狀態改變。

Prognosis｜**預後**：預測某疾病的可能後果。

Prone｜**俯臥的**：面部朝下躺著。

Psychosis｜**精神病**：精神和行為障礙導致一個人心智能力嚴重扭曲或混亂，包括情感反應、認知現實的能力、溝通以及社交功能障礙。

Ptosis｜**脫垂（症）**：指器官下垂，如眼瞼下垂。

Pulmonary｜**肺的**：和呼吸系統有關的。

Pulmonary edema｜**肺水腫**：液體在肺部積聚。

Purgative｜**瀉劑**：使腸道排空的任何藥物。

Purge｜**清除**：排空或消除。

Purulent｜**化膿**：含有、由膿組成或形成膿液。

Putrefaction｜**腐敗**：身體各部位或其他蛋白質分解和液化，通常伴隨可怕的氣味和氣體。

Rales｜**囉音**：胸腔黏液增厚所造成的肺部異常聲音。

Renal｜**腎（的）**：腎臟，或和腎臟有關的。

Respiratory arrest｜**呼吸驟停**：停止呼吸。

Respiratory depression｜**呼吸抑制**：呼吸緩慢或者無法深呼吸。

Reticular activating system（RAS）｜**網狀活化系統**：腦幹網狀結構的一部分，對生物體的身體和行為的警覺性扮演著重要角色。

Rhinorrhea｜**鼻漏**：流鼻水。

Saponin｜**皂苷**：某些植物的根含有人體無法吸收的醣苷（glycoside），混合形成水溶液，可導致嘔吐、腹瀉和刺激症狀。

Septic shock｜**敗血性休克**：因感染導致身體釋放大量毒素進入血液而休克。

Septicemia｜**敗血症**：微生物及其毒素擴散進入血液造成的全身性疾病；昔日稱為血中毒。

Shock｜**休克**：突發的生理或生化代謝紊亂，導致個體重要器官的血流和充氧不足的後果。

Shortness of breath（SOB）｜**呼吸短促**：氣喘吁吁或喘不過氣。

Stridor｜**喘鳴**：吸氣或吐氣時持續發出粗糙的聲音。

Stricture｜**狹窄**：管道緊縮。

Stroke｜**中風**：中風分兩大種類。一個是缺血性中風，也就是腦血管堵塞。另一種是出血性中風，腦血管破裂所致。

Subcutaneous｜**皮下**：皮膚下方。

Supine｜**仰臥**：面朝上仰躺。

Sympathetic nervous system｜**交感神經系統**：自主神經系統的一部分，控制呼吸、心跳和其他不自覺出現的無意義動作。

Synapse｜**突觸**：兩個神經元之間的空間，神經傳遞物質在當中交流。

Synaptic resistance｜**突觸阻力**：神經脈衝穿過突觸的難易程度。

Tachycardia｜**心搏過速**：心跳加快，脈搏狂飆。

Tetanic convulsions｜**強直性抽搐**：和破傷風發病過程相似的痙攣般驚厥。

Thrombotic stroke｜**血栓性中風**：血栓的形成或出現，可能導致由血液供應養分的腦組織壞死。

Tinnitus｜**耳鳴**：耳內嗡嗡作響。

Universal precautions｜**全面性防護措施**：（全名為「全面性血液和體液防護措施」〔Universal Blood and Body Fluid Precautions〕）一九八七年八月，美國疾病控制與預防中心（CDC）提出一套流程指示和方針（〈名為預防 HIV 在醫護機構內傳播的建議〉），防止醫護人員因非口服、黏膜，和受傷皮膚接觸血液攜帶的病原體。一九九一年十二月，美國職業安全與健康管理局（OSHA）頒布了「血液攜帶病原體之職業暴露規範」（Occupational Exposure to Bloodborne Pathogens Standard），納入全面防護措施，並對醫護人員的雇主強加細節規定，包括工程控制、提供防護設備、標準化生物危害標示、僱員的全面防護措施強制訓練、意外非口服中毒事件處理，並提供僱員施打 B 型肝炎疫苗。

Uremia｜**尿毒症**：因腎衰竭導致血中尿素和其他含氮廢物過剩；可藉由血液透析（洗腎）消除。

Vascular/vaso｜**血管（的）**：指血管。

Vasodilator｜**血管擴張劑**：打開血管的藥物或化學物質。

Ventricular fibrillation｜**心室顫動**：心室是心臟內部的隔間。顫動源自心肌組織不再整齊劃一的運作。

Venule｜**小靜脈**：介於靜脈和微血管之間的小血管。

Vertigo｜**眩暈**：一種天旋地轉的感覺；頭暈。

WMD：大規模殺傷性武器。

Zoonosis｜**人畜共通傳染病**：人類和其他動物先天就能相互傳染的疾病。

犯罪手法系列 2──

毒物研究室

250種具有致命效果的經典毒物、植物、藥物和毒品

HowDunit - The Book of Poisons
Copyright © 2007 by Serita Stevens and Anne
Louise Bannon
This translation is published by Rye Field
Publications, a division of Cite Publishing Ltd.
by agreement with Serita Stevens and Anne
Louise Bannon.
All rights reserved

犯罪手法系列 2 ——毒物研究室：250種具
有致命效果的經典毒物、植物、藥物和毒品
／席瑞塔·史蒂文斯（Serita Stevens），
安妮·班農（Anne Louise Bannon）著；
葉品岑譯
.—初版.—台北市：麥田出版：
家庭傳媒城邦分公司發行，2018.02
譯自：HowDunit：the book of poisons
ISBN 978-986-344-409-1（平裝）
1. 毒理學 2. 法醫毒物學 3. 通俗作品
418.8   105022339

封面設計   王志弘
印   刷   漾格科技股份有限公司
初版一刷   2018年2月
初版33刷   2023年11月
定   價   新台幣480元
ＩＳＢＮ   978-986-344-409-1
Printed in Taiwan
著作權所有·翻印必究

作   者   席瑞塔·史蒂文斯（Serita Stevens）
           安妮·班農（Anne Louise Bannon）
譯   者   葉品岑
特約編輯   曹子儀
責任編輯   林如峰
國際版權   吳玲緯   蔡傳宜
行   銷   何維民   吳宇軒   陳欣岑   林欣平
業   務   李再星   陳紫晴   陳美燕   葉晉源
主   編   蔡錦豐
編輯總監   劉麗真
總經理   陳逸瑛
發行人   涂玉雲

出   版

麥田出版
台北市中山區104民生東路二段141號5樓
電話：(02) 2-2500-7696   傳真：(02) 2500-1966
網站：http://www.ryefield.com.tw

發   行

英屬蓋曼群島商家庭傳媒股份有限公司城邦分公司
地址：10483台北市民生東路二段141號11樓
網址：http://www.cite.com.tw
客服專線：(02)2500-7718; 2500-7719
24小時傳真專線：(02)2500-1990; 2500-1991
服務時間：週一至週五09:30-12:00; 13:30-17:00
劃撥帳號：19863813   戶名：書虫股份有限公司
讀者服務信箱：service@readingclub.com.tw

香港發行所

城邦（香港）出版集團有限公司
地址：香港灣仔駱克道193號東超商業中心1樓
電話：+852-2508-6231
傳真：+852-2578-9337

馬新發行所

城邦（馬新）出版集團【Cite(M) Sdn. Bhd. (458372U)】
地址：41-3, Jalan Radin Anum, Bandar Baru Sri
Petaling,57000 Kuala Lumpur, Malaysia.
電話：+6(03) 9056 3833
傳真：+6(03) 9057 6622
讀者服務信箱：services@cite.my